常见病偏验方与食疗系列

# 脑血管病偏验方与食疗

侯天印　王春华　杨国宏　编著

金盾出版社

## 内 容 提 要

本书收载了大量治疗脑血管病的有效偏方、验方和食疗方，每方包括来源、用料、制作、用法和功效。其内容丰富，科学实用，用料采集方便，制作介绍详细，用法交代清楚，患者可根据自身的病情对症选方试用。

**图书在版编目(CIP)数据**

脑血管病偏验方与食疗/侯天印，王春华，杨国宏编著．—北京：金盾出版社，2016.8(2017.2 重印)

ISBN 978-7-5186-0784-6

Ⅰ.①脑…　Ⅱ.①侯…②王…③杨…　Ⅲ.①脑血管疾病—土方—汇编②脑血管疾病—验方—汇编③脑血管疾病—食物疗法　Ⅳ.①R289.5②R247.1

中国版本图书馆 CIP 数据核字(2016)第 032197 号

**金盾出版社出版、总发行**

北京太平路 5 号(地铁万寿路站往南)

邮政编码：100036　电话：68214039　83219215

传真：68276683　网址：www.jdcbs.cn

封面印刷：北京印刷一厂

正文印刷：双峰印刷装订有限公司

装订：双峰印刷装订有限公司

各地新华书店经销

开本：850×1168 1/32　印张：12.75　字数：250 千字

2017 年 2 月第 1 版第 2 次印刷

印数：3 001～6 000 册　定价：38.00 元

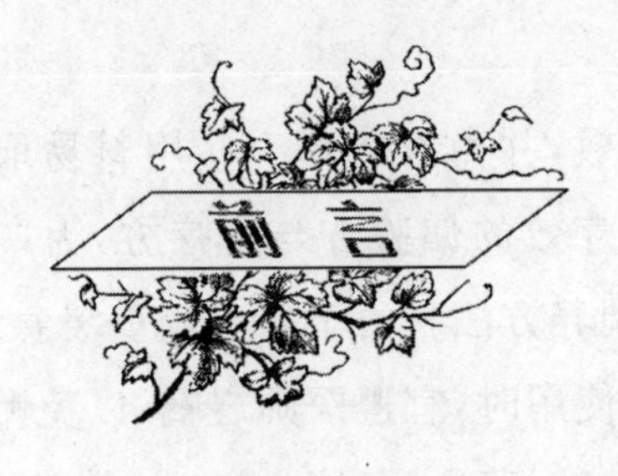

# 前言

中医学博大精深，源远流长。它是几千年来，我国人民在长期的生活实践中，追求防病强身，疗疾延寿的经验总结和积累，从而产生了久传不衰的偏方、验方、食疗方。这些疗法以其药味精，药效广，取之易，用之效，而深受广大病人的喜爱，故在民间享有“偏方验方治大病”之美誉。

而今中医药事业蓬勃发展，学术思想百家争鸣，医家实践不断创新，新医新方层出不穷，中西医结合的硕果累累。为了发掘和弘扬中医学，促进学术交流，使中医偏方、验方、食疗方得到更广泛的普及、推广和应用，造福芸芸众生，我们不揣简陋，编写了《脑血管病偏验方与食疗》一书，作为常见病偏验方与食疗系列书之一。书中广泛收集了民间流传，医家常用，以及一些报刊书籍所载的验方，并以中医药理论为依据，以辨证施治为原则，依托中医证型，进行分门别类，去粗存精，避免了众方杂汇，莫衷一是的弊端；使之更加贴近临床，贴近病人，贴近生活，以期达到读之能懂，学而致用，用之有效的目的。书中每个方剂均详细介绍了方剂来源、用料、制作、用法及功效，并力求收集一些用料易取，价格低廉，制作简便，有较好疗效的偏验方与食疗方，为广大患者提供经济实用的治病调养方法。由于病有轻重缓急之分，证有表里虚实之别，故在使用时，宜遵医师之嘱，以免贻误病情。

当今医界，名医辈出，著述丰富，内容广泛。但本书是从实效出发，在众多良方中选方辑册，奉献给读者，以冀抛砖引玉。为了便于阅读，避免一方多名和多名一方的现象，我们对原始资料做了适当的修改。由于我们的水平和掌握的资料有限，书中尚存一些不尽善美之处，敬请广大读者批评指正。

侯天印

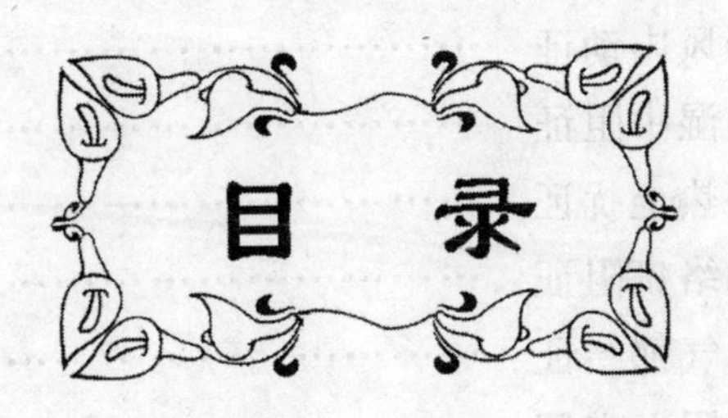



第一章　概论 …………………………………………… (1)

一、急性脑血管病的特点 ………………………… (2)

二、脑血管病的分类 ……………………………… (4)

三、中医对脑血管病病因病机的认识 …………… (5)

(一)病因 …………………………………………… (5)

(二)病机 …………………………………………… (7)

四、中医辨证要点 ……………………………… (11)

(一)辨中风先兆 ………………………………… (11)

(二)辨真中、类中与复中 ……………………… (11)

(三)辨病位浅深和病情轻重 …………………… (12)

(四)辨闭证与脱证 ……………………………… (12)

(五)辨病势的顺逆 ……………………………… (13)

(六)辨标本虚实 ………………………………… (13)

五、脑血管疾病的辨证与治疗法则 …………… (14)

(一)气血亏虚证 ………………………………… (14)

(二)心脾两虚证 ………………………………… (14)

(三)肝肾亏虚证 …………………………………… (14)
(四)肝风内动证 …………………………………… (15)
(五)痰湿中阻证 …………………………………… (15)
(六)痰热上扰证 …………………………………… (15)
(七)脉络瘀阻证 …………………………………… (15)
(八)肝气郁结证 …………………………………… (16)
(九)肝阳上亢证 …………………………………… (16)
**第二章　针对脑血管病常见症状的偏验方与食疗方** … (17)
一、头痛 ……………………………………………… (17)
(一)肾阴虚型头痛 ………………………………… (17)
(二)肾阳虚型头痛 ………………………………… (21)
(三)肝阳上亢型头痛 ……………………………… (26)
(四)痰浊蒙窍型头痛 ……………………………… (30)
(五)瘀血阻络型头痛 ……………………………… (34)
(六)痰浊血瘀型头痛 ……………………………… (38)
(七)血虚型头痛 …………………………………… (42)
(八)气虚型头痛 …………………………………… (46)
(九)气血亏虚型头痛 ……………………………… (50)
二、眩晕 ……………………………………………… (54)
(一)阴虚阳亢型眩晕 ……………………………… (54)
(二)气血亏虚型眩晕 ……………………………… (58)
(三)肾阴虚型眩晕 ………………………………… (62)
(四)肾阳虚型眩晕 ………………………………… (67)

（五）痰浊中阻型眩晕 …………………………………… (71)
（六）痰热上扰型眩晕 …………………………………… (74)
（七）瘀血阻窍型眩晕 …………………………………… (79)
三、健忘 …………………………………………………… (83)
（一）心脾两虚型健忘 …………………………………… (84)
（二）肾阳虚型健忘 ……………………………………… (89)
（三）肾阴虚型健忘 ……………………………………… (94)
（四）阴虚内热型健忘 …………………………………… (98)
（五）气阴两虚型健忘 ………………………………… (103)
（六）痰浊扰心型健忘 ………………………………… (108)
（七）瘀血阻络型健忘 ………………………………… (113)
四、脑鸣 ………………………………………………… (117)
（一）肾精亏虚型脑鸣 ………………………………… (117)
（二）阴虚阳亢型脑鸣 ………………………………… (122)
（三）心脾两虚型脑鸣 ………………………………… (126)
（四）痰湿壅阻型脑鸣 ………………………………… (130)
（五）痰热上扰型脑鸣 ………………………………… (136)
（六）肝气郁结型脑鸣 ………………………………… (139)
（七）肝郁化热型脑鸣 ………………………………… (143)
（八）瘀血阻窍型脑鸣 ………………………………… (146)
五、痴呆 ………………………………………………… (151)
（一）肾精亏虚型痴呆 ………………………………… (152)
（二）心肾两虚型痴呆 ………………………………… (157)

(三)肝肾阴虚型痴呆 …………………………… (162)
(四)脾肾亏虚型痴呆 …………………………… (166)
(五)肝郁血虚型痴呆 …………………………… (171)
(六)痰浊蒙蔽型痴呆 …………………………… (175)
(七)气虚血瘀型痴呆 …………………………… (180)
六、失语 ……………………………………………… (184)
(一)肝阳上亢,痰邪阻窍型失语 ……………… (184)
(二)风痰阻络型失语 …………………………… (188)
(三)肾精亏虚型失语 …………………………… (192)
七、偏瘫 ……………………………………………… (196)
(一)气虚血瘀型偏瘫 …………………………… (197)
(二)风痰阻络型偏瘫 …………………………… (202)
(三)肝肾亏虚型偏瘫 …………………………… (205)
**第三章 针对脑血管常见疾病的偏验方和食疗方** … (210)
一、脑动脉硬化症 ………………………………… (210)
(一)肝肾阴虚型 ……………………………… (211)
(二)肾阳虚型 ………………………………… (218)
(三)气血亏虚型 ……………………………… (224)
(四)肝阳上亢型 ……………………………… (230)
(五)痰浊壅阻型 ……………………………… (236)
(六)瘀血阻络型 ……………………………… (242)
二、短暂性脑缺血发作 …………………………… (247)
(一)肾亏血瘀型 ……………………………… (248)

(二)阴虚阳亢型 …………………………………… (253)
(三)气虚血瘀型 …………………………………… (259)
(四)痰浊瘀阻型 …………………………………… (264)
(五)气滞血瘀型 …………………………………… (269)
三、脑血栓形成 …………………………………… (274)
(一)肝阳上亢型 …………………………………… (275)
(二)痰瘀阻络型 …………………………………… (281)
(三)气滞血瘀型 …………………………………… (286)
(四)痰热中阻型 …………………………………… (291)
(五)气虚血瘀型 …………………………………… (296)
(六)阴虚风动型 …………………………………… (301)
四、脑出血 …………………………………… (306)
(一)肝火上扰型 …………………………………… (308)
(二)痰浊闭窍型 …………………………………… (313)
(三)阳虚欲脱型 …………………………………… (316)
(四)风阳阻络型 …………………………………… (319)
(五)风痰阻络型 …………………………………… (323)
(六)阴虚阳亢型 …………………………………… (327)
五、脑卒中后遗症 …………………………………… (331)
(一)风痰阻络型 …………………………………… (332)
(二)气虚血滞,脉络瘀阻型 ………………… (337)
(三)肾精亏虚,脉络瘀阻型 ………………… (343)
(四)肝肾亏虚,脉络瘀阻型 ………………… (348)

（五）痰浊瘀血阻络型 ……………………（353）
（六）肝阳上亢，脉络瘀阻型 ……………………（358）
六、脑血管性痴呆 ……………………（364）
（一）肾精不足，髓海空虚型 ……………………（365）
（二）气血不足，脑髓失充型 ……………………（373）
（三）阴虚阳亢，脑络瘀阻型 ……………………（381）
（四）痰浊壅盛，蒙蔽脑窍型 ……………………（387）
（五）瘀血阻滞，脑失荣养型 ……………………（392）

# 第一章 概 论

现代医学认为，脑血管疾病是由各种病因引起的脑部血管疾病的总称，主要指脑部动脉或支配脑的颈部动脉发生病变，从而引起颅内血液循环障碍，脑组织受损的一组疾病。其主要病理过程是在血管壁病变的基础上，加上血液成分及（或）血流动力学改变，造成缺血性或出血性疾病。脑血管病按其进程，可分为急性脑血管病和慢性脑血管病两种。急性脑血管病包括短暂性脑缺血发作、脑血栓形成、脑栓塞、高血压脑病、脑出血和蛛网膜下隙出血等；慢性脑血管病包括脑动脉硬化、脑血管性痴呆、帕金森综合征等。脑血管病按其性质可分为两大类，一类是缺血性脑血管病，临床较多见，占全部脑血管病人的70%～80%，是由于脑动脉硬化等原因，使脑动脉管腔狭窄，血流减少或完全阻塞，脑部血液循环障碍，脑组织受损而发生的一系列症状；另一类是出血性脑血管病，多由长期高血压、先天性脑血管畸形等因素所致。由于血管破裂，血液溢出，压迫脑组织，血液循环受阻，病人常表现脑压增高、神志不清等症状。这类病人占脑血管病的20%～30%。

中医学认为，脑血管疾病以心系、肾系病变为主，同时也涵盖了肺、脾、肝诸脏病变。心主血脉，主神志。所以，心的病理表现主要是血脉运行的障碍和情志思维活动的异常。心的病症有虚有实，虚证为气血阴阳之不足，实症多是火热痰瘀等邪气的侵犯，虚实之间常兼夹互见。肾主骨生髓通于脑，肾精足则脑髓充盈，精力充沛，若肾精亏虚，脑窍失养，可致头痛、头晕、失眠、健忘、脑鸣、痴呆等症。心主血，肺主气，气以帅血，血以载气，肺朝百脉。心肺在生理功能上密切联系，在病理上相互影响，若肺气虚弱，宗气生成不足，则运血无力而致血脉瘀阻。心主血，脾生血统血，若脾虚生血不足，统摄无权，可致心血亏耗。思虑过度，耗伤心血，也会影响脾的运化与统血功能，从而形成心脾两虚，可致心悸、头痛、头晕、失眠等症。肝主藏血，主疏泄，肝藏血是指肝脏具有贮藏血液和调节血量的功能。若肝血不足可见两目昏花，若肝肾阴虚或肝阳上亢，可致头痛头晕等症。若肝风内动可致昏厥、抽搐等中风之症。心属火，肾属水，心阳下降于肾以温肾水，肾阴上济于心以养心火，心肾相交，则水火既济。若肾阴不足，心火独亢，心肾不能相交，可出现心悸、失眠、健忘、脑鸣等病症。

## 一、急性脑血管病的特点

急性脑血管病的发病率、致残率、病死率、复发率都很高，近来有资料指出脑卒中已成为我国死亡原因的第一杀手。脑卒中复发率高是其另一个特点，一个脑卒中发作的患者经过抢救、治疗和康复过程，1～5 年又重新发作者，叫复中。其原因是原发病没有很好地治疗和控制，如高血压、高血脂、糖尿病、动脉粥样硬化、心脏病、肥胖等，其次是饮食不节、情志不稳、精神刺激等。本病 5 年内再发的可能性是 20％～50％，尤其是 1 年内复发率最高，复发的病人死亡率远远高于首次发作，其中又以蛛网膜下隙出血最易复发，复发率可达 1/5～2/5，而且离首次发病时期很近，可在两周至一个半月左右；缺血性脑卒中的复发率居中，约 1/4 以下，脑出血的复发率在 1/5 以下。

本病的致残率很高，据统计大约 3/4 的存活者不同程度的丧失劳动能力。绝大多数患者有轻重不同程度的偏瘫、言语謇涩、智力减退、关节挛缩等后遗症，有的还伴有精神症状，如脑血管性痴呆等，生活不能自理，给病人自己和家属带来了极大的痛苦和负担。

本病由于患者抵抗力低下，很容易并发各种疾病，如急性出血性脑血管病易并发高热、肺内感染、肺水肿、肺炎等，严重者可并发消化道出血，还可继发脑疝和癫痫等。长期卧床者，可并发压疮和尿路感染。本病的并发症是导致死亡的重要因素之一，因此必须积极进行防治。综上所述，脑血管病的特点可概括为“四高一多”，即发病率高、死亡率高、复发率高、致残率高及并发症多。

# 二、脑血管病的分类

目前，一般将脑血管病分为3大类，即出血性、缺血性及其他类。

**1. 出血性脑血管病**

（1）脑出血：以高血压性脑出血最为多见，其他尚有继发于脑梗死的出血、肿瘤性出血。血液病、动脉炎、药物（如抗凝药、溶栓药），脑血管畸形或动脉瘤及其他原因也可引起脑出血。

（2）蛛网膜下隙出血：多因各种动脉瘤、血管畸形、颅内异常血管网或其他原因所致，也有小部分原因不明者。

（3）硬膜外及硬膜下出血：多因外伤引起，亦有其他原因引起者（不在本书的讨论范围内）。

**2. 缺血性脑血管病**

（1）短暂性脑缺血发作：系颈内动脉或椎-基底动脉系统的短暂性血液供应不足，一般不留后遗症。但反复发作者可有脑梗死。

（2）脑梗死：包括脑血栓形成、脑栓塞、腔隙性梗死及其他。

**3. 其他** 脑-面血管瘤病，颅内-外血管交通性动静脉畸形（瘘）、多种脑动脉炎、脑动脉盗血综合征、脑动脉硬化、颅静脉窦及脑静脉血栓、高血压脑病等。

## 三、中医对脑血管病病因病机的认识

### (一)病因

中风的发生,唐宋以前多以内虚邪中立论,唐宋以后多以内风立论,而今认为大多是由于正气虚弱,肝风内动,与心、肝、脾、肾脏腑阴阳失调有关;加以忧思恼怒,或恣酒饱食,或房室劳累,或外邪侵袭等诱因下,致气血运行受阻,肌肤筋脉失于濡养,上冲于脑,蒙蔽清窍而猝然昏仆、半身不遂诸症而发病,即是包括内因与外因两个方面。内因在中风发病中起主要作用,已为临床实践所反复证实。中医学认为,中风发病的内因是指患者平素气血亏虚,心、肝、肾三脏阴阳失调,加之忧思过度,或劳累过度,以致气血运行受阻,或阴亏于下,肝阳暴涨,阳化风动,血随气逆,挟痰挟火,横窜经络,蒙蔽清窍,而形成上实下虚,阴阳不相维系的危急证候。外因主要包括饮食不节和气候变化。因中老年人气血虚弱,肾气渐衰,阴阳失调,如饮食再不加节制,偏食辛甘厚味,蕴结肠胃之间,脾运受阻,痰浊内生,阻滞经脉;或郁久化火,痰火上攻,神明受蒙,可发生卒仆昏厥,喎僻不遂等。若起居不慎,或气候突变,机体不相适应,导致阴阳动态平衡失调,气血运行失常,脏腑功能紊乱,从而诱发脑卒中。由此说明,脑卒中的发生除了内在致病因素外,还与天时、气候、周围环境、生活习惯、起居等有一定的联系。从临床观察分析来看，常与以下情况有关。①积损正衰。“年四十而阴气自半，起居衰矣”。年老体弱，或久病气血亏损，元气耗伤，脑脉失养。气虚则运血无力，血流不畅，而致脑脉瘀滞不通；阴血亏虚则阴不制阳，内风动越，携痰浊、瘀血上扰清窍，突发本病。正如《景岳全书》说：“卒倒多由昏愦，本皆内伤积损颓败而然。”②劳倦内伤。“阳气者，烦劳则张”。烦劳过度，易使阳气升张，引动风阳，内风旋动，则气火俱浮，或兼挟痰浊、瘀血上壅清窍脉络。因肝阳暴涨，血气上涌骤然而脑卒中者，病情多重。③脾失健运，痰浊内生。过食肥甘醇酒，致使脾胃受伤，脾失运化，痰浊内生，郁久化热，痰热互结，壅滞经脉，上蒙清窍；或素体肝旺，气机郁结，克伐脾土，痰浊内生；或肝郁化火，烁津成痰，痰郁互结，携风阳之邪，窜扰经脉，发为本病。此即《丹溪心法》所谓“湿土生痰，痰生热，热生风也”。④五志所伤，情志过极。七情失调，肝失条达，气机郁滞，血行不畅，瘀结脑脉；暴怒伤肝则肝阳暴涨，或心火暴盛，风火相煽，血随气逆，上冲犯脑。凡此种种，均易引起气血逆乱，上扰脑窍而发为脑卒中。另外，部分学者认为脑卒中病有因外邪侵袭而引发者，如风邪乘虚入中经络，气血痹阻，肌肉筋脉失于濡养；或外因引动痰湿，痹阻经络，而致㖞僻不遂，此即古人所谓“真中”。近年，痰瘀为患、痰瘀互结，内生邪毒的机制已引起医家重视。脑卒中常见的诱因为：气候骤变，烦劳过度，情志相激，跌仆努力等。综观本病，由于患者脏腑功能失调，或气血素虚，加之劳倦内伤，忧思恼怒；饮酒饱食、用力过度，而致瘀血阻滞、痰热内蕴，或阳化风动，血随气逆，导致脑脉痹阻或血溢脑脉之外，引起昏仆不遂，发为脑卒中。

### （二）病机

病机，即疾病发生、发展与变化的机制。当病邪作用于人体，机体有正气则奋起抗邪，引起正邪相争之势，破坏了人体的阴阳平衡，使脏腑-经络功能失调，气血紊乱，从而产生局部或整体的多种多样病理变化。脑卒中的发病机制是因虚、火、风、痰、气、血六端，其中又以肝肾阴虚为根本，此六端在一定条件下互相影响，互相作用而突然发病，形成瘀血在脑的病理现象，从而发为中风。

**1. 风** 包括外风与内风。外风是六淫邪气之一，风邪从皮毛侵入体内，逗留于肌肉腠理之间，游走于经络之中，致气血痹阻，筋脉失于濡养，临床上可见口眼㖞斜和肌肤麻木，并可出现半身不遂。内风是因脏腑阴阳失调而产生，它是体内阳气亢逆无制而形成的一种病理状态。其中主要是由于肝风内动所致，肝阳化风多由于年老体衰，肾精不足，水不涵木，肝肾阴虚；或精神紧张，操劳过度，耗伤肝肾，以致阴虚阳亢；或由于情志所伤，郁而不畅，暗耗肝阴，致使阴亏于下，阳亢于上，浮阳不潜，日久终致下虚上实，阴不制阳，肝之阳气升而无制，便亢而化风，形成肝风内动。轻则筋惕肉瞤，肢麻震颤，眩晕欲仆，或为口眼㖞斜，半身麻木不遂。严重者肝阳暴涨，内风随之旋转动越，血之与气，并走于上，逼迫血液离经，造成出血性中风，表现为突然昏厥，或为闭厥，或为脱厥。

**2. 火** 包括心火、肝火和肾火。心肝之火多由情志刺激，也就是五志过极而来，肾火一般因性生活不节制也就是房劳过度而生。五志为喜、怒、思、悲、恐，五志过极，郁而化火，火热内扰所产生的一系列病理变化，中医学称为“内火”或“内热”。由于长期精神刺激，或情绪波动过于剧烈，影响机体阴阳、气血和脏腑生理平衡，导致气机郁滞，日久化热，因之火热内生。由情志内伤，抑郁不畅，常导致肝郁气滞，郁久化火，发为肝火。若思虑劳心太过，耗伤心阴，日久使心阳相对亢盛，则发为心火。肝火亢盛为肝之阳气升发太过，可引起肝阳上亢诸证，而心火亢盛则可扰乱神明，致使躁动不安，同时心火过亢又可引动肝火，导致肝火上炎，肝风内动，风火相煽，肝阳暴涨，血随气逆，充于脑络，火热之邪迫血妄行，溢出脉外，而发生卒倒昏仆中风危证。另外，火热之邪久伏体内，可伤阴耗津，使肝肾之阴更虚，火热之邪愈炽，还可灼血为瘀，炼津成痰，痰瘀交阻，闭阻脉络，发为脑卒中。

**3. 痰** 包括风痰、热痰和湿痰。痰是由外感六淫，或饮食所伤，或七情内伤等因素，使肺、脾、肾及三焦等脏腑气化功能失调，水液代谢障碍，以致水津停滞而成。痰形成后可随气升降流行，由于停留的部位不同而产生不同的临床表现。痰邪为病，可挟风、挟热、挟湿，又称风痰、热痰、湿痰。

风痰系内风旋动，触发伏痰，横窜经络，蒙塞清窍而发为卒中。由于风痰之性走窜不定，变幻无常，以致引起脑卒中复杂多变的病机特点。

热痰为病，多表现在脑卒中急性期。其产生是由于肝阳素旺，横逆犯脾，脾运失司，痰浊内生，从阳热化；或肝火内炽，炼液成痰，痰热阻滞中焦，使气机逆乱，升降乖戾，影响气血运行，清者不升，浊者不降，在上则清阳被蒙而眩晕昏冒，甚或昏愦，在下则腑气不通而腹满便秘，所以在脑卒中急性期，患者除神志不清，半身不遂，口眼㖞斜等症外，便干便秘，舌苔黄腻，脉弦滑等痰热中阻之症亦颇为突出。

湿痰为病，临床稍少见。因素体肥胖，痰湿过盛；或恣食生冷，过食肥甘，内伤脾胃，致使脾失健运，不能为胃行其津液，于是水液不化，聚而成湿，留而为痰。由于湿为阴邪，易伤阳气，进而导致脾肾阳虚，气机不畅，复因恼怒气逆，风邪兼挟痰湿，上壅清空，可致清窍不利，昏不知人。

**4. 气** 包括气虚、气郁、气逆。正气是指人体的功能活动和抗病、康复能力。邪气则是泛指各种致病因素。正气不足是疾病发生的内在根据，若内脏功能正常，正气旺盛，卫外固密，病邪难于入侵，疾病也无从发生。气虚即正气自虚，是脑卒中的发病因素。气虚可以生痰，又能导致血瘀，而痰浊与血瘀相结合则形成痰瘀互阻的局面，加上风，即内风兼挟痰浊、血瘀壅阻脉络、心窍，导致脑卒中。

气郁即气机郁滞不畅，主要由于情志内郁，或痰浊、食积、瘀血等阻滞、影响到气的流通，形成局部或全身的气机不畅，从而导致脏腑、经络的功能失调。气机郁滞，可引起血瘀、水停，形成瘀血、痰饮等病理产物；气郁化热，灼血为瘀，也可形成瘀血、痰饮。气郁日久化火动风，挟痰挟瘀，横窜经络，阻塞脑窍，可致猝然昏仆，发为脑卒中。

气逆为气机升降失常，脏腑之气逆上的病理状态。多由情志所伤，或因饮食、寒、湿不适，或因痰浊壅阻等所致。《灵枢·五乱篇》说："清气在阴，浊气在阳，营气顺脉，卫气逆行，清浊相干……乱于头，则为厥逆，头重眩仆。"可见脑卒中与气机逆乱，升降异常有密切关系。

**5. 血**　即瘀血，瘀血的前期表现为血瘀，是指血液循环迟缓和不流畅的病理状态。气滞而致血行受阻，或气虚而血运迟缓，或痰浊阻于脉络，或寒邪入血，血寒而凝，或邪热入血，煎熬血液等，均可形成血瘀，甚则血液瘀结而成瘀血。所以，瘀血是血瘀的病理产物，而瘀血形成后，又可阻于脉络，形成血瘀的一种原因。瘀血是缺血性脑卒中发病的主要病理变化之一，也是出血性脑卒中不可忽视的原因之一。因为瘀血内停，阻滞脉络，既可以加重气机的阻滞，又可影响血液的正常循行，导致"血不归经"，溢于脉外，成为出血。而"离经之血亦为瘀血"，瘀血不去，新血不生，从而导致"瘀血-出血-瘀血"的恶性循环。所以，瘀血阻于脑窍也是出血性脑卒中的主要病机之一。

综上所述，脑卒中的主要病因病机是在人体正气不足，五志过极，以及饮食不节，气候突变等致病因素作用下，导致脏腑气血阴阳失调，肝肾阴虚，肝阳上亢，内风旋动，挟痰挟瘀，横窜经络，蒙塞清窍，瘀血在脑所引起的一种极为严重的病变。轻则脉络闭阻，口眼㖞斜，语言不利，肢体麻木，半身不遂，重则出现突然昏倒，不省人事等危重症候。

## 四、中医辨证要点

### （一）辨中风先兆

脑卒中病发之先一般都有先兆症状，表现为久患眩晕，头涨面赤，健忘，手足麻木，或渐觉不遂；或足趾、手指麻痹不仁，言语謇涩，胸膈痞闷，性情急躁，自觉头重脚轻，脚底如踏棉絮，六脉弦滑或虚浮无力等症。在这组症候群中，不必每症必见。要因人因时不同而加以防治，避免脑卒中的发生，确有见微知著，防患未然之效。

### （二）辨真中、类中与复中

外感风邪，突然中风，以致猝然昏仆，口眼㖞斜，肢体偏废等，多有六经形证，是谓真中风。肝阳上亢、化风化火、挟痰挟瘀，没有六经形证，是谓类中。类中无外邪致病，常因情志波动，劳逸太过等诱发因素，有先兆症状。复中是指中风后又中风，有兼外邪为病者，但多是先瘀而后又见痰凝，痰瘀交阻，脑神被扰，痴呆、偏瘫等证并存。小中风是“随发随止”，其风之中人，不至脏腑血脉，只及手足，历时短暂，可反复发作，发则加重，短时即可恢复。

## （三）辨病位浅深和病情轻重

脑卒中急性期分中经络与中脏腑。中络是以肌肤麻木、口眼㖞斜为主症，其麻木多偏于一侧手足，此邪中浅，病情轻。中经是以半身不遂、口眼㖞斜、偏身麻木、言语謇涩为主症，无昏仆，比中络为重，但皆由病邪窜扰经络而成，故可统称中经络。中腑是以半身不遂、口眼㖞斜、偏身麻木、言语謇涩而神志不清为主症，但神志障碍较轻，一般属意识蒙胧思睡或嗜睡。中脏是以卒暴昏仆而半身不遂，其神志障碍重，甚至完全昏愦无知；或以九窍闭塞，如目瞀、视一为二、视长为短、目不能眴、言语謇涩、吞咽困难、尿闭便秘等，此邪中深、病情重。因两者皆有神志障碍，故统称中脏腑。从病期来看，中经络与中脏腑均属急性期的见证。若病延半年以上则属后遗症。以中经络、中脏腑、后遗症的症候分类，进行动态观察可辨别病情的浅深轻重。

## （四）辨闭证与脱证

脑中风主要临床表现为突然昏仆，不省人事，半身不遂等，但有闭证和脱证的区别。闭证是邪闭于内，症见牙关紧闭，口噤不开，两手握固，大小便闭，肢体强痉，多属实证，急宜祛邪；脱证是阳脱于外，症见目合口张，鼻鼾息微，手撒遗尿，这是五脏之气衰弱欲绝的表现，多属虚证，急宜扶正。在闭证中，又有阳闭和阴闭之分。阳闭是闭证兼有热象为痰热闭郁清窍，症见面赤身热，气粗口臭，躁扰不宁，舌苔黄腻，脉弦滑而数；阴闭是闭证兼有寒象，为湿痰闭阻清窍，症见面白唇黯，静卧不烦，四肢不温，痰涎壅盛，舌苔白腻，脉象沉滑或缓。阳闭与阴闭的辨别以舌诊、脉诊为主要依据，阳闭苔黄腻，舌质偏红；阴闭苔白腻，舌质偏淡。阳闭脉数而弦滑，且偏瘫侧脉大有力；阴闭脉缓而沉滑。阳闭和阴闭可相互转化，可依据舌象、脉象结合症状的变化来判定。

### （五）辨病势的顺逆

先中脏腑，如神志渐渐转清，半身不遂未再加重或有恢复者，病由中脏腑向中经络转化，病势为顺，预后多好。若属中脏腑的重证，如神昏偏瘫症状在急性期，仍属顺境。若见呃逆频繁，或突然神昏，四肢抽搐不已，或背腹骤然灼热而四肢发凉及至手足厥逆，或见戴阳证或呕血证，均属病势逆转。

### （六）辨标本虚实

中风属本虚标实，上盛下虚，本虚为肝肾亏损，气血不足;标实为风、火、痰横窜经络,蒙蔽清窍;上实为气血逆乱于脑;下虚为肝肾亏虚。

## 五、脑血管疾病的辨证与治疗法则

中医学认为,脑血管疾病主要分为虚证和实证两大类。虚证主要为气血亏虚,心脾两虚,肝肾亏虚及肝风内动等。实证主要为痰湿中阻及痰热上扰,脉络瘀阻,肝气郁结及肝阳上亢等。

### (一)气血亏虚证

主要症状:头晕或头痛,气短,心悸,活动加剧,乏力懒言,或失眠健忘,重者可见痴呆等,舌质淡苔白,脉细弱。

治则:补益气血。代表方为八珍汤之类。

### (二)心脾两虚证

主要症状:头晕或头痛,心悸,气短神怯,活动加剧,面色萎黄,食少倦怠,失眠健忘,重者可见痴呆等,舌质淡苔白,脉虚弱。

治则:补益心脾。代表方为归脾汤之类。

### (三)肝肾亏虚证

主要症状:头晕头痛,脑鸣耳鸣,四肢麻木或震颤,失眠健忘,重者可见痴呆等,舌质红苔少,脉弦细数。

治则:滋养肝肾。代表方为一贯煎或杞菊地黄丸之类。

### (四)肝风内动证

主要症状:猝然昏仆,不省人事,或抽搐吐涎,或在昏厥之后出现口眼㖞斜,语言謇涩,半身不遂等。

治则:平肝熄风,育阴潜阳。代表方为天麻钩藤饮之类。

### (五)痰湿中阻证

主要症状:头晕头痛,头重如裹,失眠健忘,胸闷痰多,伴有泛恶欲吐或呕吐,舌苔白腻,脉弦滑。

治则:燥湿化痰。代表方为导痰汤之类。

### (六)痰热上扰证

主要症状:头晕头痛,头重如裹,失眠健忘,胸闷痰多,嗳气吞酸,心烦口苦,舌苔黄腻,脉滑数。

治则:清热化痰。代表方为黄连温胆汤之类。

### (七)脉络瘀阻证

主要症状:头痛头晕,经久不愈,或痛处固定不移,痛如锥刺,或失眠健忘,重者可见痴呆等,舌质暗紫或见瘀点、瘀斑,脉涩或细涩。

治则:活血化瘀通络。代表方为通窍活血汤之类。

## (八)肝气郁结证

主要症状:头晕头痛,失眠健忘,脑鸣耳鸣,或胸胁胀痛,或伴嗳气吞酸,食欲不振,舌质暗苔薄,脉弦。

治则:疏肝理气。代表方为柴胡疏肝散之类。

## (九)肝阳上亢证

主要症状:头晕头痛,失眠健忘,脑鸣耳鸣,头痛而眩,心烦易怒,面红口苦,胸胁胀痛,舌质暗红苔薄黄,脉弦数。

治则:平肝潜阳。代表方为天麻钩藤饮之类。

# 第二章　针对脑血管病常见症状的偏验方与食疗方

## 一、头　痛

头痛是临床上常见的病症，可单独出现，亦可出现于多种急、慢性疾病之中。脑血管疾病引起的头痛主要为内伤，常因肾精亏虚或气血不足，脑窍失养；或因肝肾阴虚，肝阳上亢，上扰清窍；或因痰浊内生，蒙遏清阳；或因瘀血阻络，皆可引起头痛。

### （一）肾阴虚型头痛

症状：头痛且空，常伴头晕，腰膝酸软，神疲乏力，耳鸣少寐，舌红少苔，脉细无力。

治法：滋阴补肾。

代表方：大补元煎加减。

方药：人参 6 克，山药、熟地黄各 15 克，杜仲、枸杞子、当归、山茱萸、川芎各 12 克，珍珠母（先煎）20 克，炙甘草 6 克。

每日1剂，水煎2次，合并药汁，早、晚分服。

### 1. 偏方

**方1 生地薄荷饮**（《名家方选》）

【用　料】 生地黄、白芍、玉竹各15克，薄荷（后下）6克。

【制　作】 上药加水适量煎煮，连煎2次，将药汁合并。

【用　法】 每日1剂，早、晚分服。

【功　效】 滋阴清热。适用于阴虚内热型头痛。

**方2 安头痛方**（《偏方大全》）

【用　料】 女贞子、墨旱莲、茯苓各15克，山茱萸12克，菊花9克。

【制　作】 上药加水适量煎煮，连煎2次，将药汁合并。

【用　法】 每日1剂，早、晚分服。

【功　效】 滋补肾阴。适用于肾阴虚型头痛。

**方3 生熟地黄丸**（《丹溪心法》）

【用　料】 生地黄、熟地黄、玄参、石斛各30克。

【制　作】 上药共为细末，炼蜜为丸，每丸重9克。

【用　法】 每次1丸，每日早晚各服1次。

【功　效】 滋补肾阴。适用于肾阴虚型头痛。

## 2. 验方

### 方1 止痛汤(《程门雪经验方》)

【用 料】 生地黄12克,天冬、麦冬、石斛、茯神、炒杭菊、钩藤(后下)、炒酸枣仁各9克,珍珠母(先煎)、煅龙齿(先煎)各18克,夜交藤30克,合欢花6克,炒丹皮4.5克。

【制 作】 上药加水适量煎煮,连煎2次,将药汁合并。

【用 法】 每日1剂,早、晚分服。

【功 效】 滋补肾阴为主,佐以潜阳熄风。适用于肾阴虚型头痛。

### 方2 补肾方(《石室秘录》)

【用 料】 熟地黄27克,山茱萸12克,山药、玄参、川芎、当归各9克,北五味子、麦冬各6克,玉竹21克。

【制 作】 上药加水适量煎煮,连煎2次,将药汁合并。

【用 法】 每日1剂,早、晚分服。

【功 效】 滋补肾阴,活血化瘀。适用于肾阴虚型头痛。

### 方3 补肾汤(《汇集金鉴》)

【用 料】 熟地黄、玉竹各30克,山茱萸12克,川芎、当归各9克。

【制 作】 上药加水适量煎煮,连煎2次,将药汁合并。

【用 法】 每日1剂,早、晚分服。

【功 效】 滋补肾阴养血。适用于肾阴虚型头痛。

**方4 补肾止痛汤**(《历代名医良方注释》)

【用 料】 当归、山茱萸各12克,川芎、生地黄、白芍、玄参、枸杞子、肉苁蓉各9克,玉竹、天麻各6克,辽细辛3克。

【制 作】 上药加水适量煎煮,连煎2次,将药汁合并。

【用 法】 每日1剂,早、晚分服。

【功 效】 滋补肾阴,补血活血。适用于肾阴虚型头痛。

### 3. 食疗方

**方1 枸杞五味鸡蛋茶**(《疾病饮食疗法》)

【用 料】 枸杞子20克,五味子15克,菊花10克,大枣6枚,鸡蛋2枚。

【制 作】 将五味子用纱布包,与枸杞子、菊花、大枣、鸡蛋加水适量共煮,蛋熟后去壳,再放入原汁中煮10分钟。

【用 法】 吃蛋喝汤,枸杞子、大枣也可食之。

【功 效】 滋补肾阴,清肝明目。适用于肾阴虚型头痛。

**方2 归杞首乌鸡肉汤**(《疾病饮食疗法》)

【用 料】 何首乌、当归身、枸杞子各25克,鸡肉250克。

【制 作】 将何首乌、当归用纱布包,与枸杞子、鸡肉加水共煮至肉熟,去药袋,加调料适量即可。

【用　法】 食肉饮汤,枸杞子可食之。

【功　效】 滋补肝肾。适用于肝肾阴虚型头痛。

**方 3　鹌鹑蛋汤**(《家庭药膳全书》)

【用　料】 鹌鹑蛋 3 枚,胡萝卜 30 克,山药 15 克,大枣 10 枚,菊花 15 克,红糖适量。

【制　作】 将菊花用纱布包,与鹌鹑蛋、胡萝卜、山药、大枣加水共煮至蛋熟,加入红糖即可。

【用　法】 吃蛋喝汤,连服 6 剂,胡萝卜、山药、大枣可食之。

【功　效】 滋补脾肾。适用于脾肾阴虚型头痛。

**方 4　山药枸杞炖猪脑**(《常见病食疗食补大全》)

【用　料】 怀山药 30 克,枸杞子 15 克,猪脑 1 只。

【制　作】 猪脑浸于装水的碗中,撕去筋膜备用。将山药、枸杞子分别用清水洗净,与猪脑一起放入锅里,加水适量,炖至猪脑熟即可。

【用　法】 为 1 日量,分 2 次服。喝汤,猪脑、山药、枸杞子可食之。连服数剂。

【功　效】 滋补脾肾。适用于脾肾阴虚型头痛。

### (二)肾阳虚型头痛

症状:头痛且空,常伴头晕,腰膝酸痛,神疲乏力,面白畏寒，四肢不温，舌质淡，脉沉细缓。

治法：温补肾阳。

代表方：右归丸加减。

方药：山药、熟地黄各 15 克，杜仲、枸杞子、当归、山茱萸、菟丝子各 12 克，制附子（先煎）、肉桂各 6 克，鹿角胶（烊化并分 2 次冲服）10 克，珍珠母（先煎）30 克，炙甘草 6 克。每日 1 剂，水煎 2 次，早、晚分服。

**1. 偏方**

**方 1　三五七散**（《内经拾遗方论》）

【用　料】 制附子 90 克，山茱萸 150 克，山药 210 克。

【制　作】 上药共为细末。

【用　法】 每次 6 克，生姜大枣汤送服，每日早晚各 1 次。

【功　效】 温补肾阳。适用于肾阳虚型头痛。

**方 2　葱附丸**（《严氏济生方》）

【用　料】 附子（炮并去皮脐）、生葱各适量。

【制　作】 将炮附子研为细末，用葱汁和为丸，如梧桐子大。

【用　法】 每次 10 粒，每日早晚各 1 次，清茶送服。

【功　效】 温补肾阳。适用于肾阳虚型头痛。

方3 头痛姜茶方(《因应便方》)

【用 料】细茶、生姜各6克,核桃仁5个,葱白5根。

【制 作】同捣烂,加水适量煎煮,取汁去渣。

【用 法】每日1剂,温服。

【功 效】温补肾阳,祛风止痛。适用于肾阳虚型头痛。

2. 验方

方1 肾虚头痛方(《著名中医学家的学术经验》)

【用 料】炮附片(先煎)、白芍各12克,白术、乌梅、菊花、生姜各10克,茯苓15克,牡蛎(先煎)30克。

【制 作】上药加水适量煎煮,连煎2次,将药汁合并。

【用 法】每日1剂,早、晚分服。

【功 效】温补肾阳。适用于肾阳虚型头痛。

方2 参芪仙补汤(《新中医》)

【用 料】人参6~12克,生黄芪30克,补骨脂24克,仙鹤草、淫羊藿、仙茅、枸杞子、肉苁蓉各15克,全当归、鸡血藤各12克,甘草10克。

【制 作】上药加水适量煎煮,连煎2次,将药汁合并。

【用 法】每日1剂,早、晚分服。

【功 效】益气温阳补肾。适用于肾阳虚型头痛。

方3 辛防散(《医方考》)

【用 料】 细辛45克,防风120克,干姜(炮)60克,炮附子3枚,山茱萸(去核)、茯苓各90克。

【制 作】 上药共为细末。

【用 法】 每次6克,每日2次,温酒送服。

【功 效】 温补肾阳,祛风止痛。适用于肾阳虚型头痛。

方4 加味左归饮(《医学三字经》)

【用 料】 熟地黄21克,山茱萸、怀山药、茯苓、枸杞子各9克,细辛、炙甘草各3克,肉苁蓉(酒洗并切片)12克。

【制 作】 上药加水适量煎煮,连煎2次,将药汁合并。

【用 法】 每日1剂,早、晚分服。

【功 效】 温补肾阳,散寒止痛。适用于肾阳虚型头痛。

3. 食疗方

方1 黑芝麻核桃膏(《常见病食疗食补大全》)

【用 料】 黑芝麻、核桃仁各250克,红糖500克。

【制 作】 先把红糖放锅中加水少许熬成稠膏,再加入黑芝麻(炒熟)、核桃仁(捣碎末),调匀,趁热倒入表面涂麻油的大盘中,待稍冷,压平切块。

【用 法】 酌量食用。

【功 效】 温补肾阳。适用于肾阳虚型头痛。

### 方2 苁蓉羊肉粥(《常见病食疗食补大全》)

【用 料】 肉苁蓉15克,羊精肉100克,大米100克,葱白2根,生姜3片,食盐少许。

【制 作】 分别将羊肉、肉苁蓉洗净,切细,先用砂锅煎肉苁蓉取汁,去渣入羊肉、大米同煮,待煮熟后加入食盐、葱、姜为粥。

【用 法】 佐餐服食,每日1次,5～7日为1个疗程。

【功 效】 温补肾阳。适用于肾阳虚型头痛。

### 方3 参附鸡汤(《疾病饮食疗法》)

【用 料】 党参、制附片、生姜各30克,母鸡半只,葱、食盐、味精各少许。

【制 作】 母鸡去毛及肠脏,洗净,入锅与党参、附片、生姜共炖汤,炖2小时,用葱、食盐、味精调味。

【用 法】 喝汤吃肉,每日2次,连服5日。

【功 效】 益气补肾温阳。适用于肾阳虚型头痛。

### 方4 参桂鸡蛋茶(经验方)

【用 料】 党参15克,肉桂6克,鸡蛋1枚。

【制 作】 先将党参、肉桂水煎去渣取汁,再将药汁煮沸,鸡蛋去壳放入炖熟即可。

【用 法】 喝汤,吃鸡蛋,每日1次。

【功　效】 益气温阳补肾。适用于肾阳虚型头痛。

### （三）肝阳上亢型头痛

症状：头痛而眩，心烦易怒，耳鸣少寐，面红口苦，舌苔薄黄，脉弦有力。

治法：平肝潜阳。

代表方：天麻钩藤饮加减。

方药：天麻、益母草各10克，钩藤（后下）、川牛膝、桑寄生、杜仲、朱茯神、夜交藤各12克，生石决明（先煎）30克，栀子、黄芩各6克。每日1剂，水煎2次，合并药汁，早、晚分服。

#### 1. 偏方

**方1　白芍蔓荆子饮**（《常见病食疗食补大全》）

【用　料】 白芍15克，蔓荆子10克。

【制　作】 上药加水适量煎煮，连煎2次，将药汁合并。

【用　法】 每日1剂，早、晚分服。

【功　效】 养阴平肝，潜阳止痛。适用于肝阳上亢型头痛。

**方2　抑上散**（《华佗神医秘传》）

【用　料】 菊花、石膏、川芎各等份。

【制　作】 上药共为细末。

【用　法】 每次6克，每日2次，茶水调服。

【功　效】 平肝潜阳，祛风止痛。适用于肝阳上亢型头痛。

**方3　枯草决明饮**（《偏方大全》）

【用　料】 夏枯草、石决明（先煎）、珍珠母（先煎）各30克。

【制　作】 上药加水适量煎煮，连煎2次，将药汁合并。

【用　法】 每日1剂，早、晚分服。

【功　效】 平肝潜阳熄风。适用于肝阳上亢型头痛。

### 2. 验方

**方1　止痛方**（《中国中医秘方大全》）

【用　料】 生石膏（先煎）、石斛各25克，白芍、菊花、栀子（后下）、红花各15克，郁金、僵蚕各10克，蔓荆子、炒酸枣仁各20克，龙骨（先煎）30克，夜交藤50克。

【制　作】 上药加水适量煎煮，连煎2次，将药汁合并。

【用　法】 每日1剂，早、晚分服。

【功　效】 平肝潜阳，佐以活血通络。适用于肝阳上亢型头痛。

**方2　平肝清脑汤**（《奇效验秘方》）

【用　料】 生白芍、麦芽各20克，生龙骨（先煎）、生牡蛎(先煎)、珍珠母(先煎)各30克,白蒺藜、钩藤(后下)、川楝子各12克,川芎、白菊花各10克,生地黄、枸杞子各15克。

【制　作】 上药加水适量煎煮,连煎2次,将药汁合并。

【用　法】 每日1剂,早、晚分服。

【功　效】 平肝潜阳,活血止痛。适用于肝阳上亢型头痛。

### 方3　芍药牡丹汤(《千家妙方》)

【用　料】 生白芍30克,当归、生地黄、钩藤(后下)各12克,牡丹皮、桃仁、菊花、甘草各10克,川芎、红花各6克。

【制　作】 上药加水适量煎煮,连煎2次,将药汁合并。

【用　法】 每日1剂,早、晚分服。

【功　效】 养阴平肝潜阳,佐以活血祛瘀通络。适用于肝阳上亢型头痛。

### 方4　平肝汤(《黄文东医案》)

【用　料】 天麻4.5克,石决明(先煎)30克,钩藤(后下)15克,赤芍、白芍、桑叶、菊花、桃仁各9克,蔓荆子12克,全蝎粉(另装胶囊,吞服)1.5克。头痛剧时,另加山羊角粉6～10克。

【制　作】 上药加水适量煎煮,连煎2次,将药汁合并。

【用　法】 每日1剂,早、晚分服。

【功　效】 平肝潜阳,熄风止痛,佐以活血通络。适用于肝阳上亢型头痛。

### 3. 食疗方

**方1　夏枯草黑豆汤**（《疾病饮食疗法》）

【用　料】　夏枯草、枸杞子各20克，菊花15克，黑豆50克，白糖1匙。

【制　作】　黑豆洗净浸泡1小时。将夏枯草、菊花用纱布包，与枸杞子、黑豆同入锅中，加水3大碗，用大火煮开，再用小火烧煮1小时后，捞出药包，加白糖继续煮20分钟，至黑豆酥烂，豆汁约剩下1小碗时离火即成。

【用　法】　早、晚食用。

【功　效】　养阴平肝潜阳。适用于肝阳上亢型头痛。

**方2　石决明粥**（《常见病食疗食补大全》）

【用　料】　煅石决明30克，粳米100克。

【制　作】　将煅石决明打碎入砂锅内，加水200毫升，大火煎1小时，去渣取汁，入粳米，再加水600毫升，煮粥。

【用　法】　每日1剂，分早、晚2次食用。

【功　效】　平肝潜阳。适用于肝阳上亢型头痛。

**方3　决明子菊花粥**（《常见病食疗食补大全》）

【用　料】　决明子15克，白菊花10克，粳米100克，冰糖适量。

【制　作】 将决明子炒至微有香气取出，与白菊花同入砂锅内，加200毫升，煎至100毫升，去渣留汁，入粳米、冰糖，再加水400毫升，煮成稀粥。

【用　法】 每日1次，温服，5～7日为1个疗程。

【功　效】 平肝潜阳，清肝明目。适用于肝阳上亢型头痛。

### （四）痰浊蒙窍型头痛

症状：头痛昏蒙，胸脘满闷，泛恶痰涎，舌苔白腻，脉弦或弦滑。

治法：祛湿化痰，降逆止痛。

代表方：法半夏白术天麻汤加味。

方药：法半夏、白术、天麻、陈皮各12克，茯苓15克，厚朴、白蒺藜、蔓荆子、生姜各10克，甘草6克，大枣3枚。每日1剂，水煎2次，合并药汁，早、晚分服。若有痰热者，可加黄芩、竹茹以清热化痰。

#### 1. 偏方

方1　清震汤（《素问病机气宜保命集》）

【用　料】 升麻、苍术各30克，全荷叶1张。

【制　作】 上药共为细末。

【用　法】 每次15克，水煎服。

【功　效】 健脾燥湿，清热化痰。适用于痰浊蒙窍型头痛。

**方2　化痰止痛散**（《经验简便良方》）

【用　料】胆南星、荆芥穗各30克。

【制　作】上药研成细末。

【用　法】每次6克，每日2次，饭后服。

【功　效】祛风化痰止痛。适用于痰浊蒙窍型头痛。

**方3　痰厥头痛方**（《太平圣惠方》）

【用　料】炒牛蒡子、旋覆花各等份。

【制　作】上药研成细末。

【用　法】每次3克，每日2次，口服。

【功　效】疏风化痰止痛。适用于痰浊蒙窍型头痛。

**2. 验方**

**方1　白附子丸**（《丹溪心法附余》）

【用　料】　炮白附子、炮天南星、法半夏、天麻、橘红、炒僵蚕、旋覆花、菊花、川芎各30克，炒全蝎15克，生姜250克。

【制　作】　除生姜外上药共为细末，生姜取汁，与药末打糊为丸，如梧桐子大。

【用　法】　每次30粒，荆芥煎汤送服。

【功　效】　祛湿化痰，降逆止痛，佐以活血通络。适用于痰浊蒙窍型头痛。

方2　天香散(《简易方》)

【用　料】炮天南星、法半夏、制川乌、白芷各等份。

【制　作】上药共为细末。

【用　法】每次12克,加生姜10克,水煎服,每日1次。

【功　效】祛湿化痰,温经止痛。适用于痰浊蒙窍型头痛。

方3　加味三生丸(《瑞竹堂经验方》)

【用　料】炮天南星、法半夏、天麻、白附子、人参各30克。

【制　作】上药共为细末,生姜汁打糊为丸,如梧桐子大。

【用　法】每晚临睡前姜汤送服30粒。

【功　效】祛风化痰,散寒镇痛。适用于痰浊蒙窍型头痛。

方4　七气汤(《医方论》)

【用　料】半夏(姜汁炒)15克,厚朴(姜汁炒)9克,茯苓12克,紫苏6克,生姜5片,大枣3枚。

【制　作】上药加水适量煎煮,连煎2次,将药汁合并。

【用　法】每日1剂,早、晚分服。

【功　效】 祛湿化痰，降逆止痛。适用于痰浊蒙窍型头痛。

### 3. 食疗方

**方 1　天麻陈皮炖猪脑**（《家庭药膳全书》）

【用　料】 天麻、陈皮各 10 克，猪脑 1 个。

【制　作】 将猪脑挑净血筋洗净，陈皮、天麻洗净，置砂盅内，加清水适量，隔水炖熟。

【用　法】 喝汤，吃猪脑，分 2 次服食，连服 10 日。

【功　效】 祛湿化痰，行气止痛。适用于痰浊蒙窍型头痛。

**方 2　猪脑羹**（《家庭药膳全书》）

【用　料】 猪脑 1 个，天麻、陈皮、茯苓各 10 克，绍酒、姜汁、味精、食盐各适量。

【制　作】 将天麻、陈皮、茯苓洗净，烘干研成粉末，放入蒸碗内；猪脑花挑净血丝，洗净，也放蒸碗内，加绍酒、味精、姜汁、食盐及鲜汤 150 毫升，用湿绵纸封住碗口，置钢精锅内蒸熟即成。

【用　法】 分 2 次服食。

【功　效】 祛湿化痰，行气止痛。适用于痰浊蒙窍型头痛。

**方3　薏苡仁粥**（《常见病食疗食补大全》）

【用　料】 薏苡仁60克，白芷、陈皮各9克，茯苓20克。

【制　作】 先将白芷、陈皮、茯苓煎汤去渣，加入薏苡仁煮熟即可。

【用　法】 佐餐食用，每日1剂。

【功　效】 健脾祛湿，化痰止痛。适用于痰浊蒙窍型头痛。

### （五）瘀血阻络型头痛

症状：头痛经久不愈，痛处固定不移，或痛如锥刺，舌质紫暗或有瘀斑，脉涩。

治法：活血化瘀，通络止痛。

代表方：通窍活血汤加减。

方药：赤芍15克，川芎、白芷、桃仁、延胡索各12克，红花6克，石菖蒲、全蝎、蜈蚣各10克。每日1剂，水煎2次，合并药汁，早、晚分服。

**1. 偏方**

**方1　头痛方**（《众妙仙方》）

【用　料】 川芎、香附、细辛各3克。

【制　作】 上药加水适量煎煮，连煎2次，将药汁合并。

【用　法】 每日1剂，早、晚分服。

【功 效】 行气活血，化瘀通络，散寒止痛。适用于瘀血阻络型头痛。

**方2 芎归汤**（《医学入门》）

【用 料】 川芎、当归各15克。

【制 作】 上药加水适量煎煮，连煎2次，将药汁合并。

【用 法】 每日1剂，早、晚分服。

【功 效】 活血化瘀，通络止痛。适用于瘀血阻络型头痛。

**方3 全蝎蜈蚣散**（民间方）

【用 料】 全蝎3克，蜈蚣2条。

【制 作】 上药研粉。

【用 法】 每次1.5～2克，每日2次，温开水送服。

【功 效】 祛风活血，通络止痛。适用于瘀血阻络型头痛。

**方4 红花酒**（民间方）

【用 料】 红花、川芎、川牛膝各10克，白酒500毫升。

【制 作】 选上等川红花、川牛膝、川芎，后2味切片。将以上3味装入盛酒瓶中，浸泡7日。

【用 法】 每日早、晚空腹饮用，每次不得超过15毫升。

【功 效】 活血化瘀，通络止痛。适用于瘀血阻络型头痛。

## 2. 验方

### 方1　头痛神效丹（《时方的临床应用》）

【用　料】 川芎15～20克，白芍10～20克，当归、生地黄、桃仁、红花、防风、羌活、白芷各10克，独活6克，鸡血藤30克。

【制　作】 上药加水适量煎煮，连煎2次，将药汁合并。

【用　法】 每日1剂，早、晚分服。

【功　效】 养血活血，化瘀通络，祛风止痛。适用于瘀血阻络兼有血虚之头痛。

### 方2　头痛停糖浆（《中医杂志》）

【用　料】 丹参、鸡血藤各15克，当归、白芍、熟地黄、白蒺藜、菊花、秦艽各10克，川芎12克，夏枯草9克，珍珠母（先煎）20克，细辛2克，白糖适量。

【制　作】 前12味药加水1 000毫升，煎煮后去渣留汁，加入白糖溶化浓缩至100毫升。

【用　法】 每日1剂，早、晚分服。12～15日为1个疗程。

【功　效】 养血活血，化瘀通络，祛风止痛。适用于瘀血阻络兼有血虚之头痛。

方3　益气活血止痛汤（《中国现代名医验方荟海》）

【用　料】 桃仁、当归、川芎、生地黄、白芷、延胡索、郁金各15克，红花12克，地龙10克，全蝎8克，黄芪30克。

【制　作】 上药加水适量煎煮，连煎2次，将药汁合并。

【用　法】 每日1剂，早、晚分服。连用2周为1个疗程，休息3日，再进行第二个疗程。

【功　效】 益气养血，活血化瘀，通络止痛。适用于瘀血阻络兼有气血亏虚之头痛。

### 3. 食疗方

方1　天麻川芎炖猪脑（《疾病饮食疗法》）

【用　料】 猪脑1个，天麻、川芎各10克。

【制　作】 将天麻、川芎用纱布包，与猪脑一起入锅，加水适量，炖至猪脑熟即可。

【用　法】 喝汤，吃猪脑。

【功　效】 活血化瘀，熄风止痛。适用于瘀血阻络型头痛。

方2　当归山楂鸡肉汤（经验方）

【用　料】 母鸡肉250克，当归尾、山楂各30克。

【制　作】 将当归尾、山楂用纱布包，与鸡肉一起入锅，加水煮熟，调味即可。

【用　法】 喝汤，吃肉，每周2次。

【功　效】 活血化瘀，通络止痛。适用于瘀血阻络型头痛。

**方3　地龙饼**（《疾病饮食疗法》）

【用　料】 地龙、红花、赤芍、川芎各30克，当归50克，黄芪100克，玉米面与小麦面适量。

【制　作】 将干地龙以酒浸去其味，烘干研粉，其他各味煎浓汁去渣。以玉米面与小麦面按4∶1调配，共1 000克，加地龙粉及白糖适量，以药汁调匀制饼20个，桃仁去皮、尖，略炒，研末，均匀撒在饼上，入笼蒸熟（或烘箱烤熟）。

【用　法】 每次食1～2个，每日2次。

【功　效】 活血化瘀，通络止痛。适用于瘀血阻络型头痛。

### （六）痰浊血瘀型头痛

症状：头痛昏蒙，胸脘满闷，泛恶痰涎，伴头痛经久不愈，痛处固定不移，舌质暗苔白腻，脉弦。

治法：化痰活血，通络止痛。

代表方：半夏白术天麻汤合通窍活血汤加减。

方药：法半夏、白术、天麻、陈皮、川芎、桃仁、延胡索各12克，茯苓15克，石菖蒲、全蝎、蜈蚣、生姜各10克，甘草6克。每日1剂，水煎2次，合并药汁，早、晚分服。

## 1. 偏方

**方1 止痛散**（《偏方验方大全》）

【用 料】 天南星、法半夏、陈皮、川芎、延胡索各等份。

【制 作】 上药共为细末。

【用 法】 每次12克，加生姜10克，水煎，2次分服。

【功 效】 化痰活血，通络止痛。适用于痰浊血瘀型头痛。

**方2 化痰活血散**（《偏方验方大全》）

【用 料】 石菖蒲、天南星各10克，细辛5克，全蝎3克，蜈蚣2条。

【制 作】 上药研粉。

【用 法】 每次5克，温开水送服，每日2次。

【功 效】 化痰开窍，活血通络，祛风止痛。适用于痰浊血瘀型头痛。

**方3 红芎菖蒲酒**（民间方）

【用 料】 红花、川芎各20克，石菖蒲、天麻、陈皮各30克，白酒500毫升。

【制 作】 将以上药装入盛酒瓶中，浸泡7日。

【用 法】 每日早、晚空腹饮用，每次15毫升。

【功 效】 行气化痰，活血止痛。适用于痰浊血瘀型头痛。

## 2. 验方

### 方1　脑宁汤（《奇效验秘方》）

【用　料】 赤芍、川芎各30克，水蛭、白芷、藁本、红花、细辛、羌活各10克，白附子5克。

【制　作】 上药加水适量煎煮，连煎2次，将药汁合并。

【用　法】 每日1剂，早、晚分服。头痛消失后，再服2剂巩固疗效。

【功　效】 祛风化痰，活血通络，散寒止痛。适用于痰浊血瘀型头痛。

### 方2　菊花茶调散（《银海精微》）

【用　料】 菊花、川芎、白芷、僵蚕、蝉蜕、荆芥、细辛、羌活、防风、甘草、薄荷各适量。

【制　作】 上药共为细末。

【用　法】 每次6克，茶水送服。

【功　效】 祛风化痰，活血止痛。适用于痰浊血瘀型头痛。

### 方3　菖蒲川芎汤（经验方）

【用　料】 石菖蒲12克，川芎、延胡索各9克，天麻、白术、法半夏、茯苓各15克，陈皮、炙甘草各6克，生姜5片。

【制　作】 上药加水适量煎煮，连煎2次，将药汁合并。

【用　法】 每日1剂，早、晚分服。

【功　效】 健脾行气，化痰活血，通络止痛。适用于痰浊血瘀型头痛。

### 3. 食疗方

**方1　半夏扁豆川芎瘦肉汤**（《常见病食疗食补大全》）

【用　料】 法半夏12克，白扁豆15克，川芎10克，猪瘦肉60克，调料适量。

【制　作】 前3味煎汤去渣，入瘦肉煮熟调味即可。

【用　法】 佐餐食用，每日1剂，连服4～5日。

【功　效】 化湿祛痰，活血止痛。适用于痰浊血瘀型头痛。

**方2　菖蒲陈皮川芎鱼头汤**（《百病食疗大全》）

【用　料】 石菖蒲、陈皮、川芎各10克，胖头鱼头1个。

【制　作】 将石菖蒲、陈皮、川芎用纱布包，与鱼头一起加水适量共炖汤，熟后去药包，加少许食盐调味即可。

【用　法】 喝汤，吃鱼。

【功　效】 化痰活血，通络止痛。适用于痰浊血瘀型头痛。

方3 陈皮川芎羊肉汤(民间方)

【用 料】 羊肉250克,陈皮30克,天麻、川芎各15克,生姜30克。

【制 作】 将陈皮、天麻、川芎用纱布包,与羊肉、生姜一起加水煮熟,调味即可。

【用 法】 喝汤,吃肉,每周2次。

【功 效】 行气化痰活血,散寒通络止痛。适用于痰浊血瘀型头痛。

## (七)血虚型头痛

症状:头痛而晕,心悸不宁,神疲乏力,面色萎黄,舌质淡,脉细。

治法:补血养脑。

代表方:四物汤加味。

方药:当归、熟地黄、黄芪各15克,白芍12克,川芎、菊花各10克,甘草6克。每日1剂,水煎2次,合并药汁,早、晚分服。

### 1. 偏方

方1 归芎饮(《偏方大全》)

【用 料】 当归、白芍、川芎、蔓荆子各10克。

【制 作】 上药加水适量煎煮,连煎2次,将药汁合并。

【用　法】 每日1剂，早、晚分服。

【功　效】 补血养脑止痛。适用于血虚型头痛。

方2　参归散（经验方）

【用　料】 党参、当归、白芍、川芎各等份。

【制　作】 上药共为细末。

【用　法】 每次9克，温开水送服，每日早、晚各1次。

【功　效】 益气补血，通络止痛。适用于血虚型头痛。

2. 验方

方1　养脑止痛汤（《历代名医良方注释》）

【用　料】 西洋参、玫瑰花、蔓荆子各6克，甘菊心、当归身、冬桑叶各9克，牡丹皮、白芍各12克，制何首乌、朱茯神各15克，石决明(先煎)24克。

【制　作】 上药加水适量煎煮，连煎2次，将药汁合并。

【用　法】 每日1剂，早、晚分服。

【功　效】 补血养脑，佐以滋阴潜阳。适用于血虚型头痛。

方2　养血祛风汤（《杂病源流犀烛》）

【用　料】 熟地黄15克，当归、川芎各12克，法半夏、藁本、荆芥、石膏、蔓荆子、旋覆花、羌活各10克，防风、细辛各6克，生姜3片，大枣2枚。

【制　作】 上药加水适量煎煮，连煎2次，将药汁合并。

【用　法】 每日1剂,早、晚分服。

【功　效】 补血养脑,佐以祛风止痛。适用于血虚型头痛。

方3　补血活血汤(《奇效验秘方》)

【用　料】 当归、白芍各12克,赤芍、川芎、红花各10克,熟地黄、丹参各20克,细辛5克,三七末(分2次冲服)3克。

【制　作】 上药加水适量煎煮,连煎2次,将药汁合并。

【用　法】 每日1剂,早、晚分服。

【功　效】 补血养脑,佐以活血通络。适用于血虚兼有瘀血阻络之头痛。

方4　养血汤(《良方大全》)

【用　料】 当归、枸杞子、菊花、赤芍各15克,鸡血藤30克,川芎、黄芪各40克,牛膝50克,甘草6克。

【制　作】 上药加水适量煎煮,连煎2次,将药汁合并。

【用　法】 每日1剂,早、晚分服。

【功　效】 益气补血养脑。适用于血虚型头痛。

**3. 食疗方**

方1　枸杞大枣鸡蛋茶(《常见病食疗食补大全》)

【用　料】 枸杞子30克,大枣10枚,鸡蛋2枚。

【制　作】　将枸杞子、大枣煎煮片刻，再将鸡蛋去壳打入，稍煮即可。

【用　法】　每日1剂，喝汤，吃枸杞子、大枣。连服数日。

【功　效】　滋补肝肾，补血养脑。适用于血虚型头痛。

**方2　当归蒸鸡**（《饮食本草》）

【用　料】　当归20克，鸡肉500克，料酒、酱油各10毫升，白糖10克，香菜25克，食盐、味精、姜、葱、五香粉各适量。

【制　作】　将当归洗净，切片；鸡肉洗净，切块；香菜洗净，切段。将鸡肉放入碗内，加入食盐、味精、姜、葱、酱油、白糖、料酒、五香粉，拌匀，腌渍40分钟后将鸡块捞出，放入蒸碗内，加入当归拌匀，用大火蒸45分钟，取出蒸碗，撒上香菜即可。

【用　法】　佐餐食用。

【功　效】　补血养脑，活血止痛。适用于血虚型头痛。

**方3　杞子炖羊脑**（《饮食疗法》）

【用　料】　枸杞子30克，羊脑1个。

【制　作】　将上2味加水炖熟，调味即可。

【用　法】　佐餐服食。

【功　效】　补养肝肾，补血养脑。适用于血虚型头痛。

## (八)气虚型头痛

症状:头脑空痛而沉重,早晨较重,晚上减轻,劳动后加重,休息后减轻;伴精神困倦,四肢软弱无力,舌淡,脉缓大无力。

治法:补气养脑。

代表方:四君子汤加味。

方药:党参、黄芪各15克,白术、茯苓、当归各12克,白芷、蔓荆子各10克,甘草6克。每日1剂,水煎2次,合并药汁,早、晚分服。

### 1. 偏方

#### 方1 参芪膏(《全国中药成药处方集》)

【用　料】 党参、炙黄芪各2.5千克。

【制　作】 将上药加适量水煎熬3次,去渣取汁,滤清浓缩,加冰糖5千克煎熬收膏。

【用　法】 每次10～15克,每日早晚各服1次。

【功　效】 补气养脑。适用于气虚型头痛。

#### 方2 人参核桃茶(经验方)

【用　料】 人参6克,核桃仁50克。

【制　作】 将上2味共制细末,放入杯中,用沸水冲泡。

【用　法】 每日1剂,早、晚分2次服。连渣一同服下。

【功 效】 益气补肾养脑。适用于气虚型头痛。

**方3 都梁丸**(《济世神验良方》)

【用 料】 白芷、荆芥、人参各30克,川芎15克。

【制 作】 上药共为细末,和蜜为丸如弹子大。

【用 法】 每次1粒,每日早、晚各服1次。

【功 效】 补气养脑,祛风止痛。适用于气虚型头痛。

## 2. 验方

**方1 头痛良方**(《厚德堂集验方萃编》)

【用 料】 炙黄芪5克,人参、陈皮、苍术、川芎、蔓荆子、细辛各3克,黄柏、木香(后下)、柴胡、升麻、炙甘草各9克,生姜3片,大枣3枚。

【制 作】 上药加水适量煎煮,连煎2次,将药汁合并。

【用 法】 每日1剂,早、晚分服。

【功 效】 补气养脑,祛风止痛。适用于气虚型头痛。

**方2 家秘和中汤**(《症因脉治》)

【用 料】 人参、升麻、柴胡、川芎、甘草各6克,黄芪15克,白术、当归各12克,陈皮9克,细辛3克。

【制 作】 上药加水适量煎煮,连煎2次,将药汁合并。

【用 法】 每日1剂,早、晚分服。

【功 效】 补气养脑,升阳止痛。适用于气虚型头痛。

**方 3　加味调中益气汤**(《审视瑶函》)

【用　料】 炙黄芪 15 克,人参 6 克,当归、川芎、天麻、苍术各 12 克,升麻、蔓荆子、柴胡、陈皮、木香(后下)、炙甘草各 6 克,细辛 3 克。

【制　作】 上药加水适量煎煮,连煎 2 次,将药汁合并。

【用　法】 每日 1 剂,早、晚分服。

【功　效】 补气养脑,祛风止痛。适用于气虚型头痛。

### 3. 食疗方

**方 1　羊肉麦片汤**(《食疗百病》)

【用　料】 羊肉 1 000 克,大麦粉 1 000 克,豆粉 1 000 克,党参 5 克,生姜 10 克,胡椒、食盐、味精各适量。

【制　作】 党参、生姜、羊肉三者加适量清水,用大火煮沸后改用小火,将羊肉炖烂。将大麦粉、豆粉加水和面,按常规做成面片,放入羊肉汤内煮熟,加胡椒、食盐、味精调味。

【用　法】 佐餐食用。

【功　效】 补气温阳。适用于气虚型头痛。

**方 2　人参核桃粥**(经验方)

【用　料】 人参 2 克,核桃仁 10 克,粳米 100 克,冰糖适量。

【制　作】 人参洗净，切片，与核桃仁、粳米同入锅，加适量水，用大火煮沸，再用小火煮成稀粥，最后加入冰糖稍煮即成。

【用　法】 佐餐食用。

【功　效】 益气补脑。适用于气虚型头痛。

### 方3　参枣粥（经验方）

【用　料】 党参20克，山药15克，大枣10枚，粳米50克，红糖适量。

【制　作】 将党参用纱布包，与山药（捣碎）、粳米、大枣共煮成粥，至熟时入红糖微煮即可。

【用　法】 佐餐食用。

【功　效】 补气养脑。适用于气虚型头痛。

### 方4　黄芪白芷炖乌鸡（民间方）

【用　料】 乌鸡（去毛及内脏，切块）半只，黄芪30克，白芷10克。

【制　作】 将黄芪、白芷用纱布包，与乌鸡肉块合在一起，放入炖锅内，加水炖熟，调味即可。

【用　法】 佐餐食用，每日或隔日1次。

【功　效】 补气养脑，祛风止痛。适用于气虚型头痛。

## (九)气血亏虚型头痛

症状:头脑空痛,伴头晕而沉重,心悸不宁,神疲乏力,面色萎黄,舌质淡,脉细弱。

治法:益气补血,滋养脑窍。

代表方:八珍汤加味。

方药:人参10克,白术、白芍、茯苓各12克,当归、熟地黄、黄芪各15克,川芎、蔓荆子各10克,甘草6克。每日1剂,水煎2次,合并药汁,早、晚分服。

### 1. 偏方

#### 方1 黄芪桑葚饮(民间方)

【用　料】 黄芪、桑葚各30克,甘草10克。

【制　作】 上药加水适量煎煮,连煎2次,将药汁合并。

【用　法】 每日1剂,代茶饮用。

【功　效】 益气补血,滋养脑窍。适用于气血亏虚型头痛。

#### 方2 参芪归芎煎(《单验方大全》)

【用　料】 黄芪、党参、当归、白芍、川芎、葛根各10克。

【制　作】 上药加水适量煎煮,连煎2次,将药汁合并。

【用　法】 每日1剂,早、晚分服。

【功　效】 益气补血,滋养脑窍,通络止痛。适用于气血亏虚型头痛。

**2. 验方**

**方1　顺气和中汤**（《证治准绳》）

【用　料】　黄芪15克，人参10克，当归、白芍、白术各12克，升麻、柴胡、蔓荆子、炙甘草各6克，细辛3克，制川乌5克。

【制　作】　上药加水适量煎煮，连煎2次，将药汁合并。

【用　法】　每日1剂，早、晚分服。

【功　效】　益气升阳补血，滋养脑窍，祛风止痛。适用于气血亏虚型头痛。

**方2　双和汤**（《太平惠民和剂局方》）

【用　料】　黄芪、当归、川芎、熟地黄各90克，白芍225克，肉桂、炙甘草各67克。

【制　作】　上药共为细末。

【用　法】　每次6克，加生姜3片，大枣1枚，水煎服。

【功　效】　益气补血，滋养脑窍。适用于气血亏虚型头痛。

**方3　加味八珍汤**（经验方）

【用　料】　当归、川芎、熟地黄、白芍、人参、白术、茯苓、炙甘草各6克，生山楂、天麻、黄芪各12克，生姜3片，大枣 2 枚。

【制　作】 上药加水适量煎煮，连煎 2 次，将药汁合并。

【用　法】 每日 1 剂，早、晚分服。连服 1 周。

【功　效】 益气补血，滋养脑窍，化瘀止痛。适用于气血亏虚型头痛。

### 3. 食疗方

#### 方 1　参杞芎芷鱼头汤（经验方）

【用　料】 党参、枸杞子、白芷各 5 克，川芎 3 克，鱼头 1 个，猪肉 150 克，调味品适量。

【制　作】 猪肉用沸水汆过。将猪肉和鱼头过油煎炒，然后加入高汤或沸水，水沸后将鱼头和猪肉捞至汤罐中，再把党参、枸杞子、白芷、川芎放入锅中煮，然后将汤和药料倒入罐中，小火煮 90 分钟，加入食盐、味精等调味即可。

【用　法】 佐餐食用。

【功　效】 益气补血，滋养脑窍，化瘀止痛。适用于气血亏虚型头痛。

#### 方 2　黄芪枸杞羊脑羹（经验方）

【用　料】 黄芪 30 克，枸杞子 30 克，羊脑 1 个。

【制　作】 将黄芪用纱布包，与枸杞子、羊脑一起加水炖熟，调味即可。

【用　法】 喝汤，吃羊脑及枸杞子。

【功　效】 益气补血养脑。适用于气血亏虚型头痛。

**方3　人参核桃枸杞粥**（经验方）

【用　料】 人参2克，核桃仁10克，枸杞子15克，粳米50克。

【制　作】 人参洗净，切片，与核桃仁、枸杞子、粳米同入锅，加适量水，用大火煮沸，再用小火煮成稀粥。

【用　法】 佐餐食用。

【功　能】 益气补肾养血，滋养脑窍。适用于气血亏虚型头痛。

**方4　参归排骨汤**（《药膳宝典》）

【用　料】 党参、薏苡仁各10克，枸杞子、山药各7克，当归5克，肉桂3克，猪排骨500克，调味品适量。

【制　作】 先将猪排骨用沸水氽过后过油煎炒，然后加入高汤或沸水，水沸后将肉捞至汤罐中，再把党参、薏苡仁、枸杞子、山药、当归、肉桂放入锅中，煮后将汤和药料倒入罐中，小火煮90分钟，加入食盐、味精等调味品即可。

【用　法】 佐餐食用。

【功　效】 益气补血，滋养脑窍。适用于气血亏虚型头痛。

## 二、眩　晕

眩晕是临床上常见的病症，轻者闭目即止，重者如坐车船，旋转不定，不能站立，或伴有恶心，呕吐，汗出，甚则昏倒等症状。脑血管疾病所表现的眩晕，则多因肝肾亏虚而致肝阳上亢，肾精亏虚或气血不足，脑失所养，或因痰浊壅阻，痰热上扰，瘀血阻络，蒙蔽或瘀阻清窍，均可形成眩晕。下面区别证型予以论述。

### （一）阴虚阳亢型眩晕

症状：眩晕耳鸣，伴头胀痛，每因烦劳或恼怒而症状加重，面色潮红，急躁易怒，少寐多梦，口苦，舌质红苔黄，脉弦。

治法：滋养肝肾，平肝潜阳。

代表方：六味地黄丸合天麻钩藤饮加减。

方药：熟地黄、山药、山茱萸各15克，天麻、钩藤（后下）、牡丹皮、夏枯草、川牛膝各12克，生石决明（先煎）30克，栀子9克，黄芩、甘草各6克。每日1剂，水煎2次，合并药汁，早、晚分服。

#### 1. 偏方

**方1　平肝清热茶**（《慈禧光绪医方选议》）

【用　料】　龙胆草、醋柴胡、川芎各2克，甘菊花、生地黄各3克。

【制　作】上药共为粗末。

【用　法】每日1剂，水煎代茶饮。

【功　效】养阴清热，平肝潜阳。适用于阴虚阳亢型眩晕。

**方2　首乌钩藤汤**（《中国民间实用偏方大全》）

【用　料】何首乌30克，钩藤20克。

【制　作】上药加水适量煎煮，连煎2次，合并药汁。

【用　法】每日1剂，早、晚各服1次。

【功　效】滋养肝肾，平肝潜阳。适用于阴虚阳亢型眩晕。

**方3　枸杞决明子茶**（《新编老年病及养生偏方验方全书》）

【用　料】枸杞子、菊花、桑叶各10克，决明子6克。

【制　作】上药加水适量煎煮，连煎2次，将药汁合并。

【用　法】每日1剂，代茶频饮。

【功　效】滋养肝肾，平肝潜阳。适用于阴虚阳亢型眩晕。

**2. 验方**

**方1　平肝潜阳汤**（《黄文东医案》）

【用　料】当归、赤芍、白芍、川石斛、白蒺藜各9克，天麻、川芎各5克,丹参、钩藤(后下)各12克,生石决明(先煎)、炒谷芽、炒麦芽各15克。

【制　作】 上药加水适量煎煮,连煎2次,将药汁合并。

【用　法】 每日1剂,早、晚分服。

【功　效】 滋养肝肾,平肝潜阳,化瘀通络。适用于阴虚阳亢型眩晕。

### 方2　滋阴潜阳汤(《中国中医秘方大全》)

【用　料】 石决明(先煎)、女贞子、杜仲、熟地黄各25克,生牡蛎(先煎)、桑寄生各20克,山茱萸15克,夏枯草、天麻各10克。

【制　作】 上药加水适量煎煮,连煎2次,将药汁合并。

【用　法】 每日1剂,早、晚分服。

【功　效】 滋养肝肾,平肝潜阳。适用于阴虚阳亢型眩晕。

### 方3　滋生清阳汤(《医醇賸义》)

【用　料】 生地黄12克,白芍、桑叶、薄荷(后下)、天麻、柴胡各3克,牡丹皮、麦冬、石斛、菊花各6克,石决明(先煎)24克,磁石(先煎)15克。

【制　作】 上药加水适量煎煮,连煎2次,将药汁合并。

【用　法】 每日1剂,早、晚分服。

【功　效】 滋养肝肾,平肝潜阳,祛风镇静。适用于阴虚阳亢型眩晕。

### 3. 食疗方

**方1 枸杞叶子粥**(《常见病食疗食补大全》)

【用 料】 鲜枸杞叶100克,枸杞子10克,糯米50克,白糖适量。

【制 作】 将鲜枸杞叶、枸杞子洗净,加水300毫升,煎煮至200毫升,去枸杞叶,入糯米、白糖,再加水300毫升,煮成稀粥。

【用 法】 早、晚温服。

【功 效】 滋养肝肾。适用于阴虚阳亢型眩晕。

**方2 海蜇荸荠汤**(《中华医学杂志》)

【用 料】 海蜇124克,荸荠372克。

【制 作】 加水1 000毫升,煎煮至250毫升左右。

【用 法】 每日1剂,空腹顿服或分2次服。

【功 效】 滋阴平肝潜阳。适用于阴虚阳亢型眩晕。

**方3 夏枯草炖猪肉**(《新编老年病及养生偏方验方全书》)

【用 料】 夏枯草15克,猪瘦肉60克。

【制 作】 将夏枯草,猪瘦肉一同加水适量,煮至肉熟即可。

【用　法】 喝汤，吃肉，每日1剂，分2次服食。

【功　效】 平肝潜阳。适用于阴虚阳亢型眩晕。

**方4　天麻决明猪脑汤**（《常见病食疗食补大全》）

【用　料】 天麻10克，石决明30克，猪脑1个。

【制　作】 将天麻、石决明用纱布包，与猪脑同放砂锅内，加水适量，用小火炖煮1小时，捞出药渣，调味即可。

【用　法】 喝汤，吃猪脑。

【功　效】 平肝潜阳，熄风镇静。适用于阴虚阳亢型眩晕。

### （二）气血亏虚型眩晕

症状：头晕动则加剧，劳累即发，面色萎黄，唇甲无华，心悸少寐，神疲懒言，纳差食少，舌质淡，脉细弱。

治法：补益气血。

代表方：归脾汤加减。

方药：黄芪15克，党参、白术、当归、茯神、酸枣仁、桂圆肉各12克，木香、炙甘草、远志、生姜各6克，大枣5枚。每日1剂，水煎2次，合并药汁，早、晚分服。

#### 1. 偏方

**方1　养元粉**（《景岳全书》）

【用　料】 糯米（水浸1宿沥干炒熟）18克，炒山药、炒芡实、莲子肉各9克，川椒(去目炒出汁)6克。

【制　作】 上药共为细末。

【用　法】 每次取6克，加适量白糖，用沸水调服，每日1次。

【功　效】 补益气血。适用于气血亏虚型眩晕。

**方2　桂圆枸杞桑葚汤**(《常见病食疗食补大全》)

【用　料】 桂圆肉12克，枸杞子、桑葚各9克。

【制　作】 上药加水适量煎煮，连煎2次，将药汁合并。

【用　法】 每日1剂，早、晚分服。

【功　效】 补益气血。适用于气血亏虚型眩晕。

**方3　金丝带汤**(民间方)

【用　料】 金丝带、太子参9克，石菖蒲6克，鹿衔草12克。

【制　作】 上药加水适量煎煮，连煎2次，将药汁合并。

【用　法】 每日1剂，早、晚分服。

【功　效】 补益气血。适用于气血亏虚型眩晕。

**2. 验方**

**方1　天麻六君子汤**(《知医必要》)

【用　料】 党参(去芦、米炒)、白术(净)6克，半夏(制)、天麻、茯苓各4.5克，陈皮、炙甘草各3克，生姜、大枣各适量。

【制　作】 上药加生姜2片,大枣2枚,加水适量煎煮,连煎2次,将2次药汁合并。

【用　法】 每日1剂,早、晚分服。

【功　效】 补益气血,佐以健脾祛湿。适用于气血亏虚型眩晕。

**方2　益气养血方**(《本事方》)

【用　料】 山茱萸30克,山药、菊花、人参、茯神、川芎各45克。

【制　作】 上药共为细末。

【用　法】 每次6克,早、晚用温开水冲服。

【功　效】 补益气血。适用于气血亏虚型眩晕。

**方3　眩晕汤**(《临床奇效新方》)

【用　料】 当归、山药各20克,五味子10克,酸枣仁12克,桂圆肉15克。

【制　作】 上药加水适量煎煮,连煎2次,将药汁合并。

【用　法】 每日1剂,早、晚分服。

【功　效】 补益气血,养心安神。适用于气血亏虚型眩晕。

### 3. 食疗方

#### 方 1　补虚正气粥（《圣济总录》）

【用　料】 黄芪 50 克，党参 30 克，粳米 90 克，红糖适量。

【制　作】 先将黄芪、党参切片，用冷水浸泡半小时，入砂锅煎沸，改小火煎成浓汁，取汁后再加水如上法煎取二汁，去渣，两汁混合，分两份于每日早晚同粳米煮粥。粥成后入红糖搅匀即可。

【用　法】 佐餐食用。3～5 日为 1 个疗程。

【功　效】 补气养脑。适用于气血亏虚型眩晕。

#### 方 2　人参山药乌鸡汤（《药膳宝典》）

【用　料】 人参 15 克，怀山药 30 克，乌鸡 1 只，大枣 5 枚，生姜 2 片，食盐、味精、胡椒粉各适量。

【制　作】 乌鸡宰杀，去毛及内脏，洗净，切成块状；人参用水浸泡 30 分钟后切成段片。将乌鸡块用沸水汆过后倒入锅中，把人参、怀山药、红枣、生姜依次放入锅中，然后放入高汤，浸泡人参的水也放入锅中，先用大火煮沸，然后用小火煮 2 小时，再把食盐、味精、胡椒粉放入汤中溶化调匀即可。

【用　法】 佐餐食用。

【功　效】 补益气血。适用于气血亏虚型眩晕。

方3　乌鸡白凤汤(《药膳宝典》)

【用　料】　黄芪,当归各10克,白芍、川芎各7克,枸杞子5克,乌鸡1只,调味品适量。

【制　作】　先将乌鸡宰杀,去毛及内脏,洗净,切块,用沸水氽后放入锅中煎炒,然后加入高汤或沸水,水沸后将肉捞至汤罐中,再把黄芪、当归、白芍、川芎、枸杞子放入锅中,煮后将汤和药料倒入罐中,小火煮90分钟,加入食盐、味精等调味品即可。

【用　法】　食肉喝汤。

【功　效】　补益气血。适用于气血亏虚型眩晕。

方4　桑葚洋参鱼翅羹(《饮食本草》)

【用　料】　桑葚15克,西洋参6克,鱼翅100克,调料适量。

【制　作】　将鱼翅用水发好,桑葚洗净水泡,西洋参切成薄片,三料放锅内加原汁鲜汤及调料煮熟,用淀粉勾芡成羹即可。

【用　法】　佐餐食用。

【功　效】　补益气血。适用于气血亏虚型眩晕。

## (三)肾阴虚型眩晕

症状:头晕而见精神萎靡,乏力,健忘,少寐多梦,腰膝酸软，耳鸣，五心烦热，舌质红，脉细数。

治法：补肾滋阴。

代表方：左归丸加减。

方药：熟地黄、山药、山茱萸各 15 克，枸杞子、川牛膝各 10 克，菟丝子、鹿角胶（烊化分 2 次冲服）6 克，龟甲胶（烊化分 2 次冲服）12 克。

**1. 偏方**

**方 1　枸菊蜜**（民间方）

【用　料】 枸杞子、菊花各 50 克，蜂蜜 250 克。

【制　作】 将枸杞子，菊花放入砂锅内，加水 200 毫升，煎煮 25 分钟即可，待稍凉后去渣取汁，然后加入蜂蜜搅匀即可。

【用　法】 酌量饮用。

【功　效】 滋补肝肾，养阴明目。适用于肾阴虚型眩晕，视物模糊。

**方 2　枸杞石斛茶**（《新编老年病及养生偏方验方全书》）

【用　料】 枸杞叶、石斛各 15 克，枸杞子、桂圆肉、甘草各 10 克。

【制　作】 将上药加水煎沸 15 分钟，滤出药液，再加水煎 20 分钟，去渣，将两煎药液混合兑匀即可。

【用　法】 每日 1 剂，分早、中、晚 3 次饮用。

【功　效】 补肾滋阴养血。适用于肾阴虚型头晕、眼花、失眠。

**2. 验方**

**方1　加味补阴丸**（《杂病源流犀烛》）

【用　料】 熟地黄、山茱萸、牛膝、杜仲、巴戟天各90克，枸杞子、山药、龟甲、鹿茸、远志、茯苓、肉苁蓉各60克，黄柏、知母各120克。

【制　作】 上药共为细末，炼蜜为丸，每丸重9克。

【用　法】 每次1丸，食盐汤送服，早、晚各1次。

【功　效】 滋养肾精，温补肾阳。适用于肾精亏虚兼有肾阳虚之眩晕，耳鸣，腰膝酸软。

**方2　滋阴潜阳汤**（《新编老年病及养生偏方验方全书》）

【用　料】 枸杞子、玄参、何首乌、白芍、赤芍、怀牛膝、杭菊花、夏枯草、白蒺藜各12克，桑寄生15克，全当归、广地龙、净钩藤（后下）各9克，珍珠母（先煎）24克。

【制　作】 上药加水适量煎煮，连煎2次，将药汁合并。

【用　法】 每日1剂，早、晚分服。

【功　效】 补肾滋阴，佐以平肝潜阳。适用于肾阴虚型眩晕、头痛、失眠、腰痛。

**方3　滋肾治眩汤**（《精选千家妙方》）

【用　料】　山茱萸、山药各15克，茯苓、泽泻、牡丹皮、五味子各10克，熟地黄、磁石（先煎）各20克。

【制　作】　上药加水适量煎煮，连煎2次，将药汁合并。

【用　法】　每日1剂，早、晚分服。

【功　效】　补肾滋阴，佐以潜阳。适用于肾阴虚型眩晕、耳鸣、失眠、腰膝酸软。

**方4　麻菊散**（《临床奇效新方》）

【用　料】　生地黄30克，天麻10克，菊花9克，钩藤（后下）、龙骨（先煎）、牡蛎（先煎）各20克，赤芍、当归各12克，白芍15克，川芎6克。

【制　作】　上药加水适量煎煮，连煎2次，将药汁合并。

【用　法】　每日1剂，早、晚分服。

【功　效】　补肾滋阴，佐以潜阳。适用于肾阴虚型眩晕、头痛、耳鸣、失眠等。

### 3. 食疗方

**方1　山萸肉糯米粥**（《常见病食疗食补大全》）

【用　料】　山茱萸15克，糯米50克，红糖适量。

【制　作】　将山茱萸洗净，与糯米、红糖一起放入锅内，加水500毫升，用小火烧至沸腾，待米开花，汤稠有半油出现即停火，闷5分钟即可。

【用　法】 每日早餐温服1次。10日为1个疗程。

【功　效】 补肾滋阴。适用于肾阴虚型眩晕。

### 方2　枸杞羊肾粥（《饮食正要》）

【用　料】 枸杞叶250克，羊肾1只，羊肉60克，葱白2茎，食盐少许，粳米60～90克。

【制　作】 将新鲜羊肾清洗干净，去内膜，细切；羊肉洗净，切碎。用枸杞叶煎汁去渣，同羊肾、羊肉、葱白、粳米一起煮粥，粥熟后加入食盐稍煮即可。

【用　法】 佐餐食用。

【功　效】 补肾滋阴温阳。适用于肾阴阳两虚型眩晕、耳鸣、阳痿、腰膝酸软等。

### 方3　桑葚枸杞猪肝汤（《饮食本草》）

【用　料】 桑葚15克，枸杞子10克，猪肝、粳米各100克，食盐3克。

【制　作】 猪肝洗净，切成薄片；桑葚洗净去杂质；枸杞子洗净，用温水泡软。将粳米洗净，入锅加水1000毫升，先用大火烧沸，再放入枸杞子、桑葚、猪肝，改用小火熬煮至粳米熟时，加入食盐拌匀即可。

【用　法】 佐餐食用。

【功　效】 补肾滋阴，补血养肝。适用于肝肾阴虚型眩晕。

### (四)肾阳虚型眩晕

症状:头晕而见精神萎靡,乏力,健忘,少寐多梦,腰膝酸软,耳鸣,四肢不温,形寒肢冷,舌质淡,脉沉细无力。

治法:补肾壮阳。

代表方:右归丸加减。

方药:熟地黄、山药、山茱萸各15克,枸杞子、杜仲、菟丝子、当归、鹿角胶(烊化分2次冲服)12克,制附子(先煎)、肉桂各6克。每日1剂,水煎2次,合并药汁,早、晚分服。

#### 1. 偏方

**方1 芎术除眩散**(《明医指掌》)

【用 料】 制附子、白术、川芎各15克,肉桂、炙甘草各7克。

【制 作】 上药共为细末。

【用 法】 每次取药9克,加水120毫升,生姜3片,煎至60毫升,温服。

【功 效】 补肾温阳。适用于肾阳虚型眩晕。

**方2 鹿茸丸**(《常见病食疗食补大全》)

【用 料】 鹿茸30克,山茱萸、当归各150克,枸杞子250克。

【制　作】 先将鹿茸用米酒浸泡后烘干，其余药小火焙干，共研细末，炼蜜为丸，如梧桐子大。

【用　法】 每次10粒，早、晚各服1次。

【功　效】 补肾壮阳。适用于肾阳虚型眩晕、耳鸣、阳痿等。

**2. 验方**

**方1　鹿茸肾气丸**（《医略六书》）

【用　料】 熟地黄150克，山茱萸、鹿茸（锉）、山药（炒）、菟丝子（焙）、龟甲（食盐水炙）、巴戟天（炒）、石斛（焙）各90克，牡丹皮、茯苓（蒸）各45克，泽泻15克。

【制　作】 上药为末，炼蜜为丸，如梧桐子大。

【用　法】 每次9～15粒，淡盐汤送服。

【功　效】 补肾壮阳。适用于肾阳虚型眩晕。

**方2　温养肾精汤**（《千家妙方》）

【用　料】 炙黄芪60克，西党参、熟地黄、仙鹤草、鸡血藤各30克，炒白术、当归、鹿角胶（烊化、冲）、阿胶（烊化、冲）、龟甲胶（烊化、冲）各15克，制附片6～15克，三七5克，广木香（后下）、炙甘草各6克。

【制　作】 上药加水适量煎煮，连煎2次，将药汁合并。

【用　法】 每日1剂，早、晚分服。

【功　效】 滋补肾精，温补肾阳。适用于肾阳虚型眩晕。

**方3　温补肾阳丸**（《当代中医经验选粹》）

【用　料】 紫河车800克，鹿角胶200克，丹参25克，白芍、巴戟天各50克，陈皮、补骨脂、锁阳各30克，生晒参、菟丝子、鱼鳔各100克，制附子、肉桂各20克。

【制　作】 共研细末，炼蜜为丸，每丸10克。

【用　法】 每次服1丸，每日2～3次。

【功　效】 补肾壮阳。适用于肾阳虚型眩晕、腰痛、阳痿、女子不孕。

### 3. 食疗方

**方1　人参莲肉羹**（民间方）

【用　料】 红参片5克，肉苁蓉10克，莲子肉10枚，冰糖30克。

【制　作】 先将红参、肉苁蓉、去芯莲子肉放在碗内，加水浸泡，再加入冰糖。然后将碗置于蒸锅内，隔水蒸炖1小时。

【用　法】 喝汤，吃莲肉。红参片、肉苁蓉可连续使用2次，次日再加莲子肉、冰糖及水适量，如前法蒸炖后，喝汤、吃莲肉，并连红参片一道嚼食。连续服用，或隔日服食1次。

【功　效】 益气补肾壮阳。适用于肾阳虚型眩晕、乏力、神倦、腰痛、阳痿。

方2　参茸膏（《常见病食疗食补大全》）

【用　料】 鹿茸20克，红参125克，丹参200克，蜂蜜400克。

【制　作】 鹿茸用米酒浸泡后烘干，红参小火焙干，共研细末。将丹参熬制去渣，入蜜炼稠，加入鹿茸红参粉，浓缩成膏。

【用　法】 每次2羹匙，每日2次，温开水送服。

【功　效】 补肾壮阳，佐以活血化瘀。适用于肾阳虚型眩晕。

方3　参桂天麻猪脑汤（民间方）

【用　料】 猪脑1个，天麻12克，党参30克，肉桂5克。

【制　作】 将天麻、党参、肉桂用纱布包，与猪脑一起加水炖熟。

【用　法】 喝汤，吃猪脑。

【功　效】 益气补肾温阳。适用于肾阳虚型眩晕。

方4　鹿角胶粥（《本草纲目》）

【用　料】 鹿角胶15～20克，粳米60克，生姜3片。

【制　作】 先煮粳米，待沸后加入鹿角胶、生姜，同煮为粥。

【用　法】 佐餐食用，3～5日为1个疗程。

【功　效】 补肾养血。适用于肾虚血亏型眩晕。

### （五）痰浊中阻型眩晕

症状：头晕而见头重如蒙，胸闷，恶心，食少，多寐，舌苔白腻，脉滑。

治法：燥湿祛痰，理气降逆。

代表方：半夏白术天麻汤加减。

方药：法半夏、白术、茯苓各15克，天麻、陈皮各12克，甘草3克，生姜10克，大枣3枚。胸闷，恶心呕吐者，加厚朴10克，代赭石（先煎）30克。每日1剂，水煎2次，合并药汁，早、晚分服。

#### 1. 偏方

**方1　藿香半夏汤**（《医方选要》）

【用　料】 藿香6克，半夏（姜炒）12克，陈皮5克，生姜7片。

【制　作】 上药加水适量煎煮，连煎2次，将药汁合并。

【用　法】 每日1剂，早、晚分服。

【功　效】 燥湿祛痰，理气降逆。适用于痰浊中阻型眩晕。

**方2　仙鹤草饮**（民间方）

【用　料】 仙鹤草30克，白术15克，泽泻24克。

【制　作】 上药加水适量煎煮，连煎 2 次，将药汁合并。

【用　法】 每日 1 剂，早、晚分服。

【功　效】 化湿祛痰降逆。适用于痰浊中阻型眩晕。

**方 3　夏矾丸**（民间方）

【用　料】 法半夏 60 克，枯矾 15 克，生姜汁适量。

【制　作】 前 2 味共研为细末，以姜汁为丸，如梧桐子大。

【用　法】 每次 10 粒，姜汤送服，每日 2 次。

【功　效】 燥湿祛痰降逆。适用于痰浊中阻型眩晕。

## 2. 验方

**方 1　天麻二陈汤**（《杏苑生春》）

【用　料】 防风、白术、茯苓、川芎各 9 克，橘红、法半夏各 12 克，白芷、天麻各 6 克，甘草 3 克。

【制　作】 上药加生姜 5 片，水煎 2 次，合并药汁。

【用　法】 每日 1 剂，早、晚温服。

【功　效】 燥湿祛痰，理气降逆。适用于痰浊中阻型眩晕。

**方 2　化痰饮**（《仁术便览》）

【用　料】 天南星（制）、茯苓各 15 克，法半夏、桔梗各 9 克，枳壳 12 克，甘草 3 克，黄芩 5 克。

【制　作】 上药加水适量煎煮，连煎 2 次，将药汁合并。

【用　法】 每日1剂,早、晚分服。

【功　效】 燥湿祛痰,理气降逆。适用于痰浊中阻型眩晕。

方3　化痰降逆汤(《黄文东医案》)

【用　料】 白术、茯苓、旋覆花、青皮、陈皮、佛手、白蒺藜、白芍、菊花各9克,珍珠母(先煎)30克。

【制　作】 上药加水适量煎煮,连煎2次,将药汁合并。

【用　法】 每日1剂,早、晚分服。

【功　效】 燥湿祛痰,理气降逆。适用于痰浊中阻型眩晕。

### 3. 食疗方

方1　橘皮粥(《饮食辨录》)

【用　料】 橘皮20克,粳米60克。

【制　作】 先将橘皮煎取药汁,去渣,再与粳米一起煮粥。

【用　法】 佐餐食之,每日1次。2～3日为1个疗程。

【功　效】 燥湿祛痰,理气降逆。适用于痰浊中阻型眩晕。

方2　葵花天麻茶(《家庭药膳全书》)

【用　料】 天麻5克,葵花盘1个,绿茶3克。

【制　作】 将葵花盘、天麻片水煎，取汤1碗，用药汁冲泡绿茶，温浸5分钟即可。

【用　法】 佐餐饮之，每日1剂。

【功　效】 化湿祛痰，平肝定惊。适用于痰浊中阻型眩晕。

**方3　半夏白术天麻粥**（《家庭药粥》）

【用　料】 法半夏、白术、天麻各10克，陈皮6克，生姜2片，粳米100克。

【制　作】 前4味药煎取药汁备用。粳米煮粥，待煮沸后加入药汁及生姜，同煮为粥。

【用　法】 每日1剂，早、晚温服。3～5日为1个疗程。

【功　效】 化湿祛痰，理气降逆。适用于痰浊中阻型眩晕。

### （六）痰热上扰型眩晕

症状：头晕且头重如蒙，头目胀痛，胸闷，恶心，心烦口苦，渴不欲饮，舌苔黄腻，脉弦滑或滑数。

治法：清热化痰，理气降逆。

代表方：温胆汤加减。

方药：半夏、枳实、茯苓各15克，陈皮12克，竹茹10克，甘草3克，生姜6克，黄连6克，黄芩10克，天麻12克，代赭石（先煎）30克。每日1剂，水煎2次，合并药汁，早、晚分服。

## 1. 偏方

### 方1　五汁饮（《良朋汇集经验神方》）

【用　料】　梨汁、藕汁、萝卜汁、丝瓜藤汁、荸荠汁各120毫升，石膏30～60克。

【制　作】　先将石膏加适量水煎煮，然后去渣取汁，加入“五汁”即可。

【用　法】　每次服200毫升。

【功　效】　清热化痰，生津润燥，理气降逆。适用于痰热上扰型眩晕、心烦、口苦口干等。

### 方2　滋胃和中茶（《慈禧光绪医方选议》）

【用　料】　竹茹（朱拌）3克，鲜青果（去尖）10个，川厚朴花、山羊角各6～10克。

【制　作】　上药共为粗末。

【用　法】　每日1剂，水煎代茶饮用。

【功　效】　清热化痰，平肝熄风。适用于痰热上扰型眩晕。

### 方3　橘红竹茹茶（《新编老年病及养生偏方验方全书》）

【用　料】　橘红3克，竹茹5克，霜桑叶6克，鲜芦根90克，炒谷芽、焦山楂各9克。

【制　作】 上药加水适量煎煮，连煎 2 次，将药汁合并。

【用　法】 每日 1 剂，代茶饮用。

【功　效】 清热化痰，和胃降逆。适用于痰热上扰型眩晕。

## 2. 验方

### 方 1　痰火眩晕方（《明医指掌》）

【用　料】 法半夏、白茯苓、川芎、甘草、羌活、白芷、枳实、天南星、防风、细辛、酒黄芩各等份。

【制　作】 上药共为细末，和蜜为丸，如梧桐子大。

【用　法】 每次 15 粒，每日早、晚各服 1 次，姜汤送下。

【功　效】 清热化痰，祛风通络。适用于痰热上扰型眩晕。

### 方 2　清热化痰方（《丹溪方》）

【用　料】 制天南星、制半夏、桔梗、陈皮各 10 克，炒枳壳、白茯苓、炒黄芩、天麻各 8 克，炙甘草 5 克。

【制　作】 上药加水适量煎煮，连煎 2 次，将药汁合并。

【用　法】 每日 1 剂，早、晚分服。

【功　效】 清热化痰，理气降逆。适用于痰热上扰型眩晕。

### 方 3　抑上丸（《医学入门》）

【用　料】 白术、制半夏、黄芩、黄连各 30 克，石膏 60

克,青黛15克。

【制　作】 上药共为细末,生姜汁和糊为丸,如梧桐子大。

【用　法】 每次10粒,每日早、晚各服1次。

【功　效】 清热解毒,燥湿化痰。适用于痰热上扰型眩晕。

### 方4　千金化痰丸(《万病回春》)

【用　料】 胆南星、半夏(姜、矾同煮半日)各120克,陈皮(去白)、白茯苓(去皮)、天花粉、黄芩(酒炒)、天麻、白术(米泔水浸、炒)、防风(去芦)、白附子(煨)各60克,枳实(去瓤、麸炒)、海浮石(火煅)、黄柏(酒炒)、知母(酒炒)、当归(酒洗)各30克,大黄(酒拌蒸9次)150克,甘草(生)9克,神曲60克。

【制　法】 上药共为细末,打糊为丸,如梧桐子大。

【用　法】 每次20丸,每日早、晚各1次,茶送下。

【功　效】 清热化痰,平肝熄风。适用于痰热上扰型眩晕。

## 3. 食疗方

### 方1　竹叶粥(《老老恒言》)

【用　料】 鲜竹叶30～45克(干品15～30克),生石膏45～60克,陈皮6克,粳米60克。

【制　作】 先将竹叶、石膏、陈皮水煎取汁，去渣，再放入粳米，煮成稀粥。

【用　法】 每日1剂，分2～3次服食。

【功　效】 清热化痰，理气降逆。适用于痰热上扰型眩晕。

### 方2　薏苡仁粥（民间方）

【用　料】 竹茹、陈皮各10克，珍珠母30克，薏苡仁30克。

【制　作】 将前3味加水煎煮，取汁备用。薏苡仁加水煮粥至待熟时，将药汁兑入粥中再煮即可。

【用　法】 佐餐食用。

【功　效】 清热化痰利湿，理气平肝降逆。适用于痰热上扰型眩晕。

### 方3　茯苓竹茹粥（民间方）

【用　料】 茯苓15克，竹茹12克，赤小豆18克，粳米60克。

【制　作】 将茯苓研碎，竹茹用纱布包，与赤小豆、粳米一起煮粥。

【用　法】 佐餐食之，每日1次。

【功　效】 清热化痰，利湿降逆。适用于痰热上扰型眩晕。

### （七）瘀血阻窍型眩晕

症状：眩晕，头痛，兼见健忘，失眠，心悸，精神不振，耳鸣耳聋，面唇紫暗，舌有瘀点或瘀斑，脉弦涩或细涩。

治法：活血化瘀，通窍活络。

代表方：通窍活血汤加减。

方药：赤芍、川芎、红花、老葱各10克，桃仁15克，大枣7枚，白芷12克，黄酒适量。每日1剂，水煎2次，早、晚分服。若见神疲乏力，少气自汗等气虚证者，可加黄芪、党参以益气行血；若兼有畏寒肢冷，感寒加重者，加附子、桂枝温经活血。

#### 1. 偏方

**方1　寄奴葛芎汤**（《偏方大全》）

【用　料】 刘寄奴、葛根各15克，桃仁9克，川芎6克。

【制　作】 上药加水适量煎煮，连煎2次，将药汁合并。

【用　法】 每日1剂，早、晚分服。

【功　效】 活血化瘀通络。适用于瘀血阻窍型眩晕。

**方2　芪丹川芎饮**（《新编老年病及养生偏方验方全书》）

【用　料】 黄芪、丹参、川芎、桑枝各50克，全蝎、蝉蜕各10克。

【制　作】 上药加水适量煎煮，连煎2次，将药汁合并。

【用　法】 每日1剂,早、晚分服。

【功　效】 益气活血,祛风通络。适用于瘀血阻窍型眩晕。

**方3　山楂菊花酸梅茶**(《饮食本草》)

【用　料】 山楂、菊花、酸梅、白糖各15克。

【制　作】 将山楂、菊花、酸梅加适量水煎煮,煎成后加入白糖即可。

【用　法】 每日1剂,代茶饮用。

【功　效】 活血化瘀,清肝明目。适用于瘀血阻窍型眩晕。

**2. 验方**

**方1　化瘀清散汤**(《临床奇效新方》)

【用　料】 柴胡6～10克,葛根、丹参各10～15克,杭菊花、桑枝各12～15克,牡丹皮、赤芍、红花、地龙各10克,薄荷(后下)6克。

【制　作】 上药加水适量煎煮,连煎2次,将药汁合并。

【用　法】 每日1剂,早、晚分服。

【功　效】 活血化瘀,祛风通络。适用于瘀血阻窍型眩晕。

**方2　祛瘀清颅汤**（《临床奇效新方》）

【用　料】　桃仁、蔓荆子各9克，红花、川芎、甘草各6克，当归、牡丹皮、赤芍、菊花各10克，羚羊角(代，锉细末分2次吞服)2克。

【制　作】　上药加水适量煎煮，连煎2次，将药汁合并。

【用　法】　每日1剂，早、晚分服。

【功　效】　活血化瘀，清肝熄风。适用于瘀血阻窍型眩晕。

**方3　丹参珍珠母汤**（《新编老年病及养生偏方验方全书》）

【用　料】　丹参、生珍珠母(先煎)各30克，白蒺藜、红花、钩藤(后下)、泽兰、朱茯神各9克，三七(研末分2次冲服)3克，甘草3克。

【制　作】　上药加水适量煎煮，连煎2次，将药汁合并。

【用　法】　每日1剂，早、晚分服。

【功　效】　活血化瘀，通窍活络，佐以潜阳熄风。适用于瘀血阻窍型眩晕。

**方4　益气活血通窍汤**（经验方）

【用　料】　当归12克，川芎、川牛膝各15克，赤芍、桃仁、红花、菊花、丹参、白蒺藜、合欢皮、太子参各10克，干地黄、夜交藤各20克，生黄芪30克，甘草3克。

【制　作】 上药加水适量煎煮，连煎2次，将药汁合并。

【用　法】 每日1剂，早、晚分服。

【功　效】 活血化瘀，通窍活络，佐以益气养血。适用于瘀血阻窍兼气血亏虚之眩晕。

### 3. 食疗方

**方1　益母草汁粥**（《太平圣惠方》）

【用　料】 益母草汁、生地黄汁各10毫升，蜂蜜10克，藕汁40毫升，生姜汁2毫升，粳米60克。

【制　作】 粳米煮粥，待米熟时，加入以上药汁、姜汁及蜂蜜，煮成稀粥即可。

【用　法】 佐餐食用。

【功　效】 养血活血，化瘀通络。适用于瘀血阻窍型眩晕。

**方2　天麻桃仁炖猪脑**（经验方）

【用　料】 天麻、桃仁各10克，猪脑1个。

【制　作】 将猪脑洗净，与天麻、桃仁同放炖盅内，加水适量，隔水炖熟。

【用　法】 喝汤，吃猪脑。

【功　效】 活血化瘀，平肝熄风。适用于瘀血阻窍型眩晕。

**方3 五月艾煮鸡蛋**（民间方）

【用 料】 五月艾(生用)45克，黑豆30克，红花6克，鸡蛋2枚。

【制 作】 将艾叶、红花用纱布包裹，与黑豆加水共煮至豆熟，打入鸡蛋稍煮即可。

【用 法】 喝汤，吃鸡蛋、黑豆。

【功 效】 活血化瘀，温经通络。适用于瘀血阻窍型眩晕。

**方4 羊脑汤**（经验方）

【用 料】 羊脑1个，黄芪20克，桃仁10克。

【制 作】 将黄芪、桃仁用纱布包，与羊脑合在一起加水煎煮。

【用 法】 喝汤，吃羊脑。

【功 效】 益气活血，化瘀通络。适用于瘀血阻窍兼有气虚之眩晕。

## 三、健 忘

健忘是指记忆力减退，遇事善忘的一种病症。亦称“喜忘”和“善忘”。临床上多见于中老年病人。历代医家认为，本证多与心脾亏虚，肾精不足有关，亦有因气血逆乱，痰浊上扰所致。《医方集解·补养之剂》指出："人之精与志，皆藏于肾，肾精不足则肾气衰，不能上通于心，故迷惑善忘也。"《三因极一病证方论·健忘证治》曰："脾主意与思，意者记所往事，思则兼心之所为也。……今脾受病，则意舍不清，心神不宁，使人健忘，尽心力思量不来者，是也。"可见本病多由心脾不足，肾精虚衰所致。心主血，脾生血，肾主精髓。思虑过度，劳伤心脾，则阴血暗损；精亏髓减，脑失所养，皆令人健忘。高年神衰，亦多血虚、精少而健忘。气血逆乱，痰浊上扰亦可引起健忘，如《素问·调经论》说："血并于下，气并于上，乱而喜忘。"《丹溪心法·健忘》则认为"健忘精神短少者多，亦有痰者"。另外，瘀血阻络，也可影响心神和脑窍而致健忘。下面分别证型予以论述。

### （一）心脾两虚型健忘

症状：遇事善忘，神疲乏力，心悸少寐，面色萎黄，舌质淡苔白，脉虚弱。

治法：养心健脾益志。

代表方：归脾汤加减。

方药：党参、黄芪各 15 克，白术、当归、桂圆肉、茯神、远志、石菖蒲各 12 克，炙甘草 6 克。每日 1 剂，水煎 2 次，合并药汁，早、晚分服。

### 1. 偏方

**方1　不忘散**（《类方准绳》）

【用　料】　石菖蒲、白茯苓、茯神、人参各37.5克。

【制　作】　上药共为细末。

【用　法】　每次3克，饭后温酒调服。

【功　效】　益气养心，健脾益志。适用于心脾两虚型健忘。

**方2　好忘龙骨益智方**（《简易普济良方》）

【用　料】　益智仁、龙骨、远志各等份。

【制　作】　上药共为细末。

【用　法】　每次6克，饭后温酒调服，每日3次。

【功　效】　养心益志安神。适用于心脾两虚型健忘、失眠。

**方3　莲子龙眼茶**（《临证用药经验》）

【用　料】　莲子、桂圆肉各10克。

【制　作】　上药加水，小火徐煎。

【用　法】　每日1剂，饮汤，吃莲子心、桂圆肉。

【功　效】　补血养心，健脾益志。适用于心脾两虚型健忘，失眠多梦。

## 2. 验方

### 方1 宁志丸(《程氏易简方论》)

【用 料】 人参、茯苓、茯神、酸枣仁、石菖蒲、当归身、远志、柏子仁、琥珀各15克,乳香、朱砂各9克。

【制 作】 上药共为细末,和蜜为丸,如梧桐子大。

【用 法】 每晚临睡服30粒。

【功 效】 养心健脾,益志安神。适用于心脾两虚型健忘。

### 方2 秘传酸枣仁汤(《证治准绳》)

【用 料】 酸枣仁(去皮炒)、远志(去心、制)、黄芪、白茯苓、莲子肉(去心)、当归(酒浸)、人参、茯神各30克,陈皮、炙甘草各15克。

【制 作】 上药共为细末。

【用 法】 每次取药末12克,加水100毫升,生姜3片,大枣1枚,煎至70毫升,每日早、晚各服1次。

【功 效】 养心安神,健脾益志。适用于心脾两虚型健忘、神疲、失眠、多梦。

### 方3 定志丸(《医碥》)

【用 料】 人参45克,石菖蒲、远志、茯苓、茯神各30克,白术、麦冬各15克,朱砂3克。

【制　作】 上药共为细末，和蜜为丸，如梧桐子大。

【用　法】 每次15粒，早、晚各服1次。

【功　效】 益气健脾，安神定志。适用于心脾两虚型健忘。

### 方4　芪芍麦参汤（经验方）

【用　料】 黄芪、白芍、浮小麦、太子参各30克，远志、石菖蒲各12克，炙甘草6克，生姜3片，大枣5枚。

【制　作】 上药加水适量煎煮，连煎2次，将药汁合并。

【用　法】 每日1剂，早、晚分服，服药时冲服饴糖1匙。

【功　效】 益气健脾，安神益志。适用于心脾两虚型健忘。

## 3. 食疗方

### 方1　补虚正气粥（《圣济总录》）

【用　料】 炙黄芪30～60克，人参3～5克（或党参15～30克），粳米60～90克，白糖少许。

【制　作】 先将黄芪、人参（或党参）切成薄片，用冷水浸泡半小时，入砂锅煎沸，后改用小火煎成浓汁，取汁后，再加冷水如上法煎取2汁，去渣，将2次煎药液合并，分两份于每日早、晚同粳米加水适量煮粥，粥成后，入白糖搅拌稍煮即成。

【用　法】 佐餐食用，3～5日为1个疗程，间隔2～3

日后再服食。

【功　效】 益气健脾。适用于心脾两虚型健忘。

### 方 2　当归核桃羊肉羹（《饮食本草》）

【用　料】 当归、黄芪、党参各 25 克，核桃仁 30 克，羊肉 500 克，葱 10 克，姜 5 克，食盐、料酒、味精各适量。

【制　作】 羊肉洗净，切块，放入锅内，把当归、黄芪、党参、核桃仁装入纱布袋内放入锅内，加入葱、姜、食盐、料酒及水适量，先用大火烧沸，再用小火炖至羊肉烂熟后，加入味精即成。

【用　法】 佐餐食用。

【功　效】 益气养血，养心益志。适用于心脾两虚型健忘。

### 方 3　人参粳米粥（《常见病食疗食补大全》）

【用　料】 人参 3 克，粳米 50 克，冰糖少许。

【制　作】 先将人参研为末，与粳米、冰糖一同入砂锅内，加水 400 毫升，以小火煮至米开花汤稠即成。

【用　法】 每日早晨空腹食用。

【功　效】 益气健脾。适用于心脾两虚型健忘。

### 方 4　参归猪心汤（《新编老年病及养生偏方验方全书》）

【用　料】 人参、当归各 10 克，猪心 1 个。

【制　作】　先将猪心洗净，剖开，再把人参、当归装入猪心内，加适量水煮至猪心熟时取出，去人参和当归，加少量食盐调味即可。

【用　法】　饮汤，食猪心，隔日1剂。

【功　效】　益气养血，健脾益志。适用于心脾两虚型健忘。

### （二）肾阳虚型健忘

症状：遇事善忘，伴心悸气短，面色㿠白，形寒肢冷，舌质淡苔白，脉虚弱。

治法：温补肾阳，益志健脑。

代表方：右归丸加减。

方药：山药、熟地黄各15克，枸杞子、当归、山茱萸、益智仁、石菖蒲各12克，制附子（先煎）、肉桂各6克，鹿角胶10克（烊化、分2次冲服）。每日1剂，水煎2次，合并药汁，早、晚分服。

#### 1. 偏方

**方1　核桃丸**（《平易方》）

【用　料】　核桃仁、补骨脂、杜仲、萆薢各120克。

【制　作】　核桃仁捣膏。将补骨脂、杜仲、萆薢研碎，入核桃仁膏中和匀做丸，如梧桐子大。

【用　法】　每次服20粒，每日2次。

【功　效】　温补肾阳，益志。适用于肾阳虚型健忘。

方 2　苁蓉散（《类方准绳》）

【用　料】 肉苁蓉、续断各 7.5 克，远志、石菖蒲、白茯苓各 22.5 克。

【制　作】 上药共为细末。

【用　法】 每次 6 克，饭后温酒调下。

【功　效】 温补肾阳，安神益志。适用于肾阳虚型健忘。

方 3　益智饮（经验方）

【用　料】 益智仁、远志、石菖蒲各 10 克，山药、肉苁蓉各 15 克。

【制　作】 上药加水适量煎煮，连煎 2 次，将药汁合并。

【用　法】 每日 1 剂，早、晚分服。

【功　效】 温补肾阳，健脾益志。适用于脾肾两虚型健忘。

**2. 验方**

方 1　两静汤（《辨证录》）

【用　料】人参、石菖蒲、白芥子各 10 克，生酸枣仁、巴戟天各 15 克，朱砂（分 2 次冲服）0.3 克。

【制　作】 上药除朱砂外，加水适量煎煮，连煎 2 次，将 2 次药汁合并。

【用　法】 每日 1 剂，早、晚分服，用药液冲服朱砂。

【功 效】 益气补肾，安神定志，化痰开窍。适用于肾阳虚型健忘。

方2 还少丹（《程氏易简方论》）

【用 料】 熟地黄、枸杞子各120克，远志（去心）、肉苁蓉（酒洗）、小茴香（炒）、巴戟天（去心）、山茱萸（去核）、山药（炒）、石菖蒲（去毛）、楮实子（酒炒）、牛膝（酒炒）、杜仲（食盐酒炒）、茯苓、当归身各60克，大枣100枚。

【制 作】 上药共为细末，和蜜为丸，如梧桐子大。

【用 法】 每次服15粒，每日3次。

【功 效】 温补肾阳，强腰益志。适用于肾阳虚型健忘、腰膝酸软、阳痿。

方3 状元丸（《古今医鉴》）

【用 料】 石菖蒲（去毛）、地骨皮（去木）、白茯神（去皮、木）、远志肉（甘草水泡、去心）各30克，人参（去芦）9克，巴戟天（去骨）15克，茯苓、黏米各60克。

【制 作】 上药共为细末，黏米为粉末；另用石菖蒲9克打碎，煎浓汤去渣，煮糊为丸，如梧桐子大。

【用 法】 每晚临睡服30粒。

【功 效】 益气补肾，安神宁志。适用于肾阳虚型健忘。

**方4　龙齿丹**（《水类钤方》）

【用　料】 龙齿、炮附子、炒酸枣仁、当归、官桂、琥珀、天南星、木香、沉香、紫石英、熟地黄各15克。

【制　作】 上药共为细末，和蜜为丸，如梧桐子大。

【用　法】 每次10粒，早、晚各服1次。

【功　效】 温补肾阳，益志安神。适用于肾阳虚型健忘。

### 3. 食疗方

**方1　山药益智仁炖猪脑**（《新编老年病及养生偏方验方全书》）

【用　料】 猪脑2个，山药20克，益智仁12克。

【制　作】 将猪心洗净，剔去血筋，同山药、益智仁共放入大碗中，加水适量盖严，隔水炖熟，调味即可。

【用　法】 吃肉，饮汤。

【功　效】 健脾补肾，益志健脑。适用于脾肾两虚型健忘。

**方2　猪心益智汤**（经验方）

【用　料】 猪心1个，肉桂10克，莲子（去心）、益智仁、桂圆肉各20克。

【制　作】 把全部用料放入锅内，加清水适量，大火煮沸后，小火煲2小时（或以莲子煲绵为度），调味食用。

【用　法】 吃肉饮汤，隔日1次（莲子、桂圆肉食之）。

【功　效】 温补肾阳，补血益志。适用于肾阳虚型健忘。

**方3　核桃芝麻糖**（《新编老年病及养生偏方验方全书》）

【用　料】 核桃仁、黑芝麻各250克，红糖20克。

【制　作】 将核桃仁、黑芝麻炒熟，并把核桃仁捣碎。把红糖放在锅内加适量水，用小火煎煮至糖水较稠厚时，加入核桃仁和黑芝麻，搅拌均匀停火，趁热将其倒在表面涂过食用油的搪瓷盘内，待稍凉，将其压平，切成小块即可。

【用　法】 佐餐酌量食用。

【功　效】 养血补肾，益志。适用于肾阳虚型健忘。

**方4　清蒸人参鸡**（《饮食本草》）

【用　料】 人参15克，母鸡1只，火腿、水发玉兰片各10克，水发香菇15克，调料、鸡汤各适量。

【制　作】 母鸡去内脏，洗净，放入沸水锅内氽一下，捞出用清水冲洗干净；火腿、玉兰片、香菇、葱、姜切片；人参用温开水泡开，上笼蒸30分钟取出。将母鸡放入盆内，加入人参、火腿、玉兰片、香菇及食盐、料酒、味精、葱、姜，加入鸡汤（淹没过鸡），上笼蒸至鸡熟即可。

【用　法】 佐餐食用。

【功　效】 补气益志。适用于肾阳虚型健忘。

## (三)肾阴虚型健忘

症状:遇事善忘,伴头晕乏力,精神萎靡,少寐多梦,腰膝酸软,脑鸣耳鸣,舌苔薄,脉细。

治法:滋补肾阴,益志。

代表方:左归丸(汤)加减。

方药:熟地黄、山药、山茱萸各15克,石菖蒲、远志各10克,枸杞子12克,龟甲胶12克(烊化,分2次冲服)。每日1剂,水煎2次,合并药汁,早、晚分服。

### 1. 偏方

**方1　五味子酒**(《药膳食谱集锦》)

【用　料】　五味子50克,白酒适量。

【制　作】　五味子洗净,装细口瓶中,加60度白酒至500毫升,封紧瓶口,每日振摇1次,半个月后开始饮。

【用　法】　每次30毫升,每日3次,饭后饮用,也可佐餐。

【功　效】　滋补肾阴,安神益志。适用于肾阴虚型健忘。

**方2　孔圣枕中丹**(《千金方》)

【用　料】　龟甲(酥炙)、龙骨、远志、石菖蒲各等份。

【制　作】　上药共为细末。

【用　法】　每次3克,每日早、中、晚3次服用。

【功　效】　滋补肾阴,安神益志。适用于肾阴虚型健忘。

方3 松子核桃仁羹(《饮食本草》)

【用 料】 松子仁、核桃仁各30克,蜂蜜250克。

【制 作】 将松子仁、核桃仁用水泡后去皮,晒干研末,放入蜂蜜中调匀即可。

【用 法】 每次5克,用温开水冲服,每日早、晚各1次。

【功 效】 滋补肾阴,益志健脑。适用于肾阴虚型健忘。

方4 真人保命方(《经验简便良方》)

【用 料】 天冬(去心)9克,炒酸枣仁9克,白茯神18克。

【制 作】 上药共为细末。

【用 法】 每晚临睡服6克。

【功 效】 滋补肾阴,安神益志。适用于肾阴虚型健忘。

2. 验方

方1 加味补心丹(《扶寿精方》)

【用 料】 白茯苓、当归身、远志、黄柏、知母、生地黄、陈皮、酸枣仁(去皮)、麦冬、白芍各15克,人参、石菖蒲、白术、甘草各9克。

【制 作】 上药加水适量煎煮,连煎2次,将药汁合并。

【用 法】 每日1剂,早、晚分服。

【功 效】 益气养血,补肾。适用于气阴两虚型健忘。

### 方2　强记汤（《辨证录》）

【用　料】熟地黄、麦冬、生酸枣仁各30克，远志6克。

【制　作】上药加水适量煎煮，连煎2次，将药汁合并。

【用　法】每日1剂，早、晚分服。

【功　效】滋补肾阴，安神益志。适用于肾阴虚型健忘。

### 方3　归地远志菖蒲汤（经验方）

【用　料】当归、熟地黄各10克、炙远志、五味子、石菖蒲各6克，山药12克。

【制　作】上药加水适量煎煮，连煎2次，将药汁合并。

【用　法】每日1剂，早、晚分服。

【功　效】养血滋阴，安神益志。适用于肾阴虚型健忘。

### 方4　小麦地黄汤（经验方）

【用　料】浮小麦30克，甘草9克，生地黄18克，天冬15克，玄参12克，远志、石菖蒲各10克。

【制　作】上药加水适量煎煮，连煎2次，将药汁合并。

【用　法】每日1剂，早、晚分服。

【功　效】滋补肾阴，安神益志。适用于肾阴虚型健忘。

### 3. 食疗方

**方1 天麻炒鳝丝**(《药膳宝典》)

【用 料】 天麻(切丝)15克,枸杞子10克,水发黑木耳(切丝)100克,鳝鱼300克,鸡蛋1枚,葱、姜、食盐、味精、黄酒、淀粉、植物油各适量。

【制 作】 天麻、枸杞子浸泡后放入锅里蒸30分钟;鳝鱼去内脏洗净,切丝,放入鸡蛋清,加少量食盐、味精、黄酒、淀粉拌匀,然后放入三成热的油锅里微炒后倒出备用。在锅里放入植物油煸炒葱、姜,放入切好的天麻丝、枸杞子、黑木耳丝,煸炒片刻,加入食盐,再把鳝鱼丝放入微炒,加入味精即可。

【用 法】 佐餐食用。

【功 效】 滋补肾阴,熄风定眩。适用于肾阴虚型健忘。

**方2 鸽蛋茶**(《新编老年病及养生偏方验方全书》)

【用 料】 鸽蛋4枚,枸杞子、桂圆肉、制黄精各10克,冰糖50克。

【制 作】 先将枸杞子、桂圆肉、制黄精洗净,切碎,放入锅内加水750毫升,煎煮15分钟后把鸽蛋打破放入锅中,同时将冰糖打碎也放入锅中,煮至鸽蛋熟即可。

【用 法】 喝汤,食鸽蛋,每日1次,连服7日。

【功　效】 滋补肾阴，益气养血。适用于肾阴虚型健忘。

方3　地黄炖乌鸡（《饮食本草》）

【用　料】 生地黄150克，饴糖150克，雌乌鸡1只（约1000克）。

【制　作】 将乌鸡去毛及内脏，洗净；生地黄洗净，切成条状，加饴糖拌匀，装入鸡腹内，将鸡仰置于瓷盆中，隔水用小火蒸熟即可。

【用　法】 吃肉喝汤，分2日食用。

【功　效】 滋肾阴，益气血。适用于肾阴虚型健忘。

（四）阴虚内热型健忘

症状：遇事善忘，心悸头晕，咽干耳鸣，腰膝酸软，手足心热，舌质红苔薄黄，脉细数。

治法：养阴清热，益志安神。

代表方：知柏地黄丸合枕中丹加减。

方药：熟地黄、山药各15克，知母、山茱萸、龟甲、牡丹皮各12克，远志、石菖蒲、麦冬、栀子各10克，黄柏6克，生龙骨（先煎）30克。每日1剂，水煎2次，合并药汁，早、晚分服。

## 1. 偏方

### 方 1　麦冬五味饮（民间方）

【用　料】 麦冬、五味子各 15 克，远志、石菖蒲、栀子各 10 克。

【制　作】 上药加水适量煎煮，连煎 2 次，将药汁合并。

【用　法】 每日 1 剂，早、晚分服。

【功　效】 养阴清热，益志除烦。适用于阴虚内热型健忘。

### 方 2　麦合远志汤（《偏方大全》）

【用　料】 浮小麦 20 克，百合 12 克，麦冬 15 克，黄连 6 克，远志 10 克。

【制　作】 上药加水适量煎煮，连煎 2 次，将药汁合并。

【用　法】 每日 1 剂，早、晚分服。

【功　效】 养阴清热，安神益志。适用于阴虚内热型健忘。

### 方 3　生地栀子竹叶茶（民间方）

【用　料】 生地黄 15 克，栀子、淡竹叶、五味子、远志各 10 克。

【制　作】 上药煎水。

【用　法】 代茶频饮。

【功　效】 养阴清热，清心益志。适用于阴虚内热型健忘。

## 2. 验方

### 方1　两归汤（《辨证录》）

【用　料】 熟地黄、麦冬各30克，生酸枣仁15克，丹参、茯神各9克，黄连6克。

【制　作】 上药加水适量煎煮，连煎2次，将药汁合并。

【用　法】 每日1剂，早、晚分服。

【功　效】 养阴清热，安神益志。适用于阴虚内热型健忘。

### 方2　清心汤（经验方）

【用　料】 太子参、麦冬、玄参各15克、莲子心、淡竹叶心、远志各10克。

【制　作】 上药加水适量煎煮，连煎2次，将药汁合并。

【用　法】 每日1剂，早、晚分服。

【功　效】 养阴清热，安神益志。适用于阴虚内热型健忘。

### 方3　灵芝丸（经验方）

【用　料】 灵芝、远志、石菖蒲、五味子各10克，山羊角12克，茯苓30克，人参、肉桂皮各5克，黄连各3克。

【制　作】　山羊角挫细面，其他药共为细末，炼蜜为丸，如梧桐子大。

【用　法】　每次15粒，每日早晚各服1次。

【功　效】　益气养阴清热，养心安神益志。适用于阴虚内热兼有气虚之健忘。

方4　**养肾清心汤**（《良朋汇集》）

【用　料】　当归、生地黄、白芍各10克，川芎、黄连、胡黄连各6克。

【制　作】　上药加水适量煎煮，连煎2次，将药汁合并。

【用　法】　每日1剂，早、晚分服。

【功　效】　养阴清热，补血益志。适用于阴虚内热型健忘。

### 3. 食疗方

方1　**玉竹远志茶**（民间方）

【用　料】　玉竹500克，生栀子、远志各300克，白糖500克。

【制　作】　先将玉竹、生栀子、远志洗净，以冷水泡发，加水适量煎煮30分钟取汁，加水再煎，共取3汁，合并药汁继续以小火浓缩，将干锅时离火，待稍冷，拌入白糖拌匀，将汁吸净，晒干压碎，装瓶。

【用　法】　每日3次，每次10克，沸水冲服。

【功　效】 养阴清热，安神益志。适用于阴虚内热型健忘。

方2　天门冬粥（《饮食辨录》）

【用　料】 天冬15～20克，粳米30～60克，冰糖少许。

【制　作】 先煎天冬取浓汁，去渣，入粳米煮粥，粥将熟时入冰糖稍煮即成。

【用　法】 早、晚服食，3～5日为1个疗程，间隔3日再服。

【功　效】 养阴清热。适用于阴虚内热型健忘。

方3　五味子蜂蜜膏（《常见病食疗食补大全》）

【用　料】 五味子250克，蜂蜜适量。

【制　作】 将五味子洗净，加水浸泡半日，小火煮烂，过滤去渣，浓缩后加蜂蜜成膏。

【用　法】 每次20克，每日2次，早、晚分服。

【功　效】 养阴清热，安神益志。适用于阴虚内热型健忘。

方4　玉竹麦冬粥（经验方）

【用　料】 玉竹20克，麦冬15克，百合30克，栀子12克，糯米100克，冰糖适量。

【制　作】 先加水煎玉竹、麦冬、百合、栀子过滤取汁。

糯米加水煮粥，半熟后兑入药汁，米烂汤稠时加入冰糖调味。

【用　法】 早、晚温服食。

【功　效】 养阴清热，除烦益志。适用于阴虚内热型健忘。

## (五)气阴两虚型健忘

症状：怔忡健忘，心悸头晕，面色无华，倦怠无力，失眠多梦，舌质淡，脉细弱。

治法：补气养阴益志。

代表方：养心汤加减。

方药：人参 6 克，黄芪、白术、远志、当归、白芍、五味子各 12 克，枸杞子、桂圆肉各 15 克，炙甘草 6 克。每日 1 剂，水煎 2 次，合并药汁，早、晚分服。

### 1. 偏方

#### 方 1　远志饮（民间方）

【用　料】 远志、茯神、肉桂心、人参、炒酸枣仁、黄芪、酒当归各 30 克，炙甘草 15 克。

【制　作】 上药共为细末。

【用　法】 每次 12 克，水煎温服，每日 1 次。

【功　效】 补气养阴，安神益志。适用于气阴两虚型健忘。

### 方2　子母生脉饮（《万病验方：订补简易备验方》）

【用　料】 麦冬（去心）、五味子各9克，人参、白术各6克，白茯苓、甘草各3克。

【制　作】 上药加水适量煎煮，连煎2次，将药汁合并。

【用　法】 每日1剂，早、晚分服。

【功　效】 补气养阴益志。适用于气阴两虚型健忘。

### 方3　五味饮（民间方）

【用　料】 五味子、莲子肉各10克，桂圆肉15克，远志、石菖蒲各12克。

【制　作】 上药加水适量煎煮，连煎2次，将药汁合并。

【用　法】 每日1剂，早、晚分服。

【功　效】 补气养血，养阴益志。适用于气阴两虚型健忘。

### 方4　桂圆枣仁芡实饮（《饮食本草》）

【用　料】 桂圆肉、酸枣仁各9克，芡实15克。

【制　作】 上药水煎。

【用　法】 每日1剂，每晚睡前服。

【功　效】 补气养血，安神益志。适用于阴血亏虚型健忘。

## 2. 验方

### 方1 二丹丸（《景岳全书》）

【用 料】 丹参、天冬、熟地黄各45克，麦冬、白茯苓、甘草各30克，人参、牡丹皮、远志各15克。

【制 作】 上药共为细末，炼蜜为丸，如梧桐子大，以朱砂为衣。

【用 法】 每次服30粒，每日2次。

【功 效】 补气养阴益志。适用于气阴两虚型健忘。

### 方2 茯神散（《圣惠方》）

【用 料】 人参（去芦头）、茯神、龙骨、石菖蒲各9克，熟地黄、天冬（去心）各30克，远志（去心）15克。

【制 作】 上药共为细末。

【用 法】 每次取药末9克，加水60毫升，入大枣3枚，煎至35毫升，去药渣，饭前温服。

【功 效】 补气养阴，安神益志。适用于气阴两虚型健忘。

### 方3 参芪益志汤（《临证用药经验》）

【用 料】 太子参、炙黄芪各15克，当归、熟地黄各10克，炙远志、五味子、木香（后下）各6克，山药、紫石英各12克。

【制　作】 上药加水适量煎煮，连煎2次，将药汁合并。

【用　法】 每日1剂，早、晚分服。

【功　效】 补气养阴，益志安神。适用于气阴两虚型健忘。

**方4　参归地黄汤**（《新编老年病及养生偏方验方全书》）

【用　料】 人参15克，当归、熟地黄、枸杞子、山茱萸、山药、杜仲各9克，炙甘草6克。

【制　作】 上药加水适量煎煮，连煎2次，将药汁合并。

【用　法】 每日1剂，早、晚分服。

【功　效】 补气养阴，补肾益志。适用于气阴两虚型健忘。

### 3. 食疗方

**方1　八宝鸡汤**（《药膳宝典》）

【用　料】 党参、茯苓、白术、白芍、炙甘草各10克，熟地黄、当归各15克，川芎7克，鸡肉500克，猪肉1500克，调味品适量。

【制　作】 先将鸡肉、猪肉洗净，切块，用沸水氽后放入锅中煎炒，然后加入高汤或沸水，水沸后捞至汤罐中，再把党参、茯苓、白术、白芍、炙甘草、熟地黄、当归、川芎放入锅中，煮后将汤和药料倒入罐中，小火煮90分钟，加入食盐、味精等调味品即可。

【用　法】 佐餐食用。

【功　效】 补气养血，养阴益志。适用于气阴两虚型健忘。

**方 2　黄精粥**（《新编老年病及养生偏方验方全书》）

【用　料】 黄精 50 克，粳米 100 克。

【制　作】 先将黄精用清水浸泡后捞出，切碎，与粳米一起放入锅中，加适量水煮粥。

【用　法】 佐餐食用。

【功　效】 补气养血，滋阴益志。适用于气阴两虚型健忘。

**方 3　枸杞莲子炖黄鳝**（民间方）

【用　料】 黄鳝 1 条，黄芪、枸杞子、莲子各 15 克。

【制　作】 将黄鳝去内脏洗净，与黄芪、枸杞子、莲子共煮熟即成。

【用　法】 喝汤，吃肉及枸杞子、莲子。

【功　效】 补气养阴，益志健脾。适用于气阴两虚型健忘。

**方 4　黄芪枸杞瘦肉汤**（《常见病食疗食补大全》）

【用　料】 黄芪 35 克，当归、枸杞子各 10 克，大枣 10 枚，猪瘦肉 100 克。

【制　作】 将猪肉洗净，切片，与上药一起炖汤，加食盐适量调味。

【用　法】 喝汤，吃肉及枸杞子、大枣。

【功　效】 补气养血，养阴益志。适用于气阴两虚型健忘。

### 方5　十二红药酒（《新编中成药》）

【用　料】 甘草、红花各100克，当归、山药、桂圆肉各300克，党参、茯苓、何首乌（制）各400克，黄芪、牛膝各500克，熟地黄、续断、杜仲各600克，大枣800克。

【制　作】 上药用白酒2 000毫升浸泡1周后饮用。

【用　法】 口服，每次20～30毫升，每日早晚各1次。

【功　效】 补气养阴，益志补肾，佐以活血化瘀。适用于气阴两虚兼有瘀血阻络之健忘。

## （六）痰浊扰心型健忘

症状：心悸眩晕，胸脘痞闷，泛恶吐涎，舌苔白腻，脉滑或弦滑。

治法：化痰祛湿，启志。

代表方：导痰汤加减。

方药：制半夏、枳实、茯苓各15克，陈皮、制天南星、白术、石菖蒲各12克，甘草6克。每日1剂，水煎2次，合并药汁，早、晚分服。

## 1. 偏方

### 方1 聪明汤(《采艾编翼》)

【用 料】 白茯神、远志肉、石菖蒲各90克。

【制 作】 上药共为细末。

【用 法】 每次取药10～15克,加少量水微煎,空腹服,每日2～3次。

【功 效】 化痰祛湿,开窍启志。适用于痰浊扰心型健忘。

### 方2 寿星丸(《程氏易简方论》)

【用 料】 胆南星500克,琥珀120克,朱砂(水飞,一半入药,一半为衣)30克。

【制 作】 上药共为细末,用3个猪心的血,与生姜汁一起和药为糊丸,朱砂为衣,如梧桐子大。

【用 法】 每次10～15粒,空腹人参汤送服,每日3次。

【功 效】 化痰祛湿,安神启志。适用于痰浊扰心型健忘。

### 方3 夏米散(《偏方大全》)

【用 料】 制半夏15克,生姜(去皮细切)、陈粟米(拣令净)各30克。

【制　作】 上药焙干研末。

【用　法】 每次取药5克，加水50毫升，煎至30毫升，去渣温服。

【功　效】 化痰祛湿，安神启志。适用于痰浊扰心型健忘。

**2. 验方**

**方1　二术二陈汤**（《医学实在易》）

【用　料】 白术9克，苍术、茯苓、制半夏各6克，陈皮、炙甘草各3克，生姜3片，大枣2枚。

【制　作】 上药加水适量煎煮，连煎2次，将药汁合并。

【用　法】 每日1剂，早、晚分服。

【功　效】 健脾祛湿，化痰启志。适用于痰浊扰心型健忘。

**方2　化痰清心汤**（民间方）

【用　料】 制半夏、陈皮、胆南星各10克，枳壳、竹茹、远志、石菖蒲各12克，茯苓15克，甘草6克。

【制　作】 上药加水适量煎煮，连煎2次，将药汁合并。

【用　法】 每日1剂，早、晚分服。

【功　效】 化痰祛湿，清心启志。适用于痰浊扰心型健忘。

方 3 化痰宁心汤(《临证用药经验》)

【用 料】 炙远志 8 克、粗桂枝、党参、炙甘草各 10 克,龙骨(先煎)、牡蛎(先煎)、白茯苓各 15 克,煨生姜 5 克。

【制 作】 上药加水适量煎煮,连煎 2 次,将药汁合并。

【用 法】 每日 1 剂,早、晚分服。

【功 效】 化痰祛湿,益气潜阳,宁心启志。适用于痰浊扰心兼有阳气虚之健忘。

方 4 驱痰饮子(《医方选要》)

【用 料】 天南星、制半夏、青皮、陈皮各 30 克,赤茯苓、草果仁、炙甘草各 15 克。

【制 作】 上药共为粗末。

【用 法】 每次取药 12 克,加水 50 毫升,生姜 7 片,大枣 1 枚,煎至 30 毫升,去渣温服。

【功 效】 行气祛湿,驱痰启志。适用于痰浊扰心型健忘。

3. 食疗方

方 1 橘皮苜蓿菜(《药膳宝典》)

【用 料】 鲜橘皮 25 克,苜蓿 400 克,蒜末、醋、白糖、食盐、味精各适量。

【制 作】 将鲜橘皮切成丝,在水中浸泡 10 分钟左右;

苜蓿洗净，将水沥干备用。将苜蓿、鲜橘皮、蒜末及醋、白糖、食盐、味精依次放入拌匀即可。

【用　法】 佐餐食用。

【功　效】 化痰祛湿，启志。适用于痰浊扰心型健忘。

### 方2　秫米半夏粥（民间方）

【用　料】 秫米60克，麦芽30克，制半夏、石菖蒲各15克。

【制　作】 先将制半夏、石菖蒲加水煎煮，去渣取汁，与淘洗干净后的秫米一同用大火烧沸，再放入麦芽（捣碎），改用小火熬煮成稀粥。

【用　法】 佐餐食之。

【功　效】 化痰祛湿，安神启志。适用于痰浊扰心型健忘。

### 方3　荷叶粥（经验方）

【用　料】 荷叶、葱白各30克，薏苡仁50克，石菖蒲15克，大米100克。

【制　作】 将荷叶、葱白、石菖蒲水煎取汁，与薏苡仁、大米同煮成粥。

【用　法】 每日1剂，分2次服食。

【功　效】 化痰祛湿，开窍启志。适用于痰浊扰心型健忘。

## (七)瘀血阻络型健忘

症状:遇事善忘,伴头痛头晕,心悸胸闷,舌质暗或有瘀斑,脉涩或细涩。

治法:活血化瘀,通络启志。

代表方:通窍活血汤加减。

方药:赤芍、桃仁各 15 克,川芎、红花各 10 克,麝香 0.5 克(研细末,分 2 次冲服),丹参、当归、远志、石菖蒲各 12 克。每日 1 剂,水煎 2 次,合并药汁,早、晚分服。若有气虚者,可酌加黄芪、党参以补气。

### 1. 偏方

**方 1 核桃红花酒**(民间方)

【用 料】 核桃仁、大枣各 60 克,红花 30 克,灵芝 50 克,白酒 1 500 毫升。

【制 作】 将前 4 味药研碎后放入酒内,密封。浸 21 日后即可饮用。

【用 法】 每次服 15 毫升,每日 2 次。

【功 效】 活血化瘀,补脑启志。适用于瘀血阻络型健忘。

**方 2 芎归益志汤**(《偏方大全》)

【用 料】 川芎、当归、远志、石菖蒲、桃仁各 12 克,甘草6克。

【制　作】上药加水适量煎煮，连煎2次，将药汁合并。

【用　法】每日1剂，早、晚分服。

【功　效】活血化瘀，通络启志。适用于瘀血阻络型健忘。

**方3　山楂核桃茶**（《偏方大全》）

【用　料】生山楂30克，核桃仁20克。

【制　作】上药加水适量煎煮，连煎2次，将药汁合并。

【用　法】每日1剂，代茶饮用，核桃仁食之。

【功　效】活血化瘀，补脑启志。适用于瘀血阻络型健忘。

### 2. 验方

**方1　双和散**（《蒲辅周医疗经验》）

【用　料】人参90克（党参亦可），石菖蒲（米泔水浸、炒）、香附（童便浸、炒）各60克，茯神、丹参（甜酒浸、炒）、郁金各30克，远志肉（甘草水浸1宿、炒）、琥珀（另研）、血竭（另研）、鸡血藤各15克。

【制　作】上药共为细末，和匀。

【用　法】每次3克，空腹温汤服，每日3次。如无血竭改用藏红花或红花。

【功　效】益气行滞，活血化瘀，通络启志。适用于瘀血阻络兼有气虚气滞之健忘。

**方2　活血养脑汤**（经验方）

【用　料】　丹参、党参各30克，红花、郁金、赤芍、石菖蒲各15克，香附、远志各12克，川芎、木香（后下）各10克，甘草6克。

【制　作】　上药加水适量煎煮，连煎2次，将药汁合并。

【用　法】　每日1剂，早、晚分服。

【功　效】　益气行滞，活血化瘀，通络启志。适用于瘀血阻络兼有气虚气滞之健忘。

**方3　丹芪桃赤汤**（《中国中医秘方大全》）

【用　料】　丹参、黄芪、石菖蒲15克，红花6克，核桃仁、赤芍、桃仁各12克，川芎、甘草各6克。

【制　作】　上药加水适量煎煮，连煎2次，将药汁合并。

【用　法】　每日1剂，早、晚分服。

【功　效】　益气活血，化瘀通络，补脑启志。适用于瘀血阻络兼有气虚之健忘。

**方4　柴胡郁金汤**（民间方）

【用　料】　柴胡、川芎各10克，郁金、石菖蒲各12克，丹参、赤芍、桃仁各15克，红花5克。

【制　作】　上药加水适量煎煮，连煎2次，将药汁合并。

【用 法】 每日1剂,早、晚分服。

【功 效】 理气疏肝,活血化瘀,通络启志。适用于瘀血阻络兼有肝郁气滞之健忘。

### 3. 食疗方

**方1 红花炖羊心**(民间方)

【用 料】 羊心1个,红花6克。

【制 作】 将红花加水适量浸泡,用少许食盐涂在羊心上,合在一起煮熟。

【用 法】 喝汤吃肉,隔日1次。

【功 效】 活血化瘀,安心启志。适用于瘀血阻络型健忘。

**方2 益智粥**(经验方)

【用 料】 益智仁、核桃仁、桃仁各15克,粳米50~100克。

【制 作】 先将益智仁、桃仁加水煎煮,去渣取汁,同核桃仁、粳米煮为稀粥。

【用 法】 每日食1次,5~7日为1个疗程。

【功 效】 活血化瘀,补脑启志。适用于瘀血阻络型健忘。

**方3 山楂核桃饮**(经验方)

【用 料】 山楂50克,核桃仁30克,蜂蜜50克。

【制　作】 将山楂水煎，去渣取汁。核桃仁捣为碎末，与蜂蜜兑入药液中混合均匀即可。

【用　法】 为2日用量，每日早、晚各服1次。

【功　效】 活血化瘀，补脑启志。适用于肾虚兼瘀血阻络型健忘。

## 四、脑　鸣

脑鸣之病名最早见于明·楼英的《医学纲目》。在临床上，病人总说脑子里有声音，有时像知了叫，有时像汽笛声，有时又像火车开动的声音，感到非常烦躁，影响睡眠。伴有头晕耳鸣、记忆力下降等症状。多发于中、老年，女性多于男性。

中医学认为，肾藏精，主骨生髓。脑为髓海，髓海不足，则脑转而鸣。脑与精神活动密切相关，气血、精髓为其物质基础，若因思虑劳倦过度，损伤心脾，以致气血不运，不能上荣脑窍而致脑鸣，或因痰湿阻滞，湿热上壅，或因痰浊瘀血，瘀滞经络，阻塞脑窍，或因肝气郁结，郁热化火，气机之升降失调，脑窍失养，均可致脑鸣。下面区别证型予以论述。

### （一）肾精亏虚型脑鸣

症状：脑中鸣响，腰腿酸软，头晕目眩，耳鸣，舌质淡，少苔，脉沉细弱。

治法:滋补肾精,安神镇静。

代表方:左归丸加减。

方药:熟地黄、山药各15克,枸杞子、山茱萸、怀牛膝、菟丝子各12克,鹿角胶(烊化、分2次冲服)、龟甲胶(烊化、分2次冲服)各10克,生龙骨(先煎)、生牡蛎(先煎)各30克。每日1剂,水煎2次,合并药汁,早、晚分服。

**1. 偏方**

**方1　益肾散**(《明医指掌》)

【用　料】　磁石、巴戟天、沉香、石菖蒲、川椒各30克。

【制　作】　上药共为细末。

【用　法】　每次取药6克,用猪肾(细切)1个,和以葱白、食盐并入药粉,用湿纸包裹煨熟。空腹酒下。

【功　效】　滋补肾精,安神镇静。适用于肾精亏虚型脑鸣。

**方2　白龙丸**(《杂病源流犀烛》)

【用　料】　鹿角、生牡蛎各60克,生龙骨30克。

【制　作】　上药共为细末,和蜜为丸,如梧桐子大。

【用　法】　每次服20粒,每日2次。

【功　效】　滋补肾精,安神镇静。适用于肾精亏虚型脑鸣。

方3 交藤丸神方（《华佗神医秘传》）

【用 料】 夜交藤、何首乌（赤白者佳）各300克，茯苓150克，牛膝60克。

【制 作】 上药共为细末，和蜜为丸，如梧桐子大。

【用 法】 每次服15粒，每日2次。

【功 效】 滋补肝肾，养血安神。适用于精血亏虚型脑鸣。

方4 神仙酒方（《经验良方全集》）

【用 料】 生地黄、当归、菊花各30克，牛膝15克，红糖600克，烧酒3 000毫升，甜酒1 500毫升。

【制 作】 烧酒、甜酒混合，红糖用水、醋调匀去渣，入酒内，用绢袋将药包裹，浸入酒内5日。

【用 法】 酌量饮用。

【功 效】 滋阴补肾，补血活血。适用于肾精亏虚型脑鸣。

2. 验方

方1 归元汤（《汇集金鉴》）

【用 料】 熟地黄30克，当归、党参、白术、补骨脂、薏苡仁各15克，怀山药、杜仲、芡实各9克，制附片（先煎）24克，干姜6克，防风3克。

【制　作】 上药加水适量煎煮，连煎2次，将药汁合并。

【用　法】 每日1剂，早、晚分服。

【功　效】 滋补肾精，温阳益气。适用于肾精亏虚兼有阳虚之脑鸣。

### 方2　神妙六逸丸（《洪氏集验方》）

【用　料】 菟丝子、生干地黄、牛膝、远志、地骨皮各60克。

【制　作】 上药捣碎，用酒浸泡，春夏5日，秋冬7日。慢火焙干，捣罗为末，炼蜜为丸，如梧桐子大。

【用　法】 每次服15粒，每日2次。

【功　效】 滋补肾精，安神益志。适用于肾精亏虚型脑鸣。

### 方3　养脑丸（《经验良方全集》）

【用　料】 熟地黄240克，巴戟天、山茱萸、山药、芡实各120克，牛膝、薏苡仁（炒）各90克，五味子、车前子各30克。

【制　作】 上药共为细末，和蜜为丸，如梧桐子大。

【用　法】 每次服10粒，每日2次。

【功　效】 滋补肾精。适用于肾精亏虚型脑鸣。

### 方4　补肾方（《新编老年病及养生偏方验方全书》）

【用　料】 熟地黄24克，山药、山茱萸各12克，牡丹皮、茯苓、泽泻各9克，五味子、石菖蒲、磁石各6克。

【制　作】 上药加水适量煎煮，连煎2次，将药汁合并。

【用　法】 每日1剂，早、晚分服。

【功　效】 滋补肾精，安神镇静。适用于肾精亏虚型脑鸣。

### 3. 食疗方

**方1　神仙粥**（《寿世保元》）

【用　料】 山药（煮熟去皮）500克，鸡脑（煮熟捣碎）250克，韭菜子（捣碎末）60克，粳米50克。

【制　作】 慢火煮成粥。

【用　法】 空腹食用。

【功　效】 补肾健脑。适用于肾精亏虚型脑鸣。

**方2　海参粥**（《老老恒言》）

【用　料】 海参适量，粳米或糯米60克。

【制　作】 先将海参浸透，清洗干净，切片煮烂后，再与米同煮成粥。

【用　法】 每日早晨空腹服食。

【功　效】 滋补肾精。适用于肾精亏虚型脑鸣。

**方3　山萸肉粥**（《粥谱》）

【用　料】 山茱萸15～20克，粳米60克，白糖适量。

【制　作】 将山茱萸洗净，去核，与粳米一起煮粥，粥将熟时加入白糖稍煮即可。

【用　法】 每日早晚各服食1次，3～5日为1个疗程。

【功　效】 滋阴补肾。适用于肾精亏虚型脑鸣。

## （二）阴虚阳亢型脑鸣

症状：脑中鸣响，伴头晕头痛，耳鸣，五心烦热，少寐多梦，舌质红，少苔，脉弦数或细数。

治法：滋阴潜阳，安神镇静。

代表方：大定风珠加减。

方药：生地黄、白芍各15克，麦冬、五味子、生龟甲、生鳖甲各12克，生龙骨（先煎）、生牡蛎（先煎）各30克，炙甘草6克。每日1剂，水煎2次，合并药汁，早、晚分服。

### 1. 偏方

**方1　宁神方**（民间方）

【用　料】 珍珠母（先煎）、龙骨（先煎）各30克，茯神、远志、麦冬、五味子各12克，生地黄、白芍各15克。

【制　作】 上药加水适量煎煮，连煎2次，将药汁合并。

【用　法】 每日1剂，早、晚分服。

【功　效】 滋阴潜阳，安神镇静。适用于阴虚阳亢型脑鸣。

### 方2 夜交藤汤（民间方）

【用 料】 夜交藤、远志、茯神各12克，生龙骨（先煎）、磁石（先煎）、生牡蛎（先煎）各30克，麦冬、沙参各15克，黄柏、知母各10克。

【制 作】 上药加水适量煎煮，连煎2次，将药汁合并。

【用 法】 每日1剂，早、晚分服。

【功 效】 滋阴清热，安神镇静。适用于阴虚阳亢型脑鸣。

### 方3 天麻牛膝龙牡汤（经验方）

【用 料】 天麻、牛膝各12克，龙骨（先煎）、牡蛎（先煎）各20克，天冬9克。

【制 作】 上药加水适量煎煮，连煎2次，将药汁合并。

【用 法】 每日1剂，早、晚分服。

【功 效】 滋阴潜阳，安神镇静。适用于阴虚阳亢型脑鸣。

## 2. 验方

### 方1 滋阴潜阳汤（《医醇賸义》）

【用 料】 生地黄24克，白芍、桑叶、薄荷各6克，牡丹皮、麦冬（青黛拌）各9克，石斛、甘菊各12克，柴胡（醋炒）、天麻各5克，石决明（先煎）30克，灵磁石（整块同煎）30克。

【制　作】 上药加水适量煎煮，连煎2次，将药汁合并。

【用　法】 每日1剂，早、晚分服。

【功　效】 滋阴潜阳，祛风安神。适用于阴虚阳亢型脑鸣。

### 方2　补肾潜阳汤（经验方）

【用　料】 当归、川芎各10克，全蝎、钩藤（后下）各6克，蒸何首乌、山药、山茱萸、熟地黄、枸杞子各15克，生牡蛎（先煎）、生龙骨（先煎）各30克，炙甘草6克。

【制　作】 上药加水适量煎煮，连煎2次，将药汁合并。

【用　法】 每日1剂，早、晚分服。

【功　效】 滋阴潜阳，补血活血，安神镇静。适用于阴虚阳亢型脑鸣。

### 方3　左慈丸（《重订广温热论》）

【用　料】 熟地黄240克，山茱萸、怀山药各120克，牡丹皮、建泽泻、浙茯苓各90克，煅磁石60克，石菖蒲45克，北五味子15克。

【制　法】 上药为细末，炼蜜为丸，如梧桐子大。

【用　法】 每次9克，淡盐汤送服。

【功　效】 滋阴潜阳，安神镇静。适用于阴虚阳亢型脑鸣。

### 3. 食疗方

方1 石斛天麻猪脑汤(民间方)

【用 料】 石斛、天麻各10克,猪脑1个。

【制 作】 先将石斛切小段,天麻用淘米水泡4小时,洗净,切成薄片,然后一并放入锅内,加水适量,置于大火上烧沸,改用小火煮炖半小时后,加食盐少许,再加入猪脑煮熟即成。

【用 法】 喝汤,吃猪脑。

【功 效】 滋阴潜阳祛风,补脑镇静。适用于阴虚阳亢型脑鸣。

方2 天门冬粥(《饮食辨录》)

【用 料】 天冬20克,粳米50克,冰糖适量。

【制 作】 天冬取浓汁,去渣。粳米煮粥,粥将熟时入天冬汁与冰糖,再稍煮即可。

【用 法】 早、晚分食,3～5日为1个疗程,间隔3日再服。

【功 效】 滋阴清热润燥。适用于阴虚内热型脑鸣。

方3 生地黄粥(《二如亭群芳谱》)

【用 料】 生地黄汁50毫升(或用干地黄60克),粳米60克,生姜2片。

【制　作】 先用粳米煮粥,沸后加入地黄汁和生姜(如用干地黄可先煎取药汁),同煮成粥即可。

【用　法】 佐餐食用。

【功　效】 滋阴清热。适用于阴虚内热型脑鸣。

### 方 4　阿胶鸡蛋羹(民间方)

【用　料】 阿胶 10 克,鸡蛋 1 枚。

【制　作】 阿胶放入容器内,加适量水,蒸至阿胶全部溶化后取出,趁热打入鸡蛋搅匀,再蒸至蛋熟。

【用　法】 顿服,每日 2 次。

【功　效】 滋阴补血润燥。适用于阴虚血亏型脑鸣。

### 方 5　枸杞鸽蛋羹(民间方)

【用　料】 枸杞子 15 克,鸽蛋 4 枚,白糖适量。

【制　作】 先将鸽蛋去壳,与枸杞子共置碗内,搅拌均匀,上笼蒸熟即可。

【用　法】 加糖调食,每日 1 剂。

【功　效】 滋阴补肾。适用于肝肾阴虚型脑鸣。

## (三)心脾两虚型脑鸣

症状:脑中鸣响,伴头晕心悸,气短乏力,少寐多梦,健忘,纳呆食少,或便溏水肿,舌质淡,苔白,脉濡细。

治法:养心健脾安神。

代表方：归脾汤加减。

方药：黄芪 15 克，人参 6 克，当归、白术、茯苓、远志、桂圆肉、酸枣仁各 12 克，木香（后下）、甘草各 6 克。每日 1 剂，水煎 2 次，合并药汁，早、晚分服。

## 1. 偏方

### 方 1 调元汤（《幼科发挥》）

【用 料】 炙黄芪、人参各 10 克，炙甘草 5 克。

【制 作】 上药加水适量煎煮，连煎 2 次，将药汁合并。

【用 法】 每日 1 剂，早、晚分服。

【功 效】 补益心脾。适用于心脾两虚型脑鸣。

### 方 2 补血汤（《万病验方：订补简易备验方》）

【用 料】 炙黄芪 30 克，当归 6 克。

【制 作】 上药加水适量煎煮，连煎 2 次，将药汁合并。

【用 法】 每日 1 剂，早、晚分服。

【功 效】 益气养血。适用于气血两虚型脑鸣。

### 方 3 参术膏（《成方切用》）

【用 料】 人参、白术各等份。

【制 作】 上药共为末。

【用 法】 每次 10 克，加适量水煎，米汤调服。

【功 效】 益气健脾。适用于脾虚型脑鸣。

## 2. 验方

**方 1　四精丸**（《万病验方：订补简易备验方》）

【用　料】 莲子肉（去心）250 克，芡实、白茯苓各 180 克，秋石 120 克，大枣 620 克。

【制　作】 上药除大枣外共为末，再将大枣用砂锅煮烂去皮，捣成膏，入药末和为丸，如梧桐子大。

【用　法】 每次服 15 粒，每日 2 次。

【功　效】 补益心脾，滋阴安神。适用于心脾两虚型脑鸣。

**方 2　五福饮**（《景岳全书》）

【用　料】 人参、熟地黄各 6 克，当归 9 克，炒白术、炙甘草各 3 克。

【制　作】 上药加水适量煎煮，连煎 2 次，将药汁合并。

【用　法】 每日 1 剂，早、晚分服。

【功　效】 补益心脾，益气养血。适用于心脾两虚型脑鸣。

**方 3　白术散**（《万病验方：订补简易备验方》）

【用　料】 白术、陈皮各 15 克，白茯苓、莲子肉（去心）各 20 克，白豆蔻 12 克，炙甘草 9 克。

【制　作】 上药共为细末。

【用　法】 每次 6 克，白米汤调服，每日早晚各 1 次。

【功　效】 益气健脾。适用于脾气虚型脑鸣。

**方4　参术汤**(《兰室秘藏》)

【用　料】 人参、苍术、柴胡、升麻、陈皮、青皮、炙甘草、神曲末各10克,当归、黄芪各15克。

【制　作】 上药共为粗末,加水适量煎煮,连煎2次,将2次药汁合并。

【用　法】 每日1剂,早、晚分服。

【功　效】 补中益气。适用于心脾两虚型脑鸣。

### 3. 食疗方

**方1　六神粥**(《惠直堂经验方》)

【用　料】 芡实、薏苡仁(炒)、粟米(炒)、白糯米(炒)各1 500克,莲子肉(去皮心并炒)、山药(炒并捣碎)各500克,茯苓(捣碎)120克。

【制　作】 混合均匀。

【用　法】 每次取50～100克,加适量水煮粥,佐餐食用。

【功　效】 补益心脾。适用于心脾两虚型脑鸣。

**方2　九仙王道糕**(《万病回春》)

【用　料】 莲子肉(去皮心)、山药(炒)、白茯苓(去皮)、薏苡仁各120克,大麦芽(炒)、白扁豆、芡实(去壳)各

60克,柿霜30克,粳米粉2 500克,白糖600克。

【制　作】 前8味药共为细末,入粳米粉、白糖拌匀,蒸糕晒干。

【用　法】 不拘时适量食之,米汤送下。

【功　效】 益气健脾止泻。适用于心脾两虚型脑鸣。

### 方3　人参山药茯苓粥(经验方)

【用　料】 人参5克,山药、茯苓、芡实、莲子肉各15克,粳米100克。

【制　作】 前5味药共为细末,与粳米一起煮粥。

【用　法】 早、晚2次食用。

【功　效】 补气健脾。适用于心脾两虚型脑鸣。

### 方4　白雪糕(《证治汇补》)

【用　料】 怀山药、白茯苓、芡实、莲子肉(去心、皮)各120克,陈仓米15克,白糖25克。

【制　作】 前5味药共为末,加入白糖拌匀,蒸为熟饼,晒干即可。

【用　法】 酌量食用。

【功　效】 补益心脾。适用于心脾两虚型脑鸣。

## (四)痰湿壅阻型脑鸣

症状:脑中鸣响,伴头重如裹,眩晕泛恶,胸腹满闷,食少纳呆，舌苔白腻，脉滑或弦滑。

治法：化痰祛湿。

代表方：导痰汤加减。

方药：制半夏、茯苓、枳实各 15 克，陈皮、胆南星各 12 克，甘草 6 克。每日 1 剂，水煎 2 次，合并药汁，早、晚分服。若有气虚之证，可合用四君子汤。

**1. 偏方**

**方 1　苍术丸**（《平易方》）

【用　料】 苍术 500 克，白茯苓 250 克。

【制　作】 苍术用米泔水浸泡 3 日，每日换水，取出刮去黑皮，切片晒干，慢火炒黄。2 味药捣为细末，炼蜜为丸，如梧桐子大。

【用　法】 每晚临睡服 15 粒。

【功　效】 健脾化痰祛湿。适用于痰湿壅阻型脑鸣。

**方 2　四味汤**（《奇效良方》）

【用　料】 半夏、炙厚朴、陈皮各 30 克，赤茯苓 60 克，生姜 3 片，大枣 3 枚。

【制　作】 前 4 味药共为末。

【用　法】 每次取药末 10 克，加水 50 毫升及生姜、大枣，煎至 30 毫升。去渣温服。

【功　效】 行气化痰祛湿。适用于痰湿壅阻型脑鸣。

### 方3　上清白附子丸（《御药院方》）

【用　料】 白附子（炮）、半夏（汤洗7次）、川芎、天南星（炮）、白僵蚕（炒）、菊花、陈皮（去白）、旋覆花、天麻各30克，全蝎（炒）15克。

【制　作】 上药为细末，生姜汁浸，先蒸，做饼为丸，如梧桐子大。

【用　法】 每次30丸，餐后用生姜汤送服。

【功　效】 祛风化痰，活血通络。适用于痰湿壅阻兼有瘀血阻络之脑鸣。

### 方4　煮浮丸（《类编朱氏集验医方》）

【用　料】 天南星（生）、半夏（生）、防风、天麻、白面粉（生）各等份。

【制　作】 上为末，滴水为丸，如梧桐子大。

【用　法】 每次30丸，先煮汤令沸，后下药丸，药浮即捞出，用生姜汤送服。

【功　能】 祛风化痰祛湿。适用于风痰壅阻型脑鸣。

### 方5　治痰茯苓丸（《全生指迷方》）

【用　料】 茯苓30克，枳壳（麸炒、去瓤）15克，半夏60克，风化朴硝7.5克。

【制　作】 上药为细末，生姜汁煮糊为丸，如梧桐子大。

【用　法】 每次30丸，用生姜汤送服。

【功　能】 化痰祛湿。适用于痰湿壅阻型脑鸣。

**2. 验方**

**方1　天麻二陈汤**（《杏苑生春》）

【用　料】 防风、白术、茯苓、川芎各9克，橘红、半夏各15克，白芷6克，天麻6克，甘草3克。

【制　作】 上药共为末，加生姜5片，加水适量煎煮，连煎2次，将2次药汁合并。

【用　法】 每日1剂，早、晚分服。

【功　能】 祛风化痰祛湿。适用于痰湿壅阻型脑鸣。

**方2　佐德丹**（《厚德堂集验方萃编》）

【用　料】 白术、苍术、半夏、香附、白豆蔻、白芍、厚朴、神曲、山楂、茯苓、甘草各等份。

【制　作】 上药共为细末，炼蜜为丸，如梧桐子大。

【用　法】 每次15粒，每日2次，米汤送服。

【功　效】 健脾行气，化痰祛湿。适用于痰湿壅阻型脑鸣。

**方3　白术丸**（《增补神效集》）

【用　料】 白术（蒸过后切片晒干）36克，厚朴（姜制）、半夏各30克，陈皮（去白）24克，槟榔、枳实、炙甘草各9克，木香 3 克。

【制　作】 上药共为细末，用姜汁与水调和蒸饼，再做丸，如梧桐子大。

【用　法】 每次服 15 粒，每日 2 次。

【功　效】 健脾化痰，行气祛湿。适用于痰湿壅阻型脑鸣。

**方 4　宽中祛痰丸**（《瑞竹堂经验方》）

【用　料】 半夏、麻黄（去节）各 120 克（汤泡 7 次，晒干），荆芥穗、白矾（枯）、槐角子（麸炒）、陈皮（去白）、朱砂（研细，水飞，一半入药，一半为衣）各 30 克。

【制　作】 上药共为细末，生姜汁打糊为丸，如梧桐子大。

【用　法】 每次服 15 粒，每日 2 次。

【功　效】 宽中行气，化痰祛湿。适用于痰湿壅阻型脑鸣。

### 3. 食疗方

**方 1　参苓粥**（民间方）

【用　料】 党参、白茯苓各 15 克，生姜 5 克，粳米 60 克。

【制　作】 将党参、生姜切为薄片，茯苓捣碎，3 味药浸泡半小时，煎取药汁，然后再次煎取药汁，将 2 次药汁合并，早晚各 1 次同粳米煮粥。

【用　法】 空腹食用。

【功　效】 健脾益气，化痰祛湿。适用于痰湿壅阻型脑鸣。

### 方2　菖蒲茯苓粥（民间方）

【用　料】 石菖蒲、茯苓各15克，粳米60克。

【制　作】 将石菖蒲、茯苓水煎取汁。粳米煮粥，粥将熟时入药汁稍煮即可。

【用　法】 每日1剂，分2次服食。

【功　效】 开窍化痰祛湿。适用于痰湿壅阻型脑鸣。

### 方3　陈皮菖蒲粥（经验方）

【用　料】 陈皮、石菖蒲各15克，粳米60克。

【制　作】 陈皮、石菖蒲加水煎煮，去渣取汁备用。粳米煮粥，粥将熟时入药汁稍煮即可。

【用　法】 佐餐食之。

【功　效】 化痰开窍。适用于痰湿壅阻型脑鸣。

### 方4　荷叶薏仁粥（经验方）

【用　料】 荷叶、薏苡仁各30克，大米100克。

【制　作】 将荷叶水煎去渣取汁，与薏苡仁、大米同煮成粥。

【用　法】 每日1剂，2次分食。

【功　效】 清热化脂祛湿。适用于痰湿壅阻型脑鸣。

### (五)痰热上扰型脑鸣

症状:脑中鸣响,伴头痛头重如裹,眩晕泛恶,胸腹满闷,心烦少寐,口苦,舌质红苔黄腻,脉滑数。

治法:化痰清热。

代表方:黄连温胆汤加减。

方药:制半夏、茯苓、枳实各15克,陈皮、竹茹各12克,黄连、甘草各6克,大枣3枚。每日1剂,水煎2次,合并药汁,早、晚分服。

#### 1. 偏方

**方1　清中丸**(《仁术便览》)

【用　料】 陈皮、黄芩(酒炒)、干葛(炒)、天花粉、白米(炒)、薄荷各30克,川贝母、枳实各45克,黄连25.5克。

【制　作】 上为末,加水适量,慢火熬成膏,做丸,如梧桐子大。

【用　法】 每次服10粒,每日2次。

【功　效】 化痰清热。适用于痰热上扰型脑鸣。

**方2　茯苓海藻半夏汤**(民间方)

【用　料】 茯苓、海藻、法半夏各10克,夜交藤、生牡蛎(先煎)各20克。

【制　作】 上药加水适量煎煮，连煎2次，将药汁合并。

【用　法】 每日1剂，早、晚分服。

【功　效】 化痰清热，安神镇静。适用于痰热上扰型脑鸣。

**2. 验方**

**方1　温胆汤**（《活人方》）

【用　料】 制半夏9克，天麻6克，橘红、紫苏子各4.5克，枳实、黄连、厚朴、黄芩、竹茹各3克。

【制　作】 上药加水适量煎煮，连煎2次，将药汁合并。

【用　法】 每日1剂，早、晚分服。

【功　效】 化痰清热。适用于痰热上扰型脑鸣。

**方2　加味清震汤**（民间方）

【用　料】 苍术、石菖蒲各12克，荷叶、升麻、白僵蚕各6克，法半夏、胆南星各15克，黄连、丹参、炒紫苏子、炒酸枣仁、竹茹、夏枯草、芦根、远志各10克。

【制　作】 上药加水适量煎煮，连煎2次，将药汁合并。

【用　法】 每日1剂，早、晚分服。

【功　效】 化痰清热，开窍安神。适用于痰热上扰型脑鸣。

**方3　清热化浊开窍汤**（民间方）

【用　料】 藿香（后下）、茯苓、制半夏各15克，黄芩、连翘、厚朴、陈皮、栀子、郁金、木通、石菖蒲、白豆蔻各10克，生牡蛎（先煎）30克，滑石（先煎）20克。

【制　作】 上药加水适量煎煮，连煎2次，将药汁合并。

【用　法】 每日1剂，早、晚分服。

【功　效】 化痰清热，安神镇静。适用于痰热上扰型脑鸣。

### 3. 食疗方

方1　竹苓粥（民间方）

【用　料】 竹茹、白茯苓各15克，粳米60克。

【制　作】 把茯苓捣碎，与竹茹浸泡半小时，煎取药汁备用。粳米煮粥，粥将熟时入药汁微煮即可。

【用　法】 每日1剂，2次分食。

【功　效】 化痰清热。适用于痰热上扰型脑鸣。

方2　菖蒲栀子茯苓粥（民间方）

【用　料】 石菖蒲、栀子、茯苓各15克，粳米60克。

【制　作】 将石菖蒲、栀子、茯苓水煎取汁备用。粳米煮粥，粥将熟时入药汁微煮即可。

【用　法】 每日1剂，2次分食。

【功　效】 化痰清热，除烦开窍。适用于痰热上扰型脑鸣。

**方3　竹叶茯苓粥**（经验方）

【用　料】　淡竹叶、茯苓各30克，大米100克。

【制　作】　将淡竹叶、茯苓水煎，去渣取汁，与大米同煮成粥。

【用　法】　每日1剂，2次分食。

【功　效】　利湿化痰清热。适用于痰热上扰型脑鸣。

### （六）肝气郁结型脑鸣

症状：脑中鸣响，每遇恼怒则甚，伴两胁胀痛，心烦少寐，胸闷不舒，时作太息，舌苔薄白或薄黄，脉弦。

治法：疏肝解郁宁神。

代表方：柴胡疏肝散加减。

方药：柴胡、枳壳、香附、川芎各10克，白芍、郁金、酸枣仁、柏子仁各15克，甘草6克。每日1剂，水煎2次，合并药汁，早、晚分服。

#### 1. 偏方

**方1　散郁散**（《杏苑生春》）

【用　料】　苍术、制香附、川芎各等份。

【制　作】　上药共为细末，和蜜为丸，如梧桐子大。

【用　法】　每次服15粒，每日2次。

【功　效】　理气解郁，健脾燥湿。适用于肝气郁结型脑鸣。

方2 气积方（《儒门事亲》）

【用 料】香附适量。

【制 作】上药为末。

【用 法】每次6～9克，生姜汤送服。

【功 效】理气解郁。适用于肝气郁结型脑鸣。

方3 蝉衣解鸣汤（民间方）

【用 料】蝉蜕10克，全蝎3克，石菖蒲、荷叶各6克，香附12克。

【制 作】上药加水适量煎煮，连煎2次，将药汁合并。

【用 法】每日1剂，早、晚分服。

【功 效】祛风开窍，解郁宁神。适用于肝气郁结型脑鸣。

## 2. 验方

方1 救肝开郁汤（《汇集金鉴》）

【用 料】白芍60克，柴胡、甘草各3克，白芥子9克，白术、当归、白茯苓各15克，陈皮6克。

【制 作】上药加水适量煎煮，连煎2次，将药汁合并。

【用 法】每日1剂，早、晚分服。

【功 效】疏肝解郁，健脾燥湿。适用于肝气郁结型脑鸣。

### 方2 散郁神丹（《石室秘录》）

【用 料】 白芍、当归各6克，柴胡、薄荷（后下）、牡丹皮、制半夏、白术、枳壳、甘草各3克。

【制 作】 上药加水适量煎煮，连煎2次，将药汁合并。

【用 法】 每日1剂，早、晚分服。

【功 效】 疏肝解郁，燥湿化痰。适用于肝气郁结型脑鸣。

### 方3 加味逍遥汤（经验方）

【用 料】 柴胡、薄荷（后下）各6克，白芍、当归各12克，茯苓、白术、石菖蒲、郁金各10克，石决明（先煎）、生牡蛎（先煎）各30克，甘草6克。

【制 作】 上药加水适量煎煮，连煎2次，将药汁合并。

【用 法】 每日1剂，早、晚分服。

【功 效】 疏肝解郁，安神镇静。适用于肝气郁结型脑鸣。

### 方4 解郁止鸣汤（民间方）

【用 料】 柴胡10克，香附、白芍、当归、茯苓、石菖蒲、郁金各12克，生龙骨（先煎）、生牡蛎（先煎）各30克，甘草6克。

【制　作】 上药加水适量煎煮，连煎2次，将药汁合并。

【用　法】 每日1剂，早、晚分服。

【功　效】 疏肝解郁，安神镇静。适用于肝气郁结型脑鸣。

### 3. 食疗方

#### 方1　香附菖蒲粥（民间方）

【用　料】 香附、石菖蒲各15克，白米100克。

【制　作】 先用水煎香附、石菖蒲，再取汁加入白米煮成粥。

【用　法】 早、晚分食。

【功　效】 理气解郁，宁神开窍。适用于肝气郁结型脑鸣。

#### 方2　郁金白芍鸡蛋茶（经验方）

【用　料】 郁金、生白芍各10克，鸡蛋1枚。

【制　作】 将前2味加适量水煎煮，去渣，再将鸡蛋去壳打入药液中，微炖至鸡蛋熟即可。

【用　法】 每日1次，佐餐温饮服。

【功　效】 疏肝解郁，滋阴清热。适用于肝气郁结型脑鸣。

#### 方3　菖蒲枣仁粥（民间方）

【用　料】 石菖蒲、酸枣仁各15克，粳米100克。

【制　作】　将石菖蒲、酸枣仁加适量水煎煮，去渣取汁。粳米煮粥，粥将熟时把药液兑入粥中微煮至熟即可。

【用　法】　此粥为1日用量，早、晚佐餐温服食。

【功　效】　养肝宁心，宁神开窍。适用于肝气郁结型脑鸣。

### （七）肝郁化热型脑鸣

症状：脑中鸣响，每遇恼怒则甚，伴两胁胀痛，心烦少寐，胸闷不舒，急躁易怒，口苦咽干，舌边或舌尖红，舌苔黄，脉弦数。

治法：疏肝解郁，清热宁神。

代表方：丹栀逍遥散加减。

方药：柴胡、牡丹皮、生栀子、白术、茯苓各10克，生白芍、当归各15克，薄荷（后下）、黄连、甘草各6克。每日1剂，水煎2次，合并药汁，早、晚分服。

#### 1. 偏方

**方1　栀子解郁方**（《证治汇补》）

【用　料】　栀子适量。

【制　作】　上药为末。

【用　法】　每次6～9克，生姜汤送服。

【功　效】　清热除烦。适用于肝郁化热型脑鸣。

方 2　火郁胸中方（《神仙济世良方》）

【用　料】 升麻、柴胡、干葛、黄芩各 9 克，玄参 12 克。

【制　作】 上药加水适量煎煮，连煎 2 次，将药汁合并。

【用　法】 每日 1 剂，早、晚分服。

【功　效】 疏肝解郁，清热宁神。适用于肝郁化热型脑鸣。

**2. 验方**

方 1　六郁汤（《杏苑生春》）

【用　料】 香附、川芎、半夏、赤茯苓、苍术、砂仁（后下）、橘红各 9 克，栀子 6 克，甘草 3 克。

【制　作】 上药加水适量煎煮，连煎 2 次，将药汁合并。

【用　法】 每日 1 剂，早、晚分服。

【功　效】 理气解郁，清热除烦。适用于肝郁化热型脑鸣。

方 2　气郁汤（《证治汇补》）

【用　料】 栀子、紫苏子、木香（后下）、槟榔、川贝母、香附、川芎、半夏、茯苓、苍术、橘红各 9 克，甘草 3 克。

【制　作】 上药加水适量煎煮，连煎 2 次，将药汁合并。

【用　法】 每日 1 剂，早、晚分服。

【功　效】 疏肝解郁，理气化痰，清热宁神。适用于肝郁化热型脑鸣。

### 方 3　加味丹栀逍遥汤（经验方）

【用　料】 柴胡、牡丹皮、生栀子、白术、茯苓各 10 克，生白芍、当归各 12 克，薄荷（后下）、黄连、甘草各 6 克，生龙骨（先煎）、生牡蛎（先煎）各 30 克。

【制　作】 上药加水适量煎煮，连煎 2 次，将药汁合并。

【用　法】 每日 1 剂，早、晚分服。

【功　效】 疏肝解郁，清热除烦，重镇安神。适用于肝郁化热型脑鸣。

### 方 4　加味蒿芩清胆汤（经验方）

【用　料】 青蒿、黄芩、滑石、枳实各 20 克，竹茹、云茯苓各 15 克，柴胡、陈皮、龙胆草、厚朴各 10 克，夏枯草 30 克，甘草 5 克。

【制　作】 上药加水适量煎煮，连煎 2 次，将药汁合并。

【用　法】 每日 1 剂，早、晚分服。

【功　效】 疏肝解郁清热。适用于肝郁化热型脑鸣。

## 3. 食疗方

### 方 1　决明子粥（《粥谱》）

【用　料】 决明子、白菊花各 15 克，粳米 60 克。

【制　作】 先用水煎决明子、白菊花，再取汁加入粳米煮成粥。

【用　法】 每日1次，佐餐温服食。

【功　效】 清肝明目，清热祛风。适用于肝郁化热型脑鸣。

方2　栀子仁粥（《养生食鉴》）

【用　料】 栀子仁5克，粳米60克。

【制　作】 栀子仁碾成细末。将粳米煮粥，粥将熟时调入栀子末微煮即可。

【用　法】 早、晚分食。

【功　效】 清肝解郁烦。适用于肝郁化热型脑鸣。

方3　菖蒲决明粥（民间方）

【用　料】 石菖蒲、决明子各15克，粳米100克。

【制　作】 先将石菖蒲、决明子加适量水煎煮，去渣取汁，再将粳米煮粥，粥将熟时，把药液兑入粥中微煮至熟即可。

【用　法】 此粥为1日量，早、晚佐餐温服。

【功　效】 化痰开窍，清肝解郁。适用于肝郁化热型脑鸣。

## （八）瘀血阻窍型脑鸣

症状：脑中鸣响，伴头痛头晕，心悸胸闷，舌质暗或有瘀斑，脉涩或细涩。

治法：活血化瘀，通络宁神。

代表方:通窍活血汤加减。

方药:赤芍、桃仁15克,川芎、红花各10克,麝香(代,研细末,分2次冲服)0.5克,丹参、当归、远志、石菖蒲、酸枣仁、柏子仁各12克。每日1剂,水煎2次,合并药汁,早、晚分服。若有气虚者,可酌加黄芪、党参以补气。

### 1. 偏方

**方1　复聪方**(民间方)

【用　料】　银杏叶、石菖蒲、郁金、丹参、淫羊藿、黄芪、川芎各12克。

【制　作】　上药加水适量煎煮,连煎2次,将药汁合并。

【用　法】　每日1剂,早、晚分服。

【功　效】　益气活血化瘀,通络宁神。适用于瘀血阻窍兼有气虚之脑鸣。

**方2　补血活血汤**(民间方)

【用　料】　当归、川芎各12克,全蝎、钩藤(后下)、红花、辛夷(包煎)各6克,蒸何首乌、枸杞子各15克,龙骨(先煎)30克,炙甘草6克。

【制　作】　上药加水适量煎煮,连煎2次,将药汁合并。

【用　法】　每日1剂,早、晚分服。

【功　效】　养血活血化瘀,通络宁神。适用于瘀血阻窍型脑鸣。

### 2. 验方

**方1　桃仁复苏汤**（《中国中医秘方大全》）

【用　料】 桃仁、红花、川芎、生大黄、桂枝、远志、石菖蒲各10克，朱茯神15克，蜈蚣2条，龙骨（先煎）、牡蛎（先煎）各30克，甘草6克。

【制　作】 上药加水适量煎煮，连煎2次，将药汁合并。

【用　法】 每日1剂，早、晚分服。2个月为1个疗程。

【功　效】 活血化瘀，通络宁神。适用于瘀血阻窍型脑鸣。

**方2　龙牡大黄桃仁汤**（《新编老年病及养生偏方验方全书》）

【用　料】 生龙骨（先煎）、生牡蛎（先煎）各30克，生大黄、桃仁、桂枝、远志、石菖蒲、玄明粉（分2次冲服）各10克，甘草6克，朱砂（冲服）1.5克，蜈蚣2条。

【制　作】 上药加水适量煎煮，连煎2次，将药汁合并。

【用　法】 每日1剂，早、晚分服。

【功　效】 活血化瘀清腑，通络宁神。适用于瘀血阻窍兼有大肠实热之脑鸣。

**方3　补肾活血通窍方**（经验方）

【用　料】 葛根、黄芪各15克，黄精、熟地黄、山药、山茱萸各12克，川芎、牡丹皮、桃仁、红花各10克，甘草6克。

【制　作】　上药加水适量煎煮，连煎2次，将药汁合并。

【用　法】　每日1剂，早、晚分服。

【功　效】　益气补肾，活血化瘀，通络宁神。适用于瘀血阻窍兼有肾气亏虚之脑鸣。

### 方4　桃红地黄汤（经验方）

【用　料】　生地黄、山茱萸、山药各12克，茯苓、牡丹皮、泽泻、川芎、当归、桃仁、红花各10克，甘草6克。

【制　作】　上药加水适量煎煮，连煎2次，将药汁合并。

【用　法】　每日1剂，早、晚分服。

【功　效】　滋补肾阴，活血化瘀，通络宁神。适用于瘀血阻窍兼有肾阴不足之脑鸣。

## 3. 食疗方

### 方1　桃仁菖蒲粥（经验方）

【用　料】　桃仁、石菖蒲各12克，粳米60克。

【制　作】　将桃仁、石菖蒲捣碎，加水适量，置大火煮沸30～40分钟，滤渣取汁，将粳米淘净入锅，倒入药汁，大火烧沸，小火熬成粥。

【用　法】　每日早、晚服食。

【功　效】　活血化瘀，通络开窍。适用于瘀血阻窍型脑鸣。

### 方 2　羊脑红花汤（民间方）

【用　料】 羊脑 1 个，红花 6 克。

【制　作】 将羊脑清洗，与红花一起加水适量煮熟，调味即可。

【用　法】 喝汤，吃羊脑，隔日 1 次。

【功　效】 活血化瘀，通络补脑。适用于瘀血阻窍型脑鸣。

### 方 3　远志桃仁粥（民间方）

【用　料】 远志、桃仁各 15 克，粳米 50～100 克。

【制　作】 先将远志、桃仁加水煎煮，去渣取汁，再与粳米同煮为稀粥。

【用　法】 每日食 1 次，5～7 日为 1 个疗程。

【功　效】 活血化瘀，益志宁神。适用于瘀血阻窍型脑鸣。

### 方 4　黄芪山楂蜂蜜茶（民间方）

【用　料】 黄芪、山楂、蜂蜜各 30 克。

【制　作】 将山楂、黄芪水煎，去渣取汁。

【用　法】 将蜂蜜兑入药液中，分早、中、晚 3 次饮服。

【功　效】 益气活血化瘀。适用于瘀血阻络兼有气虚之脑鸣证。

## 五、痴 呆

痴呆是一种因脑部伤害或疾病所导致的渐进性认知功能退化，且此退化的速度远高于正常老化的进展，特别是会影响到记忆、注意力、语言、解题能力。严重时会无法分辨人、事、时、地、物。最常见的痴呆为血管病性痴呆和老年人痴呆(即阿尔茨海默症)。其典型之起始症状为记忆障碍。病人会遗忘刚刚发生的事(短期记忆差)，而较久以前的记忆(长期记忆)则相对在发病初期不受影响。

痴呆在中医文献中先见于《辨证录》。中医学认为，本病的发生多因肾、心、肝、脾四脏之亏虚及功能失调有关。肾主骨生髓通于脑，脑是神明功能产生的起源地，是产生神明的实质性脏器，又称“元神之府”。但脑的神明功能正常发挥与身体的五脏功能密切相关，尤其是一要依赖于强盛的心功能，因为“心主血脉”，心的功能正常，血脉就能通畅，血液就能充分营养大脑；二要依赖于充足的肾精，只有肾精的充足，才能化生脑髓，心肾功能正常使脑细胞不致过多凋亡而出现脑萎缩。肝主疏泄主藏血，脾主运化主统血，肝脾功能的好坏会影响到气血和肾精的化生，而对脑的神明功能产生影响。同时，因肾、心、肝、脾四脏功能失调可致痰浊、瘀血阻塞脑络脑窍而影响脑的神明功能。所以中医学认为，痴呆的发生与肾、心、肝、脾的功能都有密切的关系。

下面区别证型予以论述。

## (一)肾精亏虚型痴呆

症状:神情呆滞,智力减退,沉默寡言,双目少神,思维呆钝,或半身不遂,头晕眼花,腰膝酸软,步履艰难,小便频数或失禁,舌体小舌质淡,苔薄白或少苔,脉沉细尺部无力。

治法:补肾益精,健脑益智。

代表方:右归丸加减。

方药:熟地黄、山药、山茱萸、枸杞子各 15 克,当归、杜仲、菟丝子、鹿角胶(烊化,分 2 次冲服)各 12 克,制附子(先煎)、肉桂、人参各 6 克,丹参、远志、石菖蒲、益智仁、地龙各 10 克。每日 1 剂,水煎 2 次,合并药汁,早、晚分服。

### 1. 偏方

**方 1　黑圆(《名方类证医书大全》)**

【用　料】 鹿茸(酒蒸)、当归(去芦、酒浸)各等份。

【制　作】 上药共为细末,炼蜜为丸,如梧桐子大。

【用　法】 每次服 15 粒,每日 3 次。

【功　效】 补肾益精,补血活血,健脑益智。适用于肾精亏虚型痴呆。

**方 2　龟甲首乌饮(民间方)**

【用　料】 龟甲、何首乌、巴戟天、西洋参、鹿角胶(烊化,分2次冲服)、枸杞子各10克。

【制　作】 上药加水适量煎煮,连煎2次,将药汁合并。

【用　法】 每日1剂,早、晚分服。

【功　效】 滋阴补肾益精,养血健脑益智。适用于肾精亏虚型痴呆。

## 2. 验方

### 方1 益智醒脑汤(《名中医脑血管科绝技良方》)

【用　料】 黄芪20克,鲜地黄、熟地黄、菟丝子、女贞子、山药、炒神曲、炒麦芽、炒山楂各15克,益智仁、山茱萸、枸杞子、茯苓、丹参、淫羊藿、牛膝、地龙、石菖蒲各10克。

【制　作】 上药加水适量煎煮,连煎2次,将药汁合并。

【用　法】 每日1剂,早、晚分服。12周为1个疗程。

【功　效】 益气养阴,补肾益精,健脑益智,佐以活血通络。适用于肾精亏虚兼有瘀血阻络之痴呆。

### 方2 补肾健脑汤(《名中医脑血管科绝技良方》)

【用　料】 鲜地黄、熟地黄各20克,巴戟天、山茱萸各10克,菟丝子、枸杞子、远志各12克,制何首乌、太子参、黄芪各15克,炒酸枣仁30克。

【制　作】 上药加水适量煎煮,连煎2次,将药汁合并。

【用　法】 每日1剂,早、晚分服。30日为1个疗程。

【功　效】 补肾益精,健脑益智。适用于肾精亏虚型痴呆。

方3　增智益脑汤(《名中医脑血管科绝技良方》)

【用　料】　熟地黄、鹿角胶、石菖蒲、远志、当归各20克,丹参25克,人参15克,三七、银杏叶、川芎、陈皮、桂枝各15克,水蛭10克。

【制　作】　上药加水适量煎煮,连煎2次,将药汁合并。

【用　法】　每日1剂,早、晚分服。2个月为1个疗程。

【功　效】　益气养阴,补肾益精,健脑益智,佐以活血通络。适用于肾精亏虚兼有瘀血阻络之痴呆。

方4　山楂茱萸益智汤(《新编老年病及养生偏方验方全书》)

【用　料】　生山楂20克,山茱萸、益智仁、菟丝子、石菖蒲、远志、郁金、胆南星各10克,水蛭6克,紫河车(炒黄研末冲服)3克。

【制　作】　上药加水适量煎煮,连煎2次,将药汁合并。

【用　法】　每日1剂,早、晚分服。30日为1个疗程。

【功　效】　补肾益精,健脑益智,佐以活血化瘀。适用于肾精亏虚兼有瘀血阻络之痴呆。

方5　龟地益智汤(《新编老年病及养生偏方验方全书》)

【用　料】　熟地黄、龟甲(打碎、先煎)各30克,益智仁、女贞子、淫羊藿、鹿角胶(烊化、冲服)、巴戟天、肉苁蓉、枸杞子各20克,何首乌15克,远志、石菖蒲各12克。

【制　作】 上药加水适量煎煮,连煎2次,将药汁合并。

【用　法】 每日1剂,早、晚各服1次。2个月为1个疗程。

【功　效】 补肾益精,健脑益智。适用于肾精亏虚型痴呆。

**3. 食疗方**

**方1　核桃仁黑芝麻粥**(《新编老年病及养生偏方验方全书》)

【用　料】 核桃仁100克,黑芝麻50克,大米适量。

【制　作】 将核桃仁、黑芝麻、大米洗净,然后合在一起加水适量煮成粥。

【用　法】 佐餐食用。

【功　效】 补肾益精,健脑益智。适用于肾精亏虚型痴呆。

**方2　首乌桃仁天麻炖猪脑**(《新编老年病及养生偏方验方全书》)

【用　料】 何首乌、核桃仁各15克,天麻6克,猪脑1个,调味品适量。

【制　作】 将天麻切成片,何首乌用布包好,猪脑去筋膜备用。在锅中放入清水及何首乌、核桃仁及天麻,用小火炖沸后，再将猪脑放入，煮至猪脑熟，去药包，加入调味品即可。

【用　法】 佐餐食用。

【功　效】 补肾益精，健脑益智，祛风镇静。适用于肾精亏虚型痴呆。

### 方3　枸杞海参鸽蛋汤（《药膳宝典》）

【用　料】 枸杞子、海参各25克，鸽蛋12枚，调料适量。

【制　作】 将鸽蛋去蛋壳打碎，与干淀粉混合拌匀，放入温油锅内炸成金黄色，盛入盘中。锅内留少量油煸炒葱、姜末，待炒出香味后加入适量清水，然后将发好的海参（切成条状）放入锅内，水沸后放入食盐、味精、白胡椒粉、酱油及炸好的鸽蛋，用大火煮20分钟后放入枸杞子，改用小火炖煮10分钟即可。

【用　法】 佐餐食用。

【功　效】 补肾益精，养血益智。适用于肾精亏虚型痴呆。

### 方4　核桃苁蓉炖羊肾（《饮食本草》）

【用　料】 核桃仁、肉苁蓉各30克，羊肾1对，胡椒粉2克，食盐3克，味精1克。

【制　作】 将肉苁蓉洗净，切片，与核桃仁、羊肾一起放入砂锅内，加清水适量，用小火炖熟，加入胡椒粉、食盐、味精，搅匀即可。

【用 法】 佐餐食用。

【功 效】 补肾壮阳,健脑益智。适用于肾阳亏虚型痴呆。

### (二)心肾两虚型痴呆

症状:神情呆滞,智力减退,头晕目眩,心悸而烦,耳鸣耳聋,失眠多梦,舌尖红苔薄黄,脉细或细数。

治法:补肾养心,健脑益智。

代表方:六味地黄丸合天王补心丹加减。

方药:生地黄、山药、山茱萸、玄参、天冬、麦冬各15克,牡丹皮、丹参、五味子、酸枣仁、当归各12克,远志、石菖蒲、茯苓、泽泻、地龙各10克。每日1剂,水煎2次,合并药汁,早、晚分服。

#### 1. 偏方

**方1 莲子黑枣茶**(《新编老年病及养生偏方验方全书》)

【用 料】 莲子、黑枣各7枚,黑豆、浮小麦各30克,冰糖适量。

【制 作】 上药水煎,去渣,加入冰糖即可。

【用 法】 代茶饮用。

【功 效】 补血养心,健脑益智。适用于心肾两虚型痴呆。

方2　两仪膏（《景岳全书》）

【用　料】　人参250克，熟地黄500克，蜂蜜250克。

【制　作】　将人参、熟地黄用清水4 500毫升浸泡1宿，以中火煎取浓汁，去药渣入蜂蜜，再稍熬成膏即可。

【用　法】　每次服1～2汤匙，每日2次。

【功　效】　益气养血，补肾养心，健脑益智。适用于心肾两虚型痴呆。

方3　党参山药饮（民间方）

【用　料】　党参、山药、茯神各15克，石菖蒲、远志各10克。

【制　作】　上药加水适量煎煮，连煎2次，将药汁合并。

【用　法】　每日1剂，早、晚分服。

【功　效】　益气健脾，养心安神，健脑益智。适用于心脾两虚型痴呆。

2. 验方

方1　晚晴汤（《名中医脑血管科绝技良方》）

【用　料】　制何首乌、熟地黄、石菖蒲、郁金、泽泻、女贞子、墨旱莲各5克，龟甲、鹿角胶、水蛭、土鳖虫各6克，天竺黄、山茱萸、胆南星、黄连各12克，丹参30克。

【制　作】　上药加水适量煎煮，连煎2次，将药汁合并。

【用 法】 每日1剂,早、晚分服。30日为1个疗程。

【功 效】 补肾养心,健脑益智,佐以活血化痰通络。适用于心肾两虚兼有痰瘀阻络之痴呆。

### 方2 健脑益智汤(《名中医脑血管科绝技良方》)

【用 料】 黄芪、熟地黄各30克,党参20克(或人参10克),丹参、山茱萸各12克,菟丝子、五味子、川芎、天麻、远志各10克,石菖蒲5克。

【制 作】 上药加水适量煎煮,连煎2次,将药汁合并。

【用 法】 每日1剂,早、晚分服。30日为1个疗程。

【功 效】 补肾养心,益气活血,健脑益智。适用于心肾两虚兼有气虚血瘀之痴呆。

### 方3 脑萎汤(《名中医脑血管科绝技良方》)

【用 料】 熟地黄、黄芪、龟甲各30克,制何首乌20克,枸杞子、天麻、党参、石菖蒲、天竺黄、川芎各15克,炙远志、胆南星、五味子各10克。

【制 作】 上药加水适量煎煮,连煎2次,将药汁合并。

【用 法】 每日1剂,早、晚分服。30日为1个疗程。

【功 效】 补肾养心,健脑益智,佐以化痰祛瘀。适用于心肾两虚兼痰瘀阻络之痴呆。

方4　参芍菖蒲汤（《新编老年病及养生偏方验方全书》）

【用　料】 白芍60克，人参、石菖蒲、当归、生酸枣仁、茯神各30克，神曲、柏子仁各15克，柴胡12克，天花粉10克，制附子3克。

【制　作】 上药加水适量煎煮，连煎2次，将药汁合并。

【用　法】 每日1剂，早、晚分服。

【功　效】 益气养血，补肾养心，安神益智。适用于心肾两虚型痴呆。

### 3. 食疗方

方1　杞子龙眼鸽蛋茶（《新编老年病及养生偏方验方全书》）

【用　料】 枸杞子、桂圆肉、制黄精各10克，鸽蛋4枚，冰糖50克。

【制　作】 将枸杞子、桂圆肉、制黄精洗净，切碎，放入锅内，加水750毫升，用大火煮沸约15分钟，再把鸽蛋打破，逐个下入锅内，同时将冰糖碾碎，放入锅内同煮至鸽蛋熟即可。

【用　法】 每日1次，空腹食用，连服7日。

【功　效】 补肾养血，健脑益智。适用于心肾两虚型痴呆。

**方2　百合核桃仁芝麻粥**（《新编老年病及养生偏方验方全书》）

【用　料】　干百合10克，核桃仁25克，黑芝麻20克，粳米100克。

【制　作】　将干百合、核桃仁、黑芝麻、粳米一起放入锅内，加水适量煮粥。

【用　法】　每日早晨空腹食用。

【功　效】　滋阴补肾，健脑益智。适用于心肾两虚型痴呆症。

**方3　山药炖乳鸽**（民间方）

【用　料】　山药20克，枸杞子20克，乳鸽1只，黄酒、葱、姜各适量。

【制　作】　将山药洗净，切成片；枸杞子洗净；乳鸽活杀，去毛及内脏，切成小块。将山药、枸杞子、乳鸽同置锅中，加黄酒、葱、姜，隔水清炖30分钟。

【用　法】　分次食用。

【功　效】　补肾养血，健脾益智。适用于脾肾两虚型痴呆。

**方4　核桃红枣茶**（经验方）

【用　料】　核桃仁30克，大枣10枚，鸡蛋2枚。

【制　作】 将核桃仁、大枣放锅中，加适量水微煮，打入鸡蛋做成荷包蛋。

【用　法】 每日早餐食用。

【功　效】 补肾养血，健脑益智。适用于心肾两虚型痴呆。

## (三)肝肾阴虚型痴呆

症状：神情呆滞，智力减退，健忘，头痛眩晕，肢体麻木，或半身不遂，舌强言謇，烦躁口苦，舌质红苔黄，脉弦细数。

治法：滋补肝肾，健脑益智。

代表方：左归丸加减。

方药：熟地黄、山药、山茱萸、枸杞子、川牛膝各 15 克，龟甲胶(烊化并分 2 次冲服)、地龙各 12 克，红花、石菖蒲、益智仁、远志各 10 克。每日 1 剂，水煎 2 次，合并药汁，早、晚分服。

### 1. 偏方

**方 1　枸杞五味麦冬茶**(《新编老年病及养生偏方验方全书》)

【用　料】 枸杞子、五味子各 10 克，麦冬 15 克。

【制　作】 将上药洗净，放入茶杯中，用沸水冲泡，加盖闷 5 分钟即可。

【用　法】 代茶饮用，每日 1～2 剂。

【功　效】 滋补肝肾，健脑益智。适用于肝肾阴虚型痴呆。

**方2　二宜丸**（《医学入门》）

【用　料】 当归身、生地黄各等份。

【制　作】 上药共为细末，炼蜜为丸，如梧桐子大。

【用　法】 每次服20粒，每日3次。

【功　效】 滋阴补血，健脑益智。适用于肝肾阴血亏虚型痴呆。

**方3　精合龟地汤**（经验方）

【用　料】 黄精、百合、龟甲、熟地黄各15克，石菖蒲12克。

【制　作】 上药加水适量煎煮，连煎2次，将药汁合并。

【用　法】 每日1剂，早、晚分服。

【功　效】 益气养血，滋补肝肾，开窍益智。适用于肝肾阴虚型痴呆。

**2. 验方**

**方1　地黄茯苓枸杞汤**（《新编老年病及养生偏方验方全书》）

【用　料】 生地黄、茯苓、枸杞子各15克，牡丹皮、栀子、合欢皮、泽泻、龙胆草各10克。

【制　作】 上药加水适量煎煮，连煎2次，将药汁合并。

【用　法】 每日1剂，早、晚分服。

【功　效】 滋补肝肾，解郁清热，健脑益智。适用于肝肾阴虚兼有郁热之痴呆。

### 方2　鹿麻汤（《名中医脑血管科绝技良方》）

【用　料】 鹿角9克，黑芝麻、山茱萸、石菖蒲各12克，当归、牡丹皮、远志、泽泻各10克，茯苓、何首乌、枸杞子、菊花各15克，山药25克，熟地黄30克，甘草5克。

【制　作】 上药加水适量煎煮，连煎2次，将药汁合并。

【用　法】 每日1剂，早、晚分服。

【功　效】 滋补肝肾，健脑益智。适用于肝肾阴虚型痴呆。

### 方3　二地二山汤（经验方）

【用　料】 熟地黄、生地黄、怀山药、山茱萸各15克，茯苓、酸枣仁各12克，龙骨（先煎）、龟甲（先煎）各18克，五味子、石菖蒲各9克，远志6克。

【制　作】 上药水煎2次，将药汁混合。

【用　法】 分早、中、晚3次温服，隔日1剂，连服15剂。

【功　效】 滋补肝肾，安神益智。适用于肝肾亏虚型痴呆。

### 3. 食疗方

**方1 松子仁米粥**（《大众药粥》）

【用 料】 松子仁20克，粳米50克。

【制 作】 松子仁置锅中，加清水500毫升和粳米，大火煮沸3分钟，改小火煮煎30分钟，煮成稀粥。

【用 法】 趁热食用。

【功 效】 滋补肝肾，强壮筋骨，健脑益智。适用于肝肾阴虚型痴呆，并有延缓衰老的作用。

**方2 二乌汤**（《药膳宝典》）

【用 料】 制何首乌100克，乌鸡1只，料酒10毫升，食盐少许。

【制 作】 将何首乌切成细丝，用水浸泡；乌鸡去毛及内脏，清洗干净。把何首乌丝填入鸡腹中并予以缝合，然后放入砂锅中加适量清水及食盐、料酒，用文火炖煮，待鸡肉炖烂后去掉药渣即可。

【用 法】 喝汤，吃肉。

【功 效】 滋补肝肾，健脑益智，补血固冲。适用于肝肾阴虚型痴呆，并有预防脑血栓和抗衰老作用。

**方3 龟肉煲**（民间方）

【用 料】 乌龟肉250克，核桃仁60克，杜仲15克，调味品适量。

【制　作】 取乌龟肉、核桃仁、杜仲混合一起，加适量水炖煮，煮至龟肉熟时捞出杜仲，加入调味品即可。

【用　法】 喝汤，吃肉。

【功　效】 滋补肝肾，强壮筋骨，健脑益智。适用于肝肾阴虚型痴呆。

**方 4　补脑汤**（民间方）

【用　料】 猪脑 2 个，黑木耳、白木耳各 6 克，香菇 6 个，鸽蛋 3 枚，首乌汁 2 茶匙。

【制　作】 将黑、白木耳，香菇等水发后切碎；鸽蛋煮熟去壳；猪脑蒸熟切碎，与首乌汁合在一起，加适量水煮熟调味即可。

【用　法】 分次食用。

【功　效】 滋补肝肾，滋阴活血，健脑益智。适用于肝肾阴虚型痴呆。

### （四）脾肾亏虚型痴呆

症状：神情呆滞，智力减退，沉默寡言，言不达意，气短乏力，行动迟缓，口角流涎，食欲不振，面白神萎，或腰膝酸软，下肢水肿，小便清长，舌体胖有齿痕，舌苔白，脉沉迟无力。

治法：温补脾肾，健脑益智。

代表方：金匮肾气丸合四逆加人参汤加减。

方药：熟地黄、山药、山茱萸各 15 克，人参、制附子（先煎）、桂枝、干姜各 6 克，丹参、当归各 12 克，远志、石菖蒲、茯苓、泽泻各 10 克。每日 1 剂，水煎 2 次，合并药汁，早、晚分服。

**1. 偏方**

**方 1　山药煎**（民间方）

【用　料】 山药 60 克，石菖蒲 20 克，何首乌、鹿角胶、芡实各 10 克，远志、茯苓、桔梗、甘草各 5 克。

【制　作】 上药加水煎沸 15 分钟，滤出药液，再加水煎 20 分钟，去渣，将药液合并。

【用　法】 早、晚温服，每日 1 剂。

【功　效】 补脾肾，益气血，健脑益智。适用于脾肾亏虚型痴呆。

**方 2　桂圆核桃红枣茶**（经验方）

【用　料】 桂圆肉 5～10 枚，核桃仁 10～15 克，大枣 3～5 枚。

【制　作】 将上药加适量水微煮即可。

【用　法】 代茶饮，桂圆肉、核桃仁、大枣肉可嚼食，每日 1 剂。

【功　效】 补益脾肾，养血健脑。适用于脾肾亏虚型痴呆。

**2. 验方**

**方 1　华佗痴呆方**（《名中医脑血管科绝技良方》）

【用　料】　人参、当归、石菖蒲、酸枣仁、制半夏、柴胡各 10 克，茯苓 30 克，白芍 40 克，天南星、郁金、神曲、甘草各 5 克，附子 3 克。

【制　作】　上药加水适量煎煮，连煎 2 次，将药汁合并。

【用　法】　每日 1 剂，早、晚分服。

【功　效】　温补脾肾，化痰开窍，健脑益智。适用于脾肾亏虚兼有痰阻之痴呆。

**方 2　健脑填髓汤**（《名中医脑血管科绝技良方》）

【用　料】　黄芪 60 克，党参、白术各 30 克，菟丝子、桑螵蛸、丹参、枸杞子各 20 克，淫羊藿 15 克，龟甲 12 克，陈皮、制半夏各 10 克。伴肌肉震颤者，加何首乌、天麻各 20 克。

【制　作】　上药加水适量煎煮，连煎 2 次，将药汁合并。

【用　法】　每日 1 剂，早、晚分服。20 日为 1 个疗程。

【功　效】　益气健脾，补肾壮阳，健脑益智。适用于脾肾亏虚型痴呆。

**方 3　芪参抗痴汤**（《名中医脑血管科绝技良方》）

【用　料】　黄芪、益智仁、核桃仁、丹参各 30 克，党参、山药、石菖蒲、郁金各15克，桃仁12克，莪术、远志各10克，蜈蚣2条。言语不清者，加枳壳、胆南星；大便秘结者，加生何首乌、肉苁蓉；尿失禁者，加芡实、桑螵蛸；舌紫者，加川芎、路路通；心悸易惊者，加酸枣仁、合欢皮。

【制　作】　上药加水适量煎煮，连煎2次，将药汁合并。

【用　法】　每日1剂，早、晚分服。30日为1个疗程。

【功　效】　益气活血，温补脾肾，健脑开窍。适用于脾肾亏虚兼有瘀血阻络之痴呆。

**方4　温肾健脾汤**（《中国中医秘方大全》）

【用　料】　党参、炙黄芪、熟附片（先煎）、益智仁、越鞠丸（包）、山药各12克，干姜3克，生白术、石菖蒲各9克，陈皮、姜半夏各6克。

【制　作】　上药加水适量煎煮，连煎2次，将药汁合并。

【用　法】　每日1剂，早、晚分服。

【功　效】　温补脾肾，健脑益智，化痰开窍。适用于脾肾亏虚型痴呆。

**3. 食疗方**

**方1　杞子山药猪脑羹**（《新编老年病及养生偏方验方全书》）

【用　料】　枸杞子12克，山药20克，猪脑2个。

【制　作】　先将猪脑剔去血筋，洗净，放入大碗内，再放入枸杞子、山药,加适量沸水盖严,隔水炖熟,调味即可。

【用　法】 佐餐食用。

【功　效】 补脾肾,益气血,健脑益智。适用于脾肾亏虚型痴呆。

### 方2　黄精党参山药蒸鸡(《饮食本草》)

【用　料】 黄精、党参、山药各30克,母鸡1只(约1 000克),调料适量。

【制　作】 将母鸡去内脏,洗净,剁成小块,放入沸水锅中烫3分钟捞出,冲洗血沫,放入汽锅内,加入黄精、党参、山药及葱、姜、食盐、川椒等,盖好汽锅盖,上笼蒸3小时即可。

【用　法】 佐餐食用。

【功　效】 益气健脾,补肾健脑。适用于脾肾亏虚型痴呆。

### 方3　牛骨髓粥(民间方)

【用　料】 牛骨髓15克,黑芝麻15克,糯米100克。

【制　作】 将芝麻、糯米洗净后,同牛骨髓一起煮粥。食用时可加少量食盐或白糖调味。

【用　法】 每日分2次食用。

【功　效】 补脾肾,益精髓,养血健脑。适用于脾肾亏虚型痴呆。

**方 4　党参核桃炖猪脑**（经验方）

【用　料】 党参、核桃仁各 15 克，猪脑 1 个，调味品适量。

【制　作】 将党参布包放入砂锅，加水适量，小火煮沸后放入核桃仁、猪脑，煮至猪脑熟后去药包调味即可。

【用　法】 每日分 2 次食用。

【功　效】 温补脾肾，健脑益智。适用于脾肾亏虚型痴呆。

## （五）肝郁血虚型痴呆

症状：精神恍惚，情志不畅，心神不宁，神情呆滞如愚，多突然加重，频频叹气，悲伤欲哭，胸闷急躁，虚烦不眠，或肢体麻木不遂，语言謇涩，舌质暗，脉弦细。

治法：疏肝养血，安神益智。

代表方：逍遥散合甘麦大枣汤加减。

方药：柴胡、白术、茯苓各 10 克，白芍、当归、五味子各 15 克，浮小麦 30 克，丹参、远志、石菖蒲各 10 克，薄荷（后下）、甘草各 6 克。每日 1 剂，水煎 2 次，合并药汁，早、晚分服。

### 1. 偏方

#### 方1 芍药散（民间方）

【用　料】 白芍40克，川芎、泽泻各34克，茯苓、白术各22克，当归20克。

【制　作】 将上药研成粉。

【用　法】 每服10克，早、晚各1次，温开水送下。

【功　效】 疏肝养血，健脾燥湿，安神益智。适用于肝郁血虚型痴呆。

#### 方2 郁金枸杞茶（经验方）

【用　料】 郁金、枸杞子各15克。

【制　作】 以沸水冲泡30分钟后即可，或加水适量，煎煮20分钟。

【用　法】 代茶频饮，枸杞子食之。

【功　效】 疏肝养血，安神益智。适用于肝郁血虚型痴呆。

### 2. 验方

#### 方1 定眩汤（《名中医脑血管科绝技良方》）

【用　料】 龟甲、黄精、生牡蛎（先煎）各30克，何首乌、牛膝各20克，山茱萸、白芍、地龙、石菖蒲各15克。

【制 作】 上药加水适量煎煮,连煎2次,将药汁合并。

【用 法】 每日1剂,早、晚分服。15日为1个疗程。

【功 效】 疏肝养血,安神益智。适用于肝郁血虚型痴呆。

**方2 丹参枣仁汤**(《新编老年病及养生偏方验方全书》)

【用 料】 丹参30克,酸枣仁20克,白术、赤芍、当归、茯苓各15克,川芎、远志、郁金、桃仁各12克,石菖蒲、泽泻各10克。

【制 作】 上药加水适量煎煮,连煎2次,将药汁合并。

【用 法】 每日1剂,早、晚分服。

【功 效】 疏肝养血,活血化瘀,安神益智。适用于肝郁血虚型痴呆。

**方3 疏肝养血启智酒**(《新编老年病及养生偏方验方全书》)

【用 料】 地骨皮24克,熟地黄、五味子、远志、白芍、郁金、菟丝子各15克,石菖蒲、川芎各12克,白酒600毫升。

【制 作】 将上药浸入白酒中,7日后过滤,去渣取汁倒入玻璃瓶中,密盖,不要使其泄气。

【用 法】 每次10毫升,每日早、晚各服1次。

【功 效】 补肾疏肝养血,安神益智开窍。适用于肝郁血虚型痴呆。

### 3. 食疗方

**方1 郁金莲子黑豆茶**(经验方)

【用　料】 郁金、莲子各15克,黑豆20克,大枣5枚。

【制　作】 将郁金布包,与莲子、黑豆、大枣合在一起,加水适量,炖熟。

【用　法】 佐餐食用,喝汤,吃莲子、黑豆、大枣。

【功　效】 疏肝养血,安神益智。适用于肝郁血虚型痴呆。

**方2 杞子桂圆粥**(经验方)

【用　料】 枸杞子、桂圆肉各15克,粳米100克。

【制　作】 合在一起共煮粥。

【用　法】 每日1剂,早、晚分食。

【功　效】 养肝补血,安神益智。适用于肝血虚型痴呆。

**方3 健脑糕**(民间方)

【用　料】 枸杞子、桃仁、核桃仁、大枣各10克,糯米250克。

【制　作】 以上用料混合放入盆或大碗中,加水适量,置蒸笼中蒸熟。

【用　法】 佐餐食用。

【功　效】 养肝补血,补脑益智。适用于肝郁血虚型痴呆。

### 方4　猪肉墨鱼香菇汤（民间方）

【用　料】 猪肉（切片）90克，墨鱼（水发、去骨、切片）1条，香菇（切片）5个，胡萝卜1根，嫩笋（切片）1根，桂圆肉12克，鸡汤4碗。

【制　作】 上料合在一起炖汤，调味即可。

【用　法】 佐餐食用。

【功　效】 疏肝养血，安神益智。适用于肝郁血虚型痴呆。

## （六）痰浊蒙蔽型痴呆

症状：神呆少言，默默不语，或喃喃自语，喜独自居住，精神抑郁，智力减退，伴体胖痰盛，胸脘痞闷，头重如裹，不思饮食，口多涎沫，多寐喜卧，面色无华，舌苔白腻，脉沉滑。

治法：豁痰开窍，通络启智。

代表方：导痰汤加减。

方药：制半夏、陈皮、制天南星各12克，茯苓、枳实、石菖蒲各15克，远志、益智仁、地龙各10克，甘草6克。每日1剂，水煎2次，合并药汁，早、晚分服。

### 1. 偏方

### 方1　远志菖蒲蛇肉散（民间方）

【用　料】 远志、石菖蒲各5克，干蝮蛇肉3克。

【制　作】 共研末，浓煎。

【用　法】 每日 1 剂，空腹服。

【功　效】 豁痰开窍，通络启智。适用于痰浊蒙蔽型痴呆。

**方 2　陈术菖蒲饮**（民间方）

【用　料】 陈皮、石菖蒲各 3 克，白术 9 克。

【制　作】 将上药研为粉末。

【用　法】 用沸水冲泡。

【用　法】 代茶饮用。

【功　效】 行气燥湿化痰，通络开窍启智。适用于痰浊蒙蔽型痴呆。

**方 3　银杏叶茶**（民间方）

【用　料】 银杏叶 15～20 克。

【制　作】 沸水冲泡。

【用　法】 代茶饮用，30 天为 1 个疗程。

【功　效】 化湿通络，健脑启智。适用于痰湿瘀阻型痴呆。

**方 4　天麻合剂**（民间方）

【用　料】 天麻、泽泻、白术、茯苓各 10 克。

【制　作】 上药加水适量煎煮，连煎 2 次，将药汁合并。

【用　法】 每日 1 剂，早、晚分服。

【功 效】 健脾化湿，祛风镇静，豁痰开窍。适用于痰湿蒙蔽型痴呆。

### 2. 验方

**方1 增智通窍汤**（《名中医脑血管科绝技良方》）

【用 料】 茯苓、丹参各24克，陈皮、枳实、竹茹、桃仁、红花各12克，石菖蒲、川芎、赤芍、龟甲、枸杞子各15克，何首乌20克，人参、甘草各6克。

【制 作】 上药加水适量煎煮，连煎2次，将药汁合并。

【用 法】 每日1剂，早、晚分服。2个月为1个疗程。

【功 效】 行气化痰开窍，活血通络启智。适用于痰浊蒙蔽兼有瘀血阻络之痴呆。

**方2 启智汤**（《名中医脑血管科绝技良方》）

【用 料】 制半夏、陈皮、川芎、当归、红花、地龙各10克，石菖蒲、远志、郁金、赤芍、桃仁各12克，丹参15克，胆南星6克，黄芪30克。

【制 作】 上药加水适量煎煮，连煎2次，将药汁合并。

【用 法】 每日1剂，早、晚分服。1个月为1个疗程。

【功 效】 行气豁痰开窍，活血通络启智。适用于痰浊蒙蔽兼有瘀血阻络之痴呆。

**方 3　益气化痰汤**（《新编老年病及养生偏方验方全书》）

【用　料】 人参 15 克，神曲、茯苓、制半夏各 12 克，肉豆蔻、天南星、甘草各 9 克，石菖蒲、陈皮各 6 克，附子 3 克。

【制　作】 上药加水适量煎煮，连煎 2 次，将药汁合并。

【用　法】 每日 1 剂，早、晚分服。

【功　效】 补气化痰，通络开窍。适用于痰浊蒙蔽型痴呆。

**方 4　指迷汤**（《辨证录》）

【用　料】 人参 5 克，白术、制半夏、神曲、天南星、陈皮、石菖蒲各 12 克，附子、肉豆蔻、甘草各 3 克。

【制　作】 上药加水适量煎煮，连煎 2 次，将药汁合并。

【用　法】 每日 1 剂，早、晚分服。

【功　效】 益气豁痰，开窍通络。适用于痰浊蒙蔽型痴呆。

### 3. 食疗方

**方 1　海带豆腐汤**（经验方）

【用　料】 海带 100 克，豆腐 200 克，生姜片、调味品各适量。

【制　作】 将海带洗净，切丝，煮熟后加入豆腐及生姜片，再煮半小时，加入调味品即可。

【用　法】 每日 1 剂，佐餐食用。

【功 效】 祛脂化痰开窍。适用于痰浊蒙蔽型痴呆。

**方2 党参猪尾益智汤**(民间方)

【用 料】 党参15克,益智仁、白术、制半夏各10克,陈皮、生姜各6克,猪尾4条。

【制 作】 将猪尾洗净,上药布包,与猪尾一起加水煮至肉熟,调味即可。

【用 法】 喝汤,吃肉,酌量食用。

【功 效】 益气化痰,通络启智。适用于气虚痰蒙型痴呆。

**方3 鳙鱼竹笋汤**(《新编老年病及养生偏方验方全书》)

【用 料】 鳙鱼1000克,竹笋100克,茯苓粉20克,姜末、葱末、料酒、食盐、水芡粉各适量。

【制 作】 鳙鱼去鱼鳞、鱼鳃及内脏,洗净,再把鱼头和鱼身分开,鱼头劈开,鱼肉剁成肉蓉,备用。将鱼蓉与茯苓粉、芡粉、姜末、葱末、料酒、食盐拌匀,制成鱼丸,把鱼头放入砂锅内,加水以淹没鱼头为度,再放入鱼丸加热定型,放入食盐和竹笋片,待鱼头煨熟即可。

【用 法】 佐餐食用,隔日1次。

【功 效】 化痰利窍,通脉启智。适用于痰浊蒙蔽型痴呆。

## （七）气虚血瘀型痴呆

症状：失眠健忘，智力下降，伴头晕目眩，时有晕厥发生，动则少气汗出，胸闷不适，舌质淡暗有瘀点或瘀斑，脉细涩。

治法：益气活血，通络启智。

代表方：补阳还五汤加减。

方药：黄芪 30 克，当归尾、赤芍 15 克，川芎、桃仁、地龙各 12 克，红花、石菖蒲、益智仁、远志各 10 克。每日 1 剂，水煎 2 次，合并药液，早、晚分服。

### 1. 偏方

#### 方 1　山楂党参茶（民间方）

【用　料】　生山楂、党参各 15 克。

【制　作】　以沸水冲泡 30 分钟后即可。

【用　法】　代茶频饮。

【功　效】　益气活血，通络启智。适用于气虚血瘀型痴呆。

#### 方 2　芪甲芎黄饮（民间方）

【用　料】　黄芪、炙龟甲、穿山甲（炮、代）各 15 克，川芎 10 克，大黄 3 克。

【制　作】　上药加水适量煎煮，连煎 2 次，将药汁合并。

【用　法】 每日1剂,早、晚分服。

【功　效】 益气养阴,活血化瘀,通络启智。适用于气虚血瘀型痴呆。

**方3　参麻全蝎散**(民间方)

【用　料】 人参6克,天麻10克,全蝎3克。

【制　作】 上药共研为细末。

【用　法】 每次2克,热酒送服,每日1～2次。30日为1个疗程,可连服2个疗程。

【功　效】 益气通络,祛风镇静。适用于气虚血瘀型痴呆。

**2. 验方**

**方1　清痴汤**(《名中医脑血管科绝技良方》)

【用　料】 黄芪45克,党参、太子参、黄精、丹参、茯苓各15克,益智仁、女贞子、川芎各12克,明天麻10克,水蛭、姜半夏、广郁金各8克,陈皮5克。

【制　作】 上药加水适量煎煮,连煎2次,将药汁合并。

【用　法】 每日1剂,早、晚分服。2个月为1个疗程。

【功　效】 益气活血,行气化痰,通络启智。适用于气虚血瘀型痴呆症。

### 方2　益智汤（《名中医脑血管科绝技良方》）

【用　料】黄芪、党参、桃仁各30克，葛根、白芍、柴胡、生麦芽各15克，升麻、远志各10克，炙甘草12克。

【制　作】上药加水适量煎煮，连煎2次，将药汁合并。

【用　法】每日1剂，早、晚分服。30日为1个疗程。

【功　效】益气活血，通络益智。适用于气虚血瘀型痴呆。

### 方3　芎芪醒脑方（《名中医脑血管科绝技良方》）

【用　料】黄芪、党参、丹参各30克，熟地黄、女贞子各20克，赤芍、地龙各15克，僵蚕12克，川芎10克，三七、全蝎各6克，蜈蚣2条。

【制　作】上药加水适量煎煮，连煎2次，将药汁合并。

【用　法】每日1剂，早、晚分服。30日为1个疗程。

【功　效】益气活血，化瘀通络。适用于气虚血瘀型痴呆。

### 方4　加味通窍活血汤（经验方）

【用　料】党参、黄芪、赤芍、法半夏各15克，陈皮6克，茯苓、白芷、郁金、胆南星各12克，川芎9克，桃仁、红花、石菖蒲各10克，丹参20克，生姜9克，大枣5枚。

【制　作】上药加水适量煎煮，连煎2次，将药汁合并。

【用 法】 每日1剂,早、晚分服。

【功 效】 益气活血,祛湿化痰,通络启智。适用于气虚血瘀兼有痰浊蒙窍之痴呆。

### 3. 食疗方

方1 牛肉羹(《新编老年病及养生偏方验方全书》)

【用 料】 牛肉1000克,黄酒250毫升,桂圆肉(捣碎末)15克。

【制 作】 将牛肉洗净,切成小块,放入锅中,加水适量,用大火烧沸后,除去浮沫,再转用小火煎煮,每小时取肉汁1次,然后加清水再煮,如此反复4次,将4次所取约2000毫升肉汁用小火煮至肉汁黏稠时,调入黄酒、桂圆肉末,再稍煮即可,停火待温后装入瓶中备用。

【用 法】 每晚温服1小杯。

【功 效】 补脾益气,活血祛寒,通经活络。适用于气虚血瘀型痴呆。

方2 人参归尾炖猪脑(民间方)

【用 料】 人参、当归尾各10克,猪脑1个。

【制 作】 将人参、当归尾用纱布包裹,与猪脑一起加适量水炖煮,待猪脑熟时,加少许食盐调味即可。

【用 法】 喝汤,食猪脑。

【功 效】 益气活血,补脑启智。适用于气虚血瘀型痴呆。

**方3　鸽参汤**（民间方）

【用　料】　乳鸽1对，人参10克，血竭（研末冲服）1克。

【制　作】　将乳鸽宰杀，去毛及内脏，清洗干净，再与人参共炖汤。

【用　法】　喝汤，吃肉，冲服血竭。每周服2剂。

【功　效】　益气活血，通络启智。适用于气虚血瘀型痴呆。

## 六、失　语

失语（语言障碍）是指包括因舌体强硬，活动不灵而致语言謇涩，谈吐不清，或发音不能、声音嘶哑而言。其发生率为中风患者的15％～30％，西医将其分为运动性、感觉性、混合性及命名性失语4种类型。其发生原因主要是病变影响至优势半球的语言中枢所致。中医学认为，失语多由肝阳上亢、痰邪阻窍，风痰阻络，肾虚精亏引起。

### （一）肝阳上亢，痰邪阻窍型失语

症状：舌强言语不利，半身不遂，并有眩晕耳鸣，头痛且胀，面色潮红，急躁易怒，少寐多梦，口苦，舌质红，苔黄腻，脉弦滑。

治法:平肝熄风,化痰开窍。

代表方:资寿解语丹加减。

方药:羚羊角(代、另煎)3 克,天麻、石菖蒲、远志、僵蚕、酸枣仁、防风、羌活各 10 克,甘草 3 克,竹沥(冲服)2 匙。每日 1 剂,水煎 2 次,早、晚分服。

## 1. 偏方

### 方 1　天麻僵蚕汤(《偏方验方大全》)

【用　料】 天麻、僵蚕、夏枯草各 15 克。

【制　作】 上药加水适量煎煮,连煎 2 次,将药汁合并。

【用　法】 每日 1 剂,分 2 次服。

【功　效】 平肝熄风,化痰开窍。适用于肝阳上亢、痰邪阻窍所致失语。

### 方 2　菊花千层纸茶(《偏方验方大全》)

【用　料】 菊花、木蝴蝶、石菖蒲、远志各 10 克。

【制　作】 上药加水适量煎煮,去渣取汁。

【用　法】 每日 1～2 剂,代茶饮。

【功　效】 清肝祛风,利音开窍。适用于肝阳上亢、痰邪阻窍所致失语。

### 方 3　四虫散(《单方验方大全》)

【用　料】 全蝎、僵蚕、地龙各 3 克,蜈蚣 1 条。

【制　作】 共研末。

【用　法】 每日1剂,分2次黄酒冲服。

【功　效】 熄风化痰,通络开窍。适用于肝阳上亢、痰邪阻窍所致失语,半身不遂,口眼㖞斜。

## 2. 验方

### 方1　天麻丸(《太平圣惠方》)

【用　料】 天麻、川芎、白僵蚕、炮白附子、炮天南星各30克,防风、麻黄各23克,麝香3克,全蝎、牛黄各9克,羚羊角屑(代)、轻粉各15克。

【制　作】 上药共研末,炼蜜为丸,如梧桐子大。

【用　法】 每服10丸,温酒送下,每日2次。

【功　效】 平肝熄风,通络开窍。适用于肝阳上亢、痰邪阻窍所致失语,口眼㖞斜。

### 方2　天麻散(《圣惠方》)

【用　料】 天麻、炒全蝎、麻黄(去根、节)各30克,乌蛇(酒浸,炙黄,去皮骨)60克,炮天雄、川芎、人参、槟榔各15克,白僵蚕、炮白附子、炮姜各8克,炮天南星23克。

【制　作】 上药为散。

【用　法】 每服3克,用温酒调下,每日3次。

【功　效】 熄风解痉。适用于肝阳上亢、痰邪阻窍所致失语,四肢强直。

**方3　转舌丹**（《古今名医临床金鉴》）

【用　料】　石菖蒲、郁金、连翘、炒栀子、姜半夏、青皮、枳实、薄荷、大黄各10克，茯苓30克，辽细辛、炒牙皂、胆南星各1.5克，竹沥（兑服）20毫升，生姜汁（兑服）2毫升。

【制　作】　前13味药加水适量煎煮，连煎2次，将药汁合并。

【用　法】　每日1剂，分2次服。服时加竹沥、姜汁。

【功　效】　行气泄火，消痰开窍，解郁通络。适用于肝阳上亢、痰邪阻窍所致失语，半身不遂。

**3. 食疗方**

**方1　天麻石决明炖猪脑**（《百病食疗大全》）

【用　料】　天麻20克，石决明30克，猪脑150克。

【制　作】　将天麻、石决明、新鲜猪脑一并放在瓦盅内，加水适量，煎煮1小时，去除药渣即成。

【用　法】　上述为1次量，喝汤，食猪脑。

【功　效】　平肝熄风，开窍益智。适用于肝阳上亢、痰邪阻窍所致失语，言语謇涩，记忆力减退者。

**方2　天麻桑菊粥**（《百病食疗大全》）

【用　料】　天麻，桑叶、菊花、石菖蒲各10克，小米100克。

【制　作】 先将天麻、桑叶、菊花、石菖蒲布包，加水煎煮，去渣取汁，再放入小米煮成稀粥，调味即成。

【用　法】 每日1剂，温热食。

【功　效】 平肝熄风，通络开窍。适用于肝阳上亢、痰邪阻窍所致失语，头痛头晕，口眼㖞斜。

### 方3　夏枯草瘦肉汤（《疾病饮食疗法》）

【用　料】 夏枯草30克，猪瘦肉150克，食盐、味精各适量。

【制　作】 将猪瘦肉洗净，切片；夏枯草洗净，布包，然后一起放入锅中煲汤，肉熟后加调味品即可。

【用　法】 每日1剂，2次分服。

【功　效】 平肝熄风。适用于肝阳上亢、痰邪阻窍所致头晕、头痛失语、口眼㖞斜。

## （二）风痰阻络型失语

症状：舌强言謇，舌形多偏歪不正，舌根发硬，舌欠灵活，言语不清或不能发出声。伴眩晕而见头重如蒙，胸闷恶心，口角流涎，半身不遂，苔厚腻或黄腻，脉弦滑或弦数。

治法：祛风除痰，宣窍活络为主，佐以益气健脾。

代表方：解语丹加减。

方药：天麻、太子参、制半夏、郁金各10克，茯苓15克，全蝎、制天南星、天竺黄、石菖蒲、陈皮、远志各6克，白附子

3克。每日1剂，水煎2次，合并药汁，早、晚分服。

### 1. 偏方

#### 方1　千金竹沥汤（《偏方秘方大全》）

【用　料】竹沥、生葛根汁各60毫升，生姜汁15毫升。

【制　作】取上药汁混合备用。

【用　法】每次1剂，每日3次，温热饮服。

【功　效】清热化痰，祛风通络。适用于风痰阻络所致失语，便秘。

#### 方2　僵蚕五味子汤（《偏方大全》）

【用　料】僵蚕15克，五味子、胆南星、远志各10克。

【制　作】上药加水适量煎煮，连煎2次，将药汁合并。

【用　法】每日1剂，分2次服。

【功　效】熄风化痰开窍。适用于风痰阻络所致失语。

#### 方3　天麻菊黄汤（《偏方大全》）

【用　料】天麻、菊花、天竺黄、石菖蒲、川芎各15克。

【制　作】上药加水适量煎煮，连煎2次，将药汁合并。

【用　法】每日1剂，分2次服。

【功　效】熄风化痰开窍。适用于风痰阻络所致失语。

## 2. 验方

### 方1 清心导痰丸（《太平圣惠方》）

【用 料】 天麻、白僵蚕、羌活各15克，郁金、炒黄连各24克，制川乌6克，炮白附子、天花粉各30克，姜制半夏、炮天南星60克。

【制 作】 上药共研末，姜汁糊为丸，如梧桐子大。

【用 法】 每服50丸，温开水送下，每日2次。

【功 效】 清心泻火，豁痰开窍。适用于风痰阻络所致失语，舌纵语謇，口角流涎，口眼㖞斜，手足痿软。

### 方2 清神解语汤（《古今医鉴》）

【用 料】 当归、川芎、白芍、生地黄、远志、陈皮、麦冬、石菖蒲、乌药、炒枳实、制天南星、制半夏、白茯苓、姜炒黄连、防风、羌活、甘草各10克，竹茹6克，生姜3片，竹沥30毫升。

【制 作】 上药加水适量煎煮，连煎2次，将药汁合并。

【用 法】 每日1剂，分2次服。

【功 效】 清心豁痰，开窍解语。适用于风痰阻络所致失语，痰迷心窍。

### 方3 神仙解语丹（《妇人良方》）

【用 料】 炮白附子、炙远志、石菖蒲、天麻、白僵蚕、羌活、胆南星、全蝎各 30 克，木香 15 克。

【制　作】 上药共研末，煮面糊为丸，如梧桐子大，朱砂为衣。

【用　法】 每服 20～30 丸，薄荷汤送下，不拘时服。

【功　效】 祛风解痉，化痰开窍。适用于风痰阻络所致失语，神昏，舌强语謇，口角流涎。

### 3. 食疗方

#### 方 1　天麻全蝎炖猪脑（《疾病饮食疗法》）

【用　料】 天麻 10 克，活全蝎 3 条，猪脑 1 个。

【制　作】 将天麻、新鲜猪脑洗净，全蝎用沸水烫死，然后一并放在瓦盅内，加水适量，隔水炖熟即成。

【用　法】 上述为 1 次量，每日或隔日服食 1 次。

【功　效】 祛风，化痰，开窍，通络，镇静，并有滋养作用。适用于风痰阻络所致失语，半身不遂者。

#### 方 2　天麻海带陈皮汤（《疾病饮食疗法》）

【用　料】 天麻片 10 克，海带 60 克，陈皮丝 3 克。

【制　作】 先将海带浸泡数小时，洗净后加水与天麻片、陈皮丝同煮，以海带熟烂为度。服时加少量调味品。

【用　法】 食海带，饮汤，每日早、晚食用。

【功　效】 祛风化痰，行气开窍。适用于风痰阻络所致失语，头晕头痛，半身不遂者。

方3　天麻菖竹茯苓粥（《中华临床药膳食疗学》）

【用　料】　白茯苓粉15克，天麻、石菖蒲各10克，粳米100克，竹沥20毫升。

【制　作】　天麻、石菖蒲加水煎汤，至水沸25分钟，去渣备用；将白茯苓粉、粳米共入锅中，加入天麻菖蒲汤、竹沥及清水适量，先用大火煮沸，后用小火煮熬，至米熟烂为止。

【用　法】　每日1剂，温热食。

【功　效】　祛风，化痰，利窍。适用于风痰阻络所致失语，半身不遂者。

## （三）肾精亏虚型失语

症状：精神萎靡，少寝多梦，健忘，腰膝酸软，遗精，耳鸣。偏于阴虚者，五心烦热，舌质红，脉弦细数。偏于阳虚者，四肢不温，形寒怯冷，舌质淡，脉沉细无力。

治法：滋阴补肾利窍。

代表方：左归饮加减。

方药：熟地黄、茯苓、丹参各15克，枸杞子、山茱萸、山药、郁金、当归尾各10克，炙甘草3克，石菖蒲6克。每日1剂，水煎2次，合并药汁，早、晚分服。

### 1. 偏方

**方1 巴味汤**（《偏方秘方大全》）

【用 料】 巴戟天、五味子、熟地黄、石菖蒲、远志各10克，制附子、肉桂各6克。

【制 作】 上药加水适量煎煮，连煎2次，将药汁合并。

【用 法】 每日1剂，分2次服。

【功 效】 补肾利窍。适用于肾虚所致失语。

**方2 杜仲寄生汤**（《偏方大全》）

【用 料】 杜仲、桑寄生、石菖蒲、僵蚕各15克。

【制 作】 上药加水适量煎煮，连煎2次，将药汁合并。

【用 法】 每日1剂，分2次服。

【功 效】 补肾利窍。适用于肾虚所致失语。

### 2. 验方

**方1 地黄饮**（《圣济总录》）

【用 料】 熟地黄、山茱萸、巴戟天、肉苁蓉、炮附子、石斛、五味子、肉桂皮、白茯苓各15克，麦冬、远志、石菖蒲各10克。

【制 作】 上药加水适量煎煮，连煎2次，将药汁合并。

【用 法】 每日1剂，分2次服。

【功 效】 滋阴助阳,化痰开窍。适用于下元虚衰,虚阳上浮,痰浊侵害,舌强不能言,足废不能用。

### 方2 养荣汤(《万病回春》)

【用 料】 当归、熟地黄、白芍、川芎、麦冬、远志、石菖蒲、乌药、茯苓、制半夏、炒枳壳、制天南星、防风、羌活、秦艽各15克,陈皮6克,甘草3克。

【制 作】 上药加水适量煎煮,连煎2次,将药汁合并。

【用 法】 每日1剂,分2次服。

【功 效】 养血祛风,化痰通络。适用于舌强不能言语,痰涎壅盛,口眼㖞斜,半身不遂。

### 方3 益肾清窍汤(《偏方秘方大全》)

【用 料】 熟地黄、枸杞子、山茱萸、郁金各12克,橘红、制半夏、石菖蒲、鲜荷叶各10克,茯苓、丹参、赤芍各15克。

【制 作】 上药加水适量煎煮,连煎2次,将药汁合并。

【用 法】 每日1剂,分2次服。

【功 效】 益肾填精,化痰清脑。适用于肾虚所致言语不利。

### 3. 食疗方

**方1 天麻杞子猪脑汤**(《饮食疗法》)

【用 料】 天麻、枸杞子各10克,猪脑1个。

【制 作】 上3味共炖至熟。

【用 法】 每日1剂,温热食。

【功 效】 祛风开窍,补肾健脑。适用于肾虚所致失语,半身不遂。

**方2 羊乳饮**(《中国药膳学》)

【用 料】 羊奶250克,竹沥15毫升,蜂蜜20克,韭菜汁10毫升。

【制 作】 将羊奶煮沸后,加竹沥、蜂蜜、韭菜汁,再煮沸即成。

【用 法】 每日1剂,代茶饮。

【功 效】 补肾化痰,行气活血。适用于肾虚所致失语。

**方3 乌鸡酒**(《饮膳正要》)

【用 料】 乌鸡1只,米酒1250毫升。

【制 作】 乌鸡去毛、内脏,洗净,放入锅内,将米酒倒入盛鸡的锅内,用大火煮沸后,转用小火熬煮,至鸡肉断血,停火。待鸡冷却后,与剩余米酒一起装入酒坛内。

【用　法】 每晚睡前饮 2 小酒盅。

【功　效】 熄风活血通络。适用于中风引起的背强舌僵不得语。

**方 4　白鸭血**（《动植物民间药》）

【用　料】 白鸭血适量。

【制　作】 取新鲜白鸭血。

【用　法】 每日 2 杯，早、晚餐前 1 小时饮服。

【功　效】 养血舒筋通络。适用于肾虚所致舌短不语，足痿不行，半身不遂，舌质淡红，苔薄白，脉细弱。

## 七、偏　瘫

偏瘫即半身不遂，是指单侧上下肢瘫痪，不能随意运动而言。无论是出血性脑血管病或缺血性脑血管病，只要病变侵犯了大脑的运动中枢及传出神经系统，均可导致偏瘫。表现形式有弛缓性和痉挛性两种，属中风的主要症状。中风中经络半身不遂，由于正气不足，脉络空虚，腠理疏松，风邪得以乘袭，风中经络，气血痹阻，肌肤筋脉失于濡养；或患者痰浊素盛，外风引动痰湿流窜经络，而致偏瘫。肝阳化风半身不遂，由于肝肾阴虚，肝阳偏亢，水不涵木，风阳内动，上扰清窍，挟痰走窜经络而致偏瘫。痰火内闭与痰湿内闭偏瘫，二者均属痰涎壅盛阻滞脉络，其病理特点都以痰、闭为中心。多为饮食不节，劳倦内伤，脾失健运，聚湿生痰，痰郁化热，阻滞经络或肝阳素旺，横逆犯脾，脾运失司，内生痰浊或肝火内热，炼津成痰，以致中风挟痰，横窜经脉，形成偏瘫。气虚血瘀者，由于气载血行，今气虚无力推动血液运行而瘀于经脉。

## （一）气虚血瘀型偏瘫

症状：半身不遂，肢体偏瘫，或见麻木，肢体瘫软无力，疲乏气短，头晕困倦，纳呆食少，舌淡无华，苔白，脉细涩，或沉弱无力。

治法：益气活血通络。

代表方：补阳还五汤加减。

方药：黄芪 60～120 克，鸡血藤 30 克，当归尾、赤芍、地龙、香附各 10 克，川芎、桃仁、红花各 6 克。每日 1 剂，水煎 2 次，合并药汁，早、晚分服。

### 1. 偏方

**方 1　桃仁参茶**（《巧吃妙治心脑血管病》）

【用　料】　明党参 15 克，桃仁 15 克，茶叶 15 克。

【制　作】　上 3 味研细末。

【用　法】　每服 3 克，温开水冲服。

【功　效】　益气活血化瘀。适用于气虚血瘀型偏瘫。

**方2　三藤饮**（《巧吃妙治心脑血管病》）

【用　料】 丝瓜藤、鸡血藤、夜交藤各15克。

【制　作】 上3味加水煎煮20分钟即成。

【用　法】 每日1剂，代茶饮，连服2周。

【功　效】 养血安神，活血祛风通络。适用于半身不遂，肢体酸痛、筋脉拘挛、手足麻木、夜眠不安等。

**方3　独活乌豆汤**（《医林改错》）

【用　料】 独活10～12克，乌豆60克，米酒适量。

【制　作】 将独活、乌豆用清水4碗煮成1碗，去渣，加米酒即成。

【用　法】 此为1次量，每日1次温服。

【功　效】 祛风止痛，通经活血。适用于气虚血瘀所致肢体瘫痪、活动不灵、言语障碍等，亦可用于脑出血后肢体强直等。

**方4　精芪丹藤汤**（《偏方秘方大全》）

【用　料】 黄芪、丹参、黄精、鸡血藤各15克。

【制　作】 上药加水适量煎煮，连煎2次，将药汁合并。

【用　法】 每日1剂，分2次服。

【功　效】 益气活血通络。适用于气虚血瘀所致半身不遂。

## 2. 验方

### 方1　补脑振痿汤（《医学衷中参西录》）

【用　料】　生黄芪60克，当归、桂圆肉各24克，山茱萸、核桃仁各15克，地龙、乳香、没药各9克，土鳖虫6克，鹿角胶（烊化）18克，制马钱子末（冲服）1克。

【制　作】　上药前9味加水煎煮2次，取汁500毫升，将鹿角胶入汤内溶化。

【用　法】　每日1剂，分2次服，每次送服制马钱子末0.45克。

【功　效】　补正化瘀，通络起痿。适用于气虚血瘀所致肢体痿废偏瘫，脉象微细无力，服他药久不愈者。

### 方2　偏瘫Ⅰ号（《浙江中医杂志》）

【用　料】　黄芪、丹参、川芎、红花、当归、桑寄生、葛根、海藻各30克。

【制　作】　上药加水适量煎煮，连煎2次，将药汁合并。

【用　法】　每日1剂，分2次服。

【功　效】　益气化瘀，通经和络。适用于气虚血瘀所致肢体瘫痪，半身不遂，口眼㖞斜，言语不清，精神呆滞。

### 方3　通络益气汤（《肘后积余集》）

【用　料】　黄芪、党参、鸡血藤各18～30克，桑寄生30

克，威灵仙 10 克，当归、白术、地龙、僵蚕各 9 克，熟地黄、白芍、豨莶草各 12 克，全蝎 3 克，白附子 2 克。

【制　作】 上药加水适量煎煮，连煎 2 次，将药汁合并。

【用　法】 每日 1 剂，分 2 次服。

【功　效】 补气养血，宣通经络。适用于气虚血瘀所致半身不遂，四肢麻木，脉弦软无力或濡滑。

**方 4　通络舒脉汤**（《名老中医秘方验方精选》）

【用　料】 黄芪、丹参、山楂各 30 克，红花、川芎各 10 克，地龙、牛膝各 15 克，桂枝 6 克。

【制　作】 上药加水适量煎煮，连煎 2 次，将药汁合并。

【用　法】 每日 1 剂，分 2 次服。

【功　效】 益气活血，通脉舒络，排滞荡邪，祛瘀生新。适用于气虚血瘀所致半身不遂。

### 3. 食疗方

**方 1　雁脂炒面**（《中华食物疗法大全》）

【用　料】 雁脂 250 克，面粉 500 克。

【制　作】 取雁脂置锅中熬炼为油，滤去渣子，面粉炒成炒面，趁热加入雁脂油，炒至油面均匀为度。

【用　法】 每次取 30 克，沸水冲化调服，每日 1 次。半个月为 1 个疗程。

【功　效】 活血祛风，舒筋通络。适用于气虚血瘀所致半身不遂。

### 方2 黄芪川芎兔肉汤(《疾病饮食疗法》)

【用 料】 兔肉250克,黄芪60克,川芎10克,生姜4片。

【制 作】 将黄芪、川芎、生姜洗净;兔肉洗净,切块,去油脂,用沸水拖去血水。然后将上述全部用料一起放入锅内,加清水适量,大火煮沸后,小火煮2小时,调味即成。

【用 法】 每日或2日1剂,随量饮汤食肉。

【功 效】 补气,活血,通络。适用于气虚血瘀所致半身不遂,口眼㖞斜,语言謇涩,下肢痿废,脉细涩。

### 方3 地龙桃花饼(《医林改错》)

【用 料】 干地龙30克,红花、赤芍各20克,当归50克,黄芪100克,川芎10克,玉米面、小麦面、白糖、桃仁各适量。

【制 作】 干地龙以酒浸去其气味,烘干研粉;后几味药煎,浓汁去渣。以玉米面与小麦面按4∶1调配,共500克,加地龙粉、白糖,以药汁调匀,制饼20个,以桃仁去皮、尖略炒,匀布饼上,入笼蒸熟(或烘箱烤熟)。

【用 法】 每次食1~2个饼,每日2次。

【功 效】 补气活血,化瘀通络。适用于气虚血瘀所致半身不遂病人。脑出血病人后遗症期亦可食用,但未止血病人不可食用。

### （二）风痰阻络型偏瘫

症状：中风后余邪未尽，半身不遂，或见麻木，肢体强痉，或兼见口眼㖞斜，语言不利，舌暗苔腻，脉弦滑。

治法：化痰通络，佐以熄风。

代表方：天麻钩藤饮合二陈汤加减。

药物：天麻、钩藤、桑寄生、牛膝、桑枝、茯苓、杜仲各15克，夜交藤、益母草、石决明（先煎）各30克，僵蚕、胆南星、法半夏各10克，陈皮、全蝎各6克。每日1剂，水煎2次，合并药汁，早、晚分服。

#### 1. 偏方

**方1　天麻全蝎散**（《小单方治大病》）

【用　料】 天麻、全蝎（去尾）各30克，当归60克。

【制　作】 上药共研末备用。

【用　法】 每服15克，每日2次，温开水送下。

【功　效】 祛风化痰，活血化瘀。适用于风痰阻络所致偏瘫、半身不遂。

**方2　三虫透骨汤**（《小单方治大病》）

【用　料】 蜈蚣1条，僵蚕、全蝎各6克，透骨草15克。

【制　作】 上药加水适量煎煮，连煎2次，将药汁合并。

【用 法】 每日1剂，分2次服。

【功 效】 祛风除痰，通经活血。适用于风痰阻络所致偏瘫，素体痰盛，半身不遂，舌强不语。

**2. 验方**

**方1 涤痰熄风汤（《谭日强医案》）**

【用 料】 法半夏、胆南星、茯苓、天麻、僵蚕各9克，石菖蒲、远志、陈皮各5克，钩藤15克，水牛角片（先煎）30克，竹沥（兑服）2匙，生姜汁（兑服）1匙，生甘草3克。

【制 作】 上药加水适量煎煮，连煎2次，将药汁合并。

【用 法】 每日1剂，分3次服。

【功 效】 涤痰开窍，镇痉熄风。适用于中风痰热阻窍，一侧偏瘫，舌强不语，痰涎壅盛，神志不清，舌苔黄腻，脉弦滑。

**方2 加味星附汤（《中医历代名方集成》）**

【用 料】 制天南星、制半夏、炮附子（先煎）、炮白附子（先煎）、制川乌（先煎）、僵蚕、天竺黄、天麻、人参、茯苓各6～9克。

【制 作】 上药加水适量煎煮，连煎2次，将药汁合并。

【用 法】 每日1剂，分3次服。

【功 效】 祛风除痰，温经散寒。适用于风痰阻络所致偏瘫，素体痰盛，四肢不温，舌苔白腻，脉滑。

### 方3 加味大醒风汤（《中医历代名方集成》）

【用 料】 制天南星、制半夏、茯苓、石菖蒲、防风各12克，独活、制附子、炒全蝎、甘草各6克。

【制 作】 上药加水适量煎煮，连煎2次，将药汁合并。

【用 法】 每日1剂，分3次服。

【功 效】 祛风除痰，通经止痉。适用于风痰阻络所致偏瘫，筋脉拘急。

## 3. 食疗方

### 方1 全蝎酒（《百病食疗大全》）

【用 料】 全蝎、僵蚕、天麻、五加皮各30克，白花蛇1条，白酒2000毫升。

【制 作】 上药加入白酒中浸泡、密封，约10日方可。

【用 法】 每服30～50毫升，每日3次。

【功 效】 祛风化痰，疏通经络。适用于风痰阻络所致偏瘫、麻木之证。

### 方2 半夏天麻粥（《百病食疗大全》）

【用 料】 制半夏、天麻、菊花各10克，小米100克。

【制 作】 将制半夏、天麻、菊花加水煎煮，取汁去渣，加入洗净的小米煮成粥，调味即可。

【用 法】 每日1剂，分2次温服食。

【功　效】 平肝熄风，燥湿化痰。适用于风痰阻络所致半身不遂。

**方3　天麻蛇肉汤**（《百病食疗大全》）

【用　料】 天麻30克，活蝎6条，蛇肉200克，生姜3片，食盐、味精各适量。

【制　作】 将蛇肉切段，与天麻、活蝎、生姜加水同煮，肉烂为度，加食盐、味精调味。

【用　法】 去药渣，食肉饮汤。

【功　效】 祛风化痰，行瘀通络。适用于风痰阻络所致偏瘫，手足麻木。

### （三）肝肾亏虚型偏瘫

症状：半身不遂，肢体瘫软，头晕耳鸣，腰膝酸软，舌形瘦、少苔，或舌体软而短缩，脉沉细。

治法：补肝肾，填精髓。

代表方：地黄饮子加减。

方药：生地黄30克，山茱萸、巴戟天、肉苁蓉、石斛、茯苓、石菖蒲、远志、麦冬、炮附子、豨莶草、牛膝各15克。每日1剂，水煎2次，合并药汁，早、晚分服。

1. 偏方

方 1　狗骨丸（《新编单方验方大全》）

【用　料】 狗胫骨（酒炙）180 克，黄芪、狗脊各 60 克，制附子、杜仲、当归、全蝎各 10 克。

【制　作】 上药研末，炼蜜为丸，如豌豆大。

【用　法】 每服 3 克，用淡盐水送下，每日 3 次。

【功　效】 补肾壮骨，活血通络。适用于肝肾亏虚所致偏瘫，软瘫无力，患肢偏痿，舌淡苔白，脉沉细无力。

方 2　豨莶草杜仲汤（《新编单方验方大全》）

【用　料】 豨莶草、杜仲各 30～60 克。

【制　作】 上药加水适量煎煮，连煎 2 次，将药汁合并。

【用　法】 每日 1 剂，分 3 次服。

【功　效】 补肝肾，利筋骨，降血压。适用于肝肾亏虚所致偏瘫，软瘫无力，患肢偏痿，关节酸痛。

方 3　药浴方（《新编单方验方大全》）

【用　料】 伸筋草、川乌、附子、桂枝、细辛、红花、生姜各 10 克。

【制　作】 上药加水适量煎煮，连煎 2 次，将药汁合并。

【用　法】 将药液倒入浴缸，放满温水并调至温度适宜，病人入缸浸浴，温度降低时需加热，每日1次，每次1小时左右，连用12个月。注意勿烫伤病人或使病人受寒。

【功　效】 补肾壮骨，温经活血，通络止痛。适用于肝肾亏虚所致偏瘫，患肢疼痛。

## 2. 验方

### 方1　沈氏中风后遗症方（《中医现代名医验方荟萃》）

【用　料】 黄芪、续断、桑寄生、丹参各30克，肉苁蓉、木瓜、杜仲各15克，乌蛇、当归、红花、菊花各10克，虎骨（代，先煎）3克，全蝎、蜂房各6克。

【制　作】 上药加水适量煎煮，连煎2次，将药汁合并。

【用　法】 每日1剂，分3次服。

【功　效】 补肾壮骨，活血通络。适用于肝肾亏虚所致偏瘫，软瘫无力，患肢偏痿，舌淡苔白，脉沉细无力。

### 方2　补肾治瘫汤（《中医现代名医验方荟萃》）

【用　料】 黄芪、桑寄生、豨莶草、丹参各30克，葛根、海藻、当归、杜仲各15克，川芎、红花、地龙、土鳖虫各10克，白花蛇1条。

【制　作】 上药水煎2次，将药汁合并。

【用　法】 每日1剂，分3次服。

【功　效】 滋补肝肾，强壮筋骨，活血通络。适用于肝肾亏虚所致偏瘫无力。

**方3　中风复原汤**（《中医现代名医验方荟萃》）

【用　料】 黄芪、黄精、丹参、牛膝、地龙各30克，枸杞子、当归、木瓜、威灵仙各15克，川芎、全蝎、水蛭各10克。

【制　作】 上药加水适量煎煮，连煎2次，将药汁合并。

【用　法】 每日1剂，分3次服。

【功　效】 滋补肝肾，益气活血，通经活络。适用于肝肾亏虚所致偏瘫，软瘫无力，患肢偏痿，舌淡苔白，脉沉细无力。

### 3. 食疗方

**方1　喇嘛酒方**（《随息居饮食谱》）

【用　料】 核桃仁、桂圆肉各120克，枸杞子、何首乌、熟地黄各30克，白术、当归、川芎、牛膝、杜仲、豨莶草、茯苓、牡丹皮各15克，砂仁、乌药各9克。

【制　作】 上药用绢袋盛之，入瓷瓶中，浸醇酒2 500毫升，隔水煎浓候冷，加滴花烧酒7 500毫升，密封7日。

【用　法】 随酒量酌饮。

【功　效】 补益肝肾，养血祛风，活络通痹。适用于肝肾亏虚所致偏瘫、风痹麻木之证。

**方2　杞果花蛇酒**（《家庭药酒》）

【用　料】 枸杞子100克，牛膝60克，丹参30克，蜈蚣

10条，白花蛇3条，白酒1 000毫升。

【制　作】 上药加入白酒中浸泡、密封，约10日即可。

【用　法】 每服30～50毫升，每日3次。

【功　效】 补益肝肾，疏通经络。适用于肝肾亏虚所致偏瘫。

**方3　桑寄生三蛇汤**（《疾病饮食疗法》）

【用　料】 三蛇（银环蛇、眼镜蛇、三索线）肉各250克，桑寄生30克，巴戟天20克，生姜4片，大枣4枚。

【制　作】 取三蛇活杀，去皮、内脏，拆骨起肉，洗净；桑寄生、巴戟天、姜、枣（去核）洗净。将蛇骨用布袋装好，与其他用料一起放入锅内，加清水适量，大火煮沸后，小火煮2个小时，汤成去蛇骨、药渣，调味即可。

【用　法】 随量饮汤食肉。

【功　效】 补益肝肾，祛风通络。适用于肝肾亏虚所致偏瘫，下肢痿软，筋脉拘挛，肢体麻痹等。

# 第三章　针对脑血管常见疾病的偏验方和食疗方

在中医临床上，常见的脑血管疾病主要为脑动脉硬化症、短暂性脑缺血、脑血栓形成、脑出血等，下面分别予以论述。

## 一、脑动脉硬化症

脑动脉硬化症是指脑部血管弥漫性硬化，管腔狭窄及小血管闭塞，致使供应脑部的血流减少，脑组织长期处于慢性供氧不足状态，神经细胞变性、坏死，胶质细胞增生，最后产生脑萎缩。其临床特点为进行性脑功能衰退，开始表现为神经衰弱症候群，逐步发展为脑弥漫性、器质性损害病变，是产生脑血管闭塞或破裂的重要因素之一。

脑动脉硬化症主要表现为头痛、眩晕、失眠、记忆力减退等症状，属中医学的“头痛”“眩晕”“不寐”“健忘”等病症范畴。本病形成的原因很多，现代医学认为，脂肪与胆固醇代谢失常、高血压、糖尿病、肥胖、吸烟及性别、年龄等，均可成为导致脑动脉硬化的因素。中医学认为，肾精亏虚，中气不足，阴阳失衡，脾肺气虚，痰浊中阻，瘀血内停，脉络阻滞等，均可致脉络失养或受损而形成脑动脉硬化。因肾主藏精，生髓充脑，脑为髓海，精足则髓充，肾精不足，则髓海失养。脾胃为后天之本，气血生化之源，脾病则运化失司，气血虚弱，或久病不愈，耗伤气血。气虚则清阳不展，清气不升，脑窍不利；血虚既致肝失所养，虚风内动，更因精血髓相互滋生，一荣俱荣，一损俱损，而致精髓不足，脑海失养。肝为风木之脏，体阴用阳，主动主升，肝之阴阳失调，则肝阳上亢，虚风内动，脑窍受扰；脾肺气虚，痰浊中阻，饮食不节，恣食肥甘，或忧思劳倦，伤及于脾，脾阳不振，健运失司，水谷不化，湿浊内停，积聚成痰；或肺气不足，宣肃失司，水津不布，津液聚而成痰；或肾虚不能化气行水，水泛为痰；或肝气郁结，气郁湿滞，酿生痰浊。痰阻经络，清阳不升，浊阴不降，脑窍失利；瘀血内停，阻滞经络，气血不能上荣，脑失所养；或瘀血阻滞，一则瘀血不去，新血不生，血虚精伤，精伤髓亏，脑海失养；二则瘀血内停，阻滞经络，气血不能上荣，脑失所养等，均可致脑动脉硬化症。下面区别证型予以论述。

### （一）肝肾阴虚型

症状：眩晕、耳鸣、腰膝酸软，神疲健忘，少寐多梦，五心烦热，颧红咽干，舌嫩红少苔，脉细数。

治法：滋阴补肾，活血化瘀。

代表方：左归丸加减。

方药：熟地黄、枸杞子、山茱萸、山药各15克，龟甲胶（烊化冲服）、牛膝、五味子、桑寄生、生决明子、地骨皮各10克，黄柏、知母、天麻、桃仁各6克。每日1剂，水煎2次，合并药汁，早、晚分服。若眩晕较甚，可加用龙骨、牡蛎、磁石以镇肝潜阳。

### 1. 偏方

#### 方1 龟甲胎盘膏（民间方）

【用 料】 龟甲300克，胎盘200克，阿胶100克，红糖500克。

【制 作】 胎盘用清水漂洗干净，切块；龟甲捣碎，同放砂锅中加水适量，小火煎煮，过滤取汁。共煎煮3次，将3次滤取的药液用小火煎煮浓缩至200毫升左右，再投入捣碎的阿胶搅拌使其溶化，最后加入红糖收膏，阴凉处贮存备用。

【用 法】 每次2匙，每日3次，空腹温开水冲服。以上为1个疗程量。

【功 效】 滋阴养血补肾。适用于肾阴虚型脑动脉硬化症。

#### 方2 黑芝麻饮（民间方）

【用 料】 黑芝麻、枸杞子、何首乌各15克，杭菊花

9克。

【制　作】 上药水煎2次,将药汁合并。

【用　法】 每日1剂,早、晚分服。

【功　效】 滋补肝肾,养阴清热。适用于肝肾阴虚型脑动脉硬化症。

**方3　五味饮**（经验方）

【用　料】 五味子、酸枣仁、桂圆肉、桑寄生、生决明子各15克。

【制　作】 上药水煎2次,将药汁合并。

【用　法】 每日1剂,早、晚分服。

【功　效】 滋阴补肾,补脑安神。适用于肾阴虚型脑动脉硬化症。

**方4　黑芝麻首乌丸**（《新编老年病及养生偏方验方全书》）

【用　料】 黑芝麻(炒)30克,生何首乌20克,槐花15克。

【制　作】 上药共为细末,炼蜜为丸,每丸重10克。

【用　法】 每次1丸,每日早、晚各服1次。

【功　效】 滋补肝肾,养阴清热。适用于肾阴虚型脑动脉硬化症。

**方5　山楂首乌茶**（经验方）

【用　料】 山楂、何首乌各15克。

【制　作】 将山楂、何首乌分别洗净，切碎，一同入锅，加水适量，浸渍2小时，再煎煮1小时，然后去渣取汤。

【用　法】 代茶饮。

【功　效】 滋阴补肾，活血化瘀。适用于肾阴虚兼血瘀型脑动脉硬化症。

**2. 验方**

**方1　丹知地黄汤**（《名中医脑血管科绝技良方》）

【用　料】 牡丹皮、知母、熟地黄、茯苓、菟丝子、山药各20克，桑寄生30克，龟甲、五味子、菊花、泽泻各15克，黄芩5克，猪脊髓1条。

【制　作】 上药水煎2次，将药汁合并。

【用　法】 每日1剂，早、晚分服。

【功　效】 滋阴补肾，清热化湿祛瘀。适用于肾阴虚兼有内热之脑动脉硬化症。

**方2　活血益脑汤**（《名中医脑血管科绝技良方》）

【用　料】 熟地黄15克，当归、石斛、五灵脂各12克，枸杞子、玉竹、地龙、郁金、川芎各10克，丹参24克，炒酸枣仁、夜交藤、合欢皮各30克，甘草6克。

【制　作】 上药水煎2次,将药汁合并。

【用　法】 每日1剂,早、晚分服。

【功　效】 滋阴补肾,活血化瘀。适用于肾阴虚型脑动脉硬化症。

**方3　萸黄决明汤**(《新编老年病及养生偏方验方全书》)

【用　料】 山茱萸、山楂肉、桂圆肉各20克,决明子、石决明(先煎)、菊花、何首乌各15克,生地黄、金银花、蒲公英、赤芍、甘草各10克。

【制　作】 上药水煎2次,将药汁合并。

【用　法】 每日1剂,早、晚分服。

【功　效】 滋阴补肾潜阳,活血化瘀清热。适用于肾阴虚型脑动脉硬化症。

**方4　益脑活血方**(经验方)

【用　料】 石菖蒲、熟地黄、何首乌、枸杞子、虎杖、女贞子各12克,丹参15克,川芎、山楂、益智仁各9克,红花、远志各6克。

【制　作】 上药水煎2次,将药汁合并。

【用　法】 每日1剂,早、晚分服。

【功　效】 滋阴补肾,活血化瘀。适用于肾阴虚型脑动脉硬化症。

方 5　参地归精汤（经验方）

【用　料】 丹参、生地黄、当归、黄精、枸杞子、夏枯草各 18 克，玄参、川芎各 15 克，麦冬 12 克，石菖蒲、牛膝、姜黄各 10 克。

【制　作】 上药水煎 2 次，将药汁合并。

【用　法】 每日 1 剂，早、晚分服。

【功　效】 滋阴补肾，活血化瘀。适用于肾阴虚型脑动脉硬化症。

### 3. 食疗方

方 1　首乌泽泻粥（民间方）

【原　料】 何首乌、泽泻各 15 克，粳米 80 克，白糖适量。

【制　作】 将何首乌、泽泻研成细末，将此细末与粳米一起入锅加清水煮粥，用白糖调味。

【用　法】 此粥可每日取代早饭食用。

【功　效】 滋阴补肾，化湿去脂。适用于肾阴虚型脑动脉硬化症。

方 2　泽泻枸杞荷叶粥（民间方）

【原　料】 泽泻、枸杞子各 15 克，鲜荷叶 1 张，小米 100 克，白糖适量。

【制　作】 泽泻研成细末；荷叶洗净，去荷叶的蒂及边沿待用。将泽泻末、枸杞子及小米一起入锅，并加入适量清水，然后将荷叶盖在锅中的水面上，加热煮粥。粥熟后加入白糖调味。

【用　法】 每日早、晚各服食1次。

【功　效】 滋阴补肾，化湿去脂。适用于肾阴虚型脑动脉硬化症。

### 方3　枸杞鸡蛋羹（经验方）

【原　料】 鸡蛋2个，枸杞子、海带丝各15克，食盐适量。

【制　作】 将鸡蛋打入碗中，加入枸杞子、海带丝后加适量清水及食盐搅匀，入锅蒸熟即可。

【用　法】 每日食用1次。

【功　效】 滋阴补肾，化脂祛痰。适用于肾阴虚型脑动脉硬化症。

### 方4　海参芹菜鸭肉汤（《饮食本草》）

【用　料】 已发海参500克，瘦鸭1只，芹菜2棵，生姜2片，调料适量。

【制　作】 将芹菜去叶，洗净；鸭子去内脏及尾爪，洗净，放入沸水中煮10分钟取出；海参洗净，切块，锅内下植物油加热放入葱、姜爆炒，加入适量水烧沸，放入海参煮5分钟捞出，清水冲洗去腥味。锅内加水2 000毫升烧沸，放入鸭肉、芹菜、姜片、海参，用小火煲3小时，用食盐调味即可。

【用　法】　佐餐食用。

【功　效】　滋阴补肾，化湿清肝。适用于肾阴虚型脑动脉硬化症。

### 方5　黑木耳粥（《饮食本草》）

【用　料】　黑木耳5克，大米50克，蜂蜜少许。

【制　作】　黑木耳泡发后洗净，与大米煮粥，粥熟后加蜂蜜即可。

【用　法】　佐餐食用，每日1次。

【功　效】　滋阴补肾祛瘀。适用于肾阴虚型脑动脉硬化症。

## （二）肾阳虚型

症状：眩晕、耳鸣、腰膝酸软，遗精滑泄，神疲健忘，少寐多梦，形寒肢冷，面色㿠白或黧黑，舌质胖嫩，脉沉细。

治法：温阳补肾，活血化瘀。

代表方：右归丸（汤）加减。

方药：制附子6克，肉桂3克，鹿角胶（烊化冲服）、决明子、桃仁各10克，熟地黄、山药、山茱萸、枸杞子、杜仲、当归各12克。每日1剂，水煎2次，合并药汁，早、晚分服。若眩晕较甚，可加用龙骨、牡蛎、磁石以潜镇浮阳。方中附子、肉桂刚燥，不宜久服，可改用巴戟天、淫羊藿等温润之品，以期助阳而不伤阴。

### 1. 偏方

**方1 芝麻核桃饮**（民间方）

【用　料】 炒黑芝麻、核桃仁、枸杞子、补骨脂、决明子、石菖蒲、地龙各10克。

【制　作】 上药水煎2次，将药汁合并。

【用　法】 每日1剂，早、晚分服。

【功　效】 温阳补肾，健脑开窍，活血通络。适用于肾阳虚型脑动脉硬化症。

**方2 芝麻核桃丸**（民间方）

【用　料】 炒黑芝麻、核桃仁、决明子、枸杞子、补骨脂、肉桂各10克，水蛭、丹参各12克，地龙、黄芪各30克。

【制　作】 上药共为细末，炼蜜为丸，每丸重10克。

【用　法】 每次服1丸，每日2次。

【功　效】 温阳补肾，活血化瘀。适用于肾阳虚型脑动脉硬化症。

**方3 加减还少丹**（民间方）

【用　料】 熟地黄、肉苁蓉、怀牛膝、山药、党参、丹参各15克，远志6克，茯苓、楮实子各12克，石菖蒲10克，大枣5枚。

【制　作】 上药水煎2次,将药汁合并。

【用　法】 每日1剂,早、晚分服。

【功　效】 益气温阳,补肾健脑,活血化瘀。适用于肾阳虚型脑动脉硬化症。

**2. 验方**

**方1　升阳益脑汤**(《名中医脑血管科绝技良方》)

【用　料】 黄芪30克,党参、熟地黄、枸杞子、何首乌、山茱萸、肉苁蓉、菟丝子各15克,升麻、僵蚕、石菖蒲、川芎、当归各10克。

【制　作】 上药水煎2次,将药汁合并。

【用　法】 每日1剂,早、晚分服。30日为1个疗程。

【功　效】 益气温阳补肾,活血化瘀开窍。适用于肾阳虚型脑动脉硬化症。

**方2　补肾汤**(《名中医脑血管科绝技良方》)

【用　料】 熟地黄、茯苓、菟丝子、山药各20克,桑寄生30克,巴戟天、淫羊藿、龟甲、五味子、菊花、泽泻各15克,猪脊髓1条。

【制　作】 上药水煎2次,将药汁合并。

【用　法】 每日1剂,早、晚分服。

【功　效】 壮阳补肾,健脑安神。适用于肾阳虚型脑动脉硬化症。

**方3　益脑灵汤**（《名中医脑血管科绝技良方》）

【用　料】 熟地黄、怀山药、牛膝、肉苁蓉、丹参各15克，山茱萸、龟甲、当归、川芎、远志、石菖蒲各10克，全蝎5克。

【制　作】 上药水煎2次，将药汁合并。

【用　法】 每日1剂，早、晚分服。

【功　效】 壮阳补肾，通络化瘀。适用于肾阳虚型脑动脉硬化症。

**方4　地黄补肾汤**（经验方）

【用　料】 熟地黄、白茯苓各12克，巴戟天、山茱萸、石斛、附子、川芎各9克，肉苁蓉、五味子各6克，丹参、石菖蒲、远志各15克。

【制　作】 上药水煎2次，将药汁合并。

【用　法】 每日1剂，早、晚分服。

【功　效】 温阳补肾，活血化瘀，健脑安神。适用于肾阳虚型脑动脉硬化症。

**方5　黄芪淫羊藿汤**（民间方）

【用　料】 生黄芪25克，淫羊藿、鹿角霜、巴戟天、茯苓、海藻、法半夏各10克，何首乌、麦冬各15克，水蛭6克，炒杏仁 3 克。

【制　作】 上药水煎 2 次,将药汁合并。

【用　法】 每日 1 剂,早、晚分服。

【功　效】 温阳填精,化痰祛瘀。适用于肾阳虚并痰瘀内阻型脑动脉硬化症。

### 方 6　参乌汤（经验方）

【用　料】 红参 6 克,何首乌、黄芪、巴戟天、山茱萸、丹参各 15 克,石菖蒲、川芎、水蛭各 10 克。

【制　作】 上药水煎 2 次,将药汁合并。

【用　法】 每日 1 剂,早、晚分服。

【功　效】 益气温阳补肾,活血化瘀通络。适用于肾阳虚型脑动脉硬化症。

## 3. 食疗方

### 方 1　鹿角胶粥（《疾病饮食疗法》）

【用　料】 鹿角胶 20 克,枸杞子 30 克,粳米 100 克。

【制　作】 先煮粳米和枸杞子为粥后,加入鹿角胶,使其溶化,再煮二三沸即可。

【用　法】 早晨空腹以粥待食,可稍加糖调味。半个月为 1 个疗程。

【功　效】 滋养补肾。适用于肾阳虚型脑动脉硬化症。

**方2 胡桃首乌炖猪脑**（《百病食疗大全》）

【用　料】 核桃仁30克，何首乌20克，天麻10克，猪脑1个，调味品适量。

【制　作】 将天麻切片，何首乌布包，猪脑去筋膜备用。锅中放清水、天麻、核桃、何首乌，小火炖沸后，下猪脑，煮至脑熟，去药包。

【用　法】 调味酌量服食。

【功　效】 温阳补肾，镇静熄风。适用于肾阳虚型脑动脉硬化症。

**方3 核桃仁粥**（《家庭药膳全书》）

【用　料】 核桃仁、粳米各50克，蜂蜜10克。

【制　作】 将粳米加适量水煮粥，粥熟时，将核桃仁(捣碎)及蜂蜜拌入米粥内即可。

【用　法】 佐餐食用。

【功　效】温阳补肾。适用于肾阳虚型脑动脉硬化症。

**方4 首乌核桃仁粥**（《家庭药膳全书》）

【用　料】 何首乌30克，核桃仁、粳米各50克，大枣5枚。

【制　作】 先将何首乌放入砂锅内，加清水适量煎取浓汁，去渣后与粳米、大枣同煮为粥，粥熟时拌入核桃仁(捣碎)即可。

【用　法】 佐餐服食,每日1次。

【功　效】 温阳填精补肾。适用于肾阳虚型脑动脉硬化症。

### 方5　首乌归鹿鸡肉汤(《疾病饮食疗法》)

【用　料】 何首乌、当归身、鹿角胶、山楂各20克,鸡肉250克。

【制　作】 将何首乌、当归、山楂用纱布包,与鸡肉一起加水共煮,肉熟时加入鹿角胶微煮使之溶化,调味即可。

【用　法】 食肉,饮汤。

【功　效】 温阳补肾,活血化瘀。适用于肾阳虚型脑动脉硬化症。

## (三)气血亏虚型

症状:眩晕,动则加甚,劳累则发,神疲懒言,气短声怯,心悸怔忡,健忘少寐,纳谷不香,面色㿠白或萎黄,唇甲无华,舌质淡嫩,边有齿痕,脉细弱。

治法:补气养血,化湿祛瘀。

代表方:归脾汤加减。

方药:黄芪15克,人参、炙甘草、木香、桃仁各6克,白术12克,当归、茯神、酸枣仁、桂圆肉各12克,远志、生决明子各10克,大枣5枚。每日1剂,水煎2次,合并药汁,早、晚分服。

### 1. 偏方

**方 1 银杏龙眼茶**(民间方)

【用 料】 银杏 3 个,桂圆肉 7 枚。
【制 作】 加水同煎。
【用 法】 喝汤,吃银杏、桂圆肉,每日空腹顿服。
【功 效】 补气养血安神,益肺定喘。适用于气血亏虚型脑动脉硬化症。

**方 2 山楂黄精茶**(民间方)

【用 料】 山楂、黄精各 15 克。
【制 作】 将山楂、何首乌分别洗净,切碎,一同入锅,加水适量,浸渍 2 小时,再煎煮 1 小时,然后去渣取汤。
【用 法】 代茶饮用。
【功 效】 补气养血,活血祛瘀。适用于气血亏虚型脑动脉硬化症。

**方 3 花生壳饮**(《家庭医药》)

【用 料】 花生壳 100 克,黄精、何首乌各 15 克,大枣 5 枚。
【制 作】 上药水煎 2 次,将药汁合并。
【用 法】 每日 1 剂,早、晚分服。
【功 效】 补气养血,化湿祛瘀。适用于气血亏虚型脑动脉硬化症。

**方4　党参当归蜂蜜膏**（民间方）

【用　料】 党参、当归各150克，蜂蜜250克。

【制　作】 将党参、当归捣碎，加适量水煎煮2次，合并煎液浓缩，加入蜂蜜成膏。

【用　法】 每次服15克，每日3次。

【功　效】 补气养血，活血化瘀。适用于气血亏虚型脑动脉硬化症。

**方5　参归天麻决明汤**（《偏方大全》）

【用　料】 党参、当归、天麻、决明子各10克。

【制　作】 上药水煎2次，将药汁合并。

【用　法】 每日1剂，早、晚分服。

【功　效】 补气养血，清肝熄风，活血祛瘀。适用于气血亏虚型脑动脉硬化症。

**2. 验方**

**方1　归芪地黄汤**（《名中医脑血管科绝技良方》）

【用　料】 黄芪50克，当归25克，熟地黄、鲜地黄、麦冬、远志各20克，山茱萸、杜仲各15克，桂枝、地龙、五味子各10克。

【制　作】 上药水煎2次，将药汁合并。

【用　法】 每日1剂,早、晚分服。

【功　效】 益气养血补肾,活血化瘀通络。适用于气血亏虚型脑动脉硬化症。

**方2　参芪止眩汤**(《名中医脑血管科绝技良方》)

【用　料】 党参、黄芪、水蛭、地龙、石菖蒲、鲜地黄各15克,当归、丹参、川芎各20克,胆南星12克,甘草9克。

【制　作】 上药水煎2次,将药汁合并。

【用　法】 每日1剂,早、晚分服。

【功　效】 补气养血,化痰祛瘀,通络开窍。适用于气血亏虚型脑动脉硬化症。

**方3　黄芪茯苓汤**(《中国现代名医验方荟海》)

【用　料】 生黄芪25克,茯苓、海藻、法半夏各10克,山茱萸、枸杞子、何首乌、麦冬各15克,水蛭6克,炒杏仁3克。

【制　作】 上药水煎2次,将药汁合并。

【用　法】 每日1剂,早、晚分服。

【功　效】 补气养血,化痰祛瘀。适用于气血亏虚型脑动脉硬化症。

**方4　加味归脾汤**(《中国现代名医验方荟海》)

【用　料】 黄芪20克,茯苓、炒酸枣仁各15克,党参、当归、川芎、桂圆肉、远志、熟地黄、制何首乌各12克，炒白术、阿胶（烊化分2次冲服）各10克，大枣5枚。

【制　作】 上药水煎2次，将药汁合并。

【用　法】 每日1剂，早、晚分服。

【功　效】 补气养血，安神益志。适用于气血亏虚型脑动脉硬化症。

**方5　益气聪明汤**（《中国现代名医验方荟海》）

【用　料】 黄芪、丹参各20克，党参、葛根各15克，升麻5克，蔓荆子、川芎各12克，黄柏8克，白芍、甘草各10克。

【制　作】 上药水煎2次，将药汁合并。

【用　法】 每日1剂，早、晚分服。

【功　效】 补气养血，化瘀止痛。适用于气血亏虚型脑动脉硬化症。

### 3. 食疗方

**方1　山药莲子芡实汤**（《疾病饮食疗法》）

【用　料】 山药、莲子、芡实各30克，红糖少许。

【制　作】 将山药、莲子、芡实加水适量共煮。待熟时加入红糖稍煮即可。

【用　法】 佐餐食用。

【功　效】 健脾补气养血。适用于气血亏虚型脑动脉硬化症。

### 方2　桂圆花生小豆汤(《疾病饮食疗法》)

【用　料】　大枣、干桂圆各7枚,花生仁1把,红小豆适量。

【制　作】　先把红小豆用凉水泡开,然后与大枣、桂圆、花生仁共煮至熟即可。

【用　法】　佐餐食用。

【功　效】　补气养血,健脾利湿。适用于气血亏虚型脑动脉硬化症。

### 方3　桂圆鸡蛋茶(《疾病饮食疗法》)

【用　料】　桂圆(带壳)15～30克,鸡蛋1枚。

【制　作】　将桂圆洗净,加水适量煎煮,然后打入鸡蛋煮成荷包蛋即可。

【用　法】　代茶饮,吃鸡蛋及桂圆肉。

【功　效】　养血安神。适用于气血亏虚型脑动脉硬化症。

### 方4　玉米粉粥(《饮食本草》)

【用　料】　玉米粉、粳米各50克,大枣5枚。

【制　作】　将玉米粉加清水适量调匀备用。将粳米、大枣加水适量煮粥,粥将成时加入调匀的玉米粉,再煮至粥稠即可。

【用　法】 每日服食1～2次。

【功　效】 补气养血。适用于气血亏虚型脑动脉硬化症。

**方5　赤豆燕麦粥**（《饮食本草》）

【用　料】 燕麦片100克，赤小豆50克。

【制　作】 将赤小豆洗净入锅，加水适量，用小火煮至赤豆熟烂开花，下入燕麦片搅匀即可。

【用　法】 早、晚餐分食。

【功　效】 补气，养血，健脾。适用于气血亏虚型脑动脉硬化症。

### （四）肝阳上亢型

症状：眩晕耳鸣，头痛且胀，面色潮红，急躁易怒，失眠多梦，每遇恼怒或烦劳则加重，目赤，口苦，尿赤，便秘，舌红苔黄燥，脉弦或弦数。

治法：平肝潜阳，活血化瘀。

代表方：天麻钩藤饮加减。

方药：天麻15克，钩藤（后下）10克，石决明（先煎）30克，黄芩、栀子各10克，益母草、牛膝各15克，杜仲、桑寄生、夜交藤、茯神各12克。每日1剂，水煎2次，合并药汁，早、晚分服。可加菊花、白蒺藜、夏枯草，以增强平肝潜阳之功。若肝火较盛者，可加龙胆草清肝火。

## 1. 偏方

**方1 脑清茶**(民间方)

【用 料】 炒决明子25克,甘菊花、夏枯草、陈皮、何首乌、五味子各3克,麦冬、枸杞子、桂圆各6克,桑葚12克。

【制 作】 上药共为粗末。

【用 法】 沸水冲泡,代茶饮。

【功 效】 养阴平肝潜阳。适用于肝阳上亢型脑动脉硬化症。

**方2 枯草决明茶**(《新编老年病及养生偏方验方全书》)

【用 料】 夏枯草40克,决明子30克,白糖10克。

【制 作】 将前2味药水煎2次,两煎药液混合,加入白糖搅匀即可。

【用 法】 每日1剂,每剂分早、中、晚3次服。

【功 效】 平肝潜阳。适用于肝阳上亢型脑动脉硬化症。

**方3 珍珠母枯草煎**(《新编老年病及养生偏方验方全书》)

【用 料】 珍珠母(先煎)30克,夏枯草15克,麦冬10克,野菊花9克。

【制 作】 上药水煎2次,将药汁合并。

【用 法】 每日1剂,早、晚分服。

【功　效】 养阴平肝潜阳。适用于肝阳上亢型脑动脉硬化症。

**方4　四草芍药茶**（《新编老年病及养生偏方验方全书》）

【用　料】 夏枯草12克，益母草9克，龙胆草、甘草、白芍各6克。

【制　作】 上药水煎2次，将药汁合并。

【用　法】 每日1剂，早、晚分服。4周为1个疗程。

【功　效】 养阴平肝潜阳，化湿活血祛瘀。适用于肝阳上亢型脑动脉硬化症。

**方5　白芍杜仲枯草茶**（《新编老年病及养生偏方验方全书》）

【用　料】 生白芍、生杜仲、夏枯草各15克，生黄芩6克。

【制　作】 将前3味药先煎30分钟，然后放入黄芩再煎5分钟即可，每剂煎2次。

【用　法】 每日1剂，早、晚分服。

【功　效】 平肝潜阳，清热化湿。适用于肝阳上亢型脑动脉硬化症。

## 2. 验方

### 方 1　平肝清晕汤(《名中医脑血管科绝技良方》)

【用　料】 熟地黄、枸杞子、何首乌、丹参各 20 克,天麻、钩藤(后下)、怀山药、葛根各 15 克,山茱萸、杭菊花、白蒺藜、石菖蒲、甘草各 10 克。

【制　作】 上药先用 500 毫升冷水浸泡 30 分钟,再用小火煎至 150 毫升药液滤出。第二煎用冷水 300 毫升煎至 120 毫升,将 2 次煎液混合。

【用　法】 每日 1 剂,早、晚分服。

【功　效】 滋补肝肾,平肝潜阳,活血祛瘀。适用于肝阳上亢型脑动脉硬化症。

### 方 2　首乌黄精汤(《名中医脑血管科绝技良方》)

【用　料】 何首乌、黄精、丹参、钩藤(后下)各 15 克,天麻、川芎、制天南星(先煎)、石菖蒲、远志各 10 克。生龙骨(先煎)、生牡蛎(先煎)各 30 克。

【制　作】 上药水煎 2 次,将药汁合并。

【用　法】 每日 1 剂,早、晚分服。

【功　效】 平肝潜阳,化痰开窍。适用于肝阳上亢型脑动脉硬化症。

### 方3　首乌天麻钩藤汤（《名中医脑血管科绝技良方》）

【用　料】 何首乌30克，天麻、钩藤（后下）、鲜地黄、桑寄生、决明子、菊花、防风各20克，龙胆草、牡丹皮、丹参各15克。

【制　作】 上药水煎2次，将药汁合并。

【用　法】 每日1剂，早、晚分服。

【功　效】 滋阴平肝，清热化湿，活血祛瘀。适用于肝阳上亢型脑动脉硬化症。

### 方4　滋阴平肝汤（经验方）

【用　料】 丹参、生地黄、当归、黄精、枸杞子、夏枯草各18克，玄参、川芎各15克，麦冬12克，石菖蒲、茯苓、天麻各10克，珍珠母（先煎）、龙齿（先煎）各30克。

【制　作】 上药水煎2次，将药汁合并。

【用　法】 每日1剂，早、晚分服。

【功　效】 养阴清热，平肝潜阳，活血祛瘀。适用于肝阳上亢型脑动脉硬化症。

### 方5　丹楂槐花汤（《新编老年病及养生偏方验方全书》）

【用　料】 丹参、山楂、槐花、木贼各25克，黄精、牛膝、赤芍、何首乌、虎杖、徐长卿、川芎各15克。

【制　作】 上药水煮2次，将药汗合并。

【用 法】 每日1剂,早、晚分服。

【功 效】 滋阴养肝,清热化湿,活血祛瘀。适用于肝阳上亢型脑动脉硬化症。

### 3. 食疗方

**方1 燕麦绿豆粥**(《饮食本草》)

【用 料】 燕麦、绿豆、扁豆、赤小豆各30克,红糖适量。

【制 作】 将燕麦、绿豆、扁豆、赤小豆共为粉,加适量水煮粥,待熟时加入红糖再煮一二沸即可。

【用 法】 早、晚分食。

【功 效】 化脂清热,祛湿健脾。适用于肝阳上亢兼湿热内阻型脑动脉硬化症。

**方2 石决明大米粥**(《饮食本草》)

【用 料】 大米100克,石决明30克。

【制 作】 先将石决明打碎,入砂锅内加水500毫升,用大火煎煮1小时,去渣取汁,入大米,再加水400毫升,用小火煮成稀粥。

【用 法】 早、晚温热食用,7日为1个疗程。

【功 效】 平肝潜阳。适用于肝阳上亢型脑动脉硬化症。

**方3　荷叶蒸米沙肉片**（《饮食本草》）

【用　料】 大米250克，荷叶5张（如用干荷叶需用水泡软），猪瘦肉200克，酱油、食盐、淀粉、植物油各适量。

【制　作】 荷叶洗净，切10块；大米压磨成粗沙大小。猪肉洗净，切成厚片，加酱油、食盐、淀粉、植物油拌匀，然后与米沙混合，用荷叶包成长块形，入蒸笼蒸30分钟即可。

【用　法】 佐餐食用。

【功　效】 清热化湿，化脂散瘀。适用于肝阳上亢兼暑湿瘀阻之脑动脉硬化症。

**方4　山楂苹果芹菜羹**（《新编老年病及养生偏方验方全书》）

【用　料】 鲜山楂、苹果各30克，鲜芹菜3根，冰糖10克。

【制　作】 将山楂、苹果、芹菜洗净，切碎，加适量水，隔水蒸煮30分钟，再加入冰糖即可。

【用　法】 佐餐食用，每日1次。

【功　效】 清热平肝潜阳，活血祛瘀。适用于肝阳上亢型脑动脉硬化症。

## （五）痰浊壅阻型

症状：眩晕、耳鸣，头重如蒙，胸闷恶心，肢体沉重，形体肥胖，乏力，脘胀纳呆，舌苔白腻，脉濡滑。

治法：健脾燥湿，活血化瘀。

代表方：半夏白术天麻汤加减。

方药：半夏、天麻、白术、茯苓、丹参各15克，陈皮、桃仁、地龙各12克，甘草5克，姜5片，大枣5枚。每日1剂，水煎2次，合并药汁，早、晚分服。若眩晕甚且呕吐频者，可加代赭石、胆南星、竹茹以镇逆止呕。

**1. 偏方**

**方1　荷叶山楂茶**（《新编老年病及养生偏方验方全书》）

【用　料】　干荷叶60克，花生叶15克，生山楂、生薏苡仁各10克，陈皮5克，茶叶6克。

【制　作】　上药共研细末，用沸水冲泡。

【用　法】　当茶饮用。

【功　效】　健脾利湿，活血化瘀。适用于痰浊壅阻型脑动脉硬化症。

**方2　白矾郁金丸**（《新编老年病及养生偏方验方全书》）

【用　料】　白矾、郁金各等份。

【制　作】　上药研末，炼蜜为丸，每丸重6克。

【用　法】　每次服1丸，每日3次。20日为1个疗程，连服2～3个疗程。

【功　效】　祛痰化瘀。适用于痰浊壅阻型脑动脉硬化症。

方3 南星决明子丸（《新编老年病及养生偏方验方全书》）

【用　料】 制天南星、决明子、肉桂、蚕沙、黑大豆皮各100克。

【制　作】 上药研末，炼蜜为丸，每丸重6克。

【用　法】 每次服1丸，每日3次。30日为1个疗程。

【功　效】 化痰祛湿。适用于痰浊壅阻型脑动脉硬化症。

方4 加味清震汤（《民间偏方大全》）

【用　料】 升麻6克，苍术、全荷叶各30克，葛根、丹参各15克。

【制　作】 上药水煎2次，将药汁合并。

【用　法】 每日1剂，早、晚分服。

【功　效】 健脾燥湿，活血化瘀。适用于痰浊壅阻型脑动脉硬化症。

**2. 验方**

方1 芪苓半夏汤（《名中医脑血管科绝技良方》）

【用　料】 生黄芪25克，茯苓、海藻、法半夏、胆南星、陈皮各10克，何首乌、麦冬各15克，水蛭6克，炒杏仁3克。

【制　作】 上药水煎2次，将药汁合并。

【用　法】 每日1剂，早、晚分服。

【功　效】 益气健脾，燥湿化痰，活血化瘀。适用于痰浊壅阻型脑动脉硬化症。

**方2　天麻钩藤陈夏汤**（《名中医脑血管科绝技良方》）

【用　料】 天麻、钩藤（后下）、陈皮各20克，半夏、白术、茯苓、熟地黄、何首乌各15克，桂枝、川芎各10克。

【制　作】 上药水煎2次，将药汁合并。

【用　法】 每日1剂，早、晚分服。

【功　效】 祛风化痰，活血化瘀。适用于痰浊壅阻型脑动脉硬化症。

**方3　半夏橘红汤**（《辽宁中医杂志》）

【用　料】 半夏、橘红各20克，山楂30克，茯苓、泽泻各15克，白术12克，姜黄、丹参各10克。

【制　作】 上药水煎2次，将药汁合并。

【用　法】 每日1剂，早、晚分服。3个月为1个疗程。

【功　效】 健脾燥湿，行气化痰，活血化瘀。适用于痰浊壅阻型脑动脉硬化症。

**方4　陈皮茯苓汤**（《四川中医》）

【用　料】 陈皮20克，茯苓25克，丹参30克，法半夏、枳实各15克，白术、山楂、广木香、红花各10克，黄连、水蛭各8克。

【制　作】 上药水煎2次,将药汁合并。

【用　法】 每日1剂,早、晚分服。1个月为1个疗程。

【功　效】 行气化痰,清热燥湿,活血化瘀。适用于痰浊壅阻型脑动脉硬化症。

方5　加味半夏白术天麻汤(《名中医脑血管科绝技良方》)

【用　料】 半夏、天麻、桂枝各10克,白术、云茯苓各30克,葛根、炒白芍、地龙各12克,川芎、甘草各6克。

【制　作】 上药水煎2次,将药汁合并。

【用　法】 每日1剂,早、晚分服。

【功　效】 祛风化痰,健脾燥湿,活血化瘀。适用于痰浊壅阻型脑动脉硬化症。

**3. 食疗方**

方1　木耳黄豆薏米汤(《饮食本草》)

【用　料】 木耳、薏苡仁、白果各30克,黄豆150克,生姜1片,食盐适量。

【制　作】 黄豆和薏苡仁洗净;木耳用清水浸软后洗净;白果去壳,放入沸水中浸片刻,取出去衣去心。锅内加适量水烧沸,放入木耳、薏苡仁、白果、黄豆、生姜,用小火煲2小时,加入食盐调味即可。

【用　法】 每周食用1次。

【功　效】 健脾利湿，活血化瘀。适用于痰浊壅阻型脑动脉硬化症。

**方2　橘子羹**（《饮食本草》）

【用　料】 橘子300克，桂花糖30克，山楂糕40克，白糖50克。

【制　作】 橘子去皮、核及橘络，切丁。锅内加水烧热，放入白糖，待糖水沸时，放入橘子丁、桂花糖及山楂糕拌匀即可。

【用　法】 佐餐食用。

【功　效】 行气健脾，祛痰化湿，活血化瘀。适用于痰浊壅阻型脑动脉硬化症。

**方3　荷叶茯苓粥**（《家庭药膳全书》）

【用　料】 荷叶30克，茯苓20克，粳米50克。

【制　作】 先将荷叶、茯苓水煎去渣，然后加入粳米煮粥。

【用　法】 佐餐食用。

【功　效】 健脾化湿，降脂宁神，解暑。适用于痰浊壅阻型脑动脉硬化症。

**方4　海带白菜汤**（《疾病饮食疗法》）

【用　料】 海米20克，白菜心500克，海带丝、冬笋各30克，水发冬菇2个，大葱、食盐、白糖、料酒各少许，高汤60

毫升，香油 3 克，味精适量。

【制　作】 先将海米、海带丝、冬笋、冬菇放入锅内加水炖煮，将熟时入白菜心、高汤微煮，再放入其他调料即可。

【用　法】 佐餐食用。

【功　效】 补肾健脾，化痰利湿，清利肠胃。适用于痰浊壅阻型脑动脉硬化症。

### （六）瘀血阻络型

症状：眩晕、头痛、面色黧黑，舌质紫暗，或舌边有瘀点瘀斑，脉涩或细涩。

治法：活血化瘀通络。

代表方：通窍活血汤加减。

方药：桃仁、红花、赤芍、川芎各 10 克，麝香（代，研细末，分 2 次冲服）0.3 克，姜 5 片，葱 6 克，大枣 5 枚，黄酒（冲服）10 毫升。每日 1 剂，水煎 2 次，合并药汁，早、晚分服。可酌加其他活血药及虫类药，如全蝎、蜈蚣、地龙搜剔之品，以增活血通窍之力。

#### 1. 偏方

**方 1　山楂红花茶**（民间方）

【用　料】 绿茶 2 克，红花 6 克，生山楂片 25 克。

【制　作】 上药加水 400 毫升，煮沸 5 分钟即可。

【用　法】 每日 1 剂，每剂分 3 次温饮。

【功 效】 活血化瘀,通络止痛。适用于瘀血阻络型脑动脉硬化症。

**方 2 僵蚕地龙丸**(《新编老年病及养生偏方验方全书》)

【用 料】 僵蚕、地龙各等份。

【制 作】 将上药共研细末,水泛为丸。

【用 法】 每次服 6 克,每日 2 次。10 日为 1 个疗程。

【功 效】 活血化瘀,熄风通络。适用于瘀血阻络型脑动脉硬化症。

**方 3 牛膝丹参大黄饮**(《新编老年病及养生偏方验方全书》)

【用 料】 川牛膝、丹参各 30 克,酒大黄 6 克。

【制 作】 上药水煎 2 次,将药汁合并。

【用 法】 每日 1 剂,早、晚分服。

【功 效】 活血化瘀通络。适用于瘀血阻络型脑动脉硬化症。

**方 4 桃仁煎**(《新编老年病及养生偏方验方全书》)

【用 料】 桃仁 20 克。

【制 作】 上药加水适量,煎煮 30 分钟。

【用 法】 每日 1 剂,饮汤,食桃仁。

【功 效】 活血化瘀。适用于瘀血阻络型脑动脉硬化症。

方 5 活络效灵汤(《实用中医药杂志》)

【用　料】 当归、丹参、乳香、没药各 10 克。

【制　作】 上药水煎 2 次,将药汁合并。

【用　法】 每日 1 剂,早、晚分服。10 日为 1 个疗程。

【功　效】 活血化瘀,通络止痛。适用于瘀血阻络型脑动脉硬化症。

## 2. 验方

方 1 通脉舒脑汤(《名中医脑血管科绝技良方》)

【用　料】 川芎、何首乌、黄精各 25 克,丹参、石菖蒲 20 克,牛膝 18 克,天麻、龟甲各 15 克,水蛭、郁金、山楂、人参各 12 克。

【制　作】 上药水煎 2 次,将药汁合并。

【用　法】 每日 1 剂,早、晚分服。

【功　效】 益气养血,活血化瘀,开窍镇静。适用于瘀血阻络型脑动脉硬化症。

方 2 脑脉通(《名中医脑血管科绝技良方》)

【用　料】 水蛭(研末冲服)9 克,川芎 20 克,丹参、葛根各 30 克,赤芍 15 克,石菖蒲 12 克,甘草 6 克。

【制　作】 上药水煎 2 次,将药汁合并。

【用　法】 每日 1 剂,早、晚分服。

【功　效】 活血化瘀通络。适用于瘀血阻络型脑动脉硬化症。

**方3　芍药党参汤**（《新编老年病及养生偏方验方全书》）

【用　料】 赤芍、白芍、党参各15克，茺蔚子、生地黄、红花各12克，牡丹皮、当归、小蓟、广地龙各10克。

【制　作】 上药水煎2次，将药汁合并。

【用　法】 每日1剂，早、晚分服。

【功　效】 益气活血，化瘀通络。适用于瘀血阻络型脑动脉硬化症。

**方4　黄芪水蛭汤**（《山西中医》）

【用　料】 黄芪20克，山楂、决明子各15克，泽泻、陈皮、土鳖虫各10克，水蛭、三七各8克。

【制　作】 上药水煎2次，将药汁合并。

【用　法】 每日1剂，早、晚分服。30日为1个疗程。

【功　效】 益气活血，化瘀通络，利湿降脂。适用于瘀血阻络型脑动脉硬化症、高脂血症。

**方5　决明水蛭汤**（《湖南中医杂志》）

【用　料】 决明子、何首乌各20克，生山楂、蒲黄、丹参、泽泻各15克，柴胡、水蛭各10克，大黄8克。

【制　作】 上药水煎2次，将药汁合并。

【用　法】 每日1剂,早、晚分服。30日为1个疗程。

【功　效】 补血活血,化瘀通络,利湿降脂。适用于瘀血阻络型脑动脉硬化症、高脂血症。

### 3. 食疗方

**方1　木耳桃仁糕**(《家庭药膳全书》)

【用　料】 黑木耳、桃仁、蜂蜜各60克。

【制　作】 将黑木耳温水泡开,洗净,与桃仁共捣为泥,加入蜂蜜搅拌蒸熟。

【用　法】 分4日吃完。

【功　效】 活血化瘀,通络降脂。适用于瘀血阻络型脑动脉硬化症。

**方2　泽泻山楂粥**(民间方)

【用　料】 泽泻20克,鲜山楂50克,粳米100克。

【制　作】 将泽泻研成细末,将山楂去核后捣成泥状,然后将泽泻末与山楂泥及粳米一同入锅加清水煮粥。

【用　法】 此粥可每日取代早饭食用。

【功　效】 活血化瘀,利湿降脂。适用于瘀血阻络型脑动脉硬化症。

**方3　山楂茶**(《新编老年病及养生偏方验方全书》)

【用　料】 生山楂10个,冰糖30克。

【制 作】 水煎。

【用 法】 每日1剂,早、中、晚3次分服。

【功 效】 活血化瘀消积。适用于瘀血阻络型脑动脉硬化症。

**方4 山楂大蒜粥**(《疾病饮食疗法》)

【用 料】 山楂肉30克,紫皮大蒜30~50克,粳米100克。

【制 作】 大蒜去皮,放沸水中煮1分钟左右后捞出。将粳米、山楂肉放入煮蒜的水中煮成稀粥,然后将蒜放入,同煮为粥。

【用 法】 佐餐食用,每日1~2次。

【功 效】 活血化瘀,降脂降压,杀菌消炎,软化血管。适用于瘀血阻络型脑动脉硬化症。

## 二、短暂性脑缺血发作

短暂性脑缺血发作,又称脑血管供血不足,是指颈内动脉或椎-基底动脉系统的短暂性血液供应不足引起的一过性局灶性神经功能障碍的一个症候群。临床表现为突发性运动、言语、感觉障碍或眩晕等,发作一般历时数秒钟、数分钟或数小时,最长不超过24小时内完全恢复,不遗留任何症状和体征。本病好发于中老年人,男性多于女性,有25%~

50％的患者于5年内发生脑梗死，常是发生脑梗死的先兆。

短暂性脑缺血发作在中医学属于“眩晕”“晕厥”“小中风”等范畴。根据其发病时症状及证候治疗等特点属于中风先兆，先兆期表现为肝阳上亢，内风旋动，表现出一派动象，符合风邪的致病特点，即“风性善行而数变”。其发病多由于年老体衰，劳倦内伤，七情过急，嗜醇酒厚味等多种病因长期作用于人体，最终导致脏腑虚衰，精元不固，阴阳失调，气血逆乱，肝阳上亢，内风煽动，风阳夹带痰浊瘀血等病邪上攻于脑，正邪交争，胜负难分则出现中风先兆。即《内经》所谓：“气之与血，并走于上，则为大厥。”清代叶天士谓：“精血衰耗，水不涵木，木少滋荣，故肝阳偏亢。”或因气虚血瘀，痰浊血瘀，致脉络不通，脑窍失养，均可形成本病。下面区别证型予以论述。

## （一）肾亏血瘀型

症状：阵发性头痛眩晕，恶心呕吐，视物双影，发作性偏身麻木，短暂性语言謇涩，一过性偏身无力，晕厥发作，头胀痛，手指麻，健忘，筋惕肉瞤，神情呆滞，倦怠嗜卧，步履不稳。舌质淡紫或紫暗，脉细涩。

治法：补肾化瘀，通络熄风。

代表方：大补元煎合通窍活血汤加减。

方药：人参6克，熟地黄、山药、枸杞子各15克，当归、山茱萸、杜仲、牛膝、赤芍、川芎各12克，桃仁、红花各10克，钩藤(后下)、石决明(先煎)各30克。每日1剂,水煎2次,合并药汁,早、晚分服。

### 1. 偏方

**方1 韭菜子桃仁丸**(民间方)

【用 料】 韭菜子、桃仁各60克,生龙骨、菟丝子各120克。

【制 作】 上药共为细末,炼蜜为丸,如梧桐子大。

【用 法】 每次服15粒,每日早晚各1次。

【功 效】 补肾化瘀,镇静安神。适用于肾亏血瘀型短暂性脑缺血发作。

**方2 骨脂决明子桃仁丸**(民间方)

【用 料】 补骨脂150克,决明子120克,桃仁60克。

【制 作】 上药共为细末,炼蜜为丸,每丸重9克。

【用 法】 每次服1丸,每日2次。

【功 效】 补肾化瘀,祛风明目。适用于肾亏血瘀型短暂性脑缺血发作。

**方3 巴戟决明子散**(民间方)

【用 料】 巴戟天、决明子、川芎、桃仁、云贝母各等份。

【制 作】 上药共为细末。

【用 法】 每次服9克,每日3次。

【功　效】 补肾化瘀，清热化痰，祛风明目。适用于肾亏血瘀型短暂性脑缺血发作。

2. 验方

方 1　中药供血方（《名中医脑血管科绝技良方》）

【用　料】 桑寄生、川牛膝、川续断、地龙、女贞子、墨旱莲、焦白术、王不留行各 15 克，水蛭、土鳖虫、川芎、生大黄各 10 克，丹参 20 克，生黄芪 50 克。

【制　作】 上药水煎 2 次，将药汁合并。

【用　法】 每日 1 剂，早、晚分服。1 个月为 1 个疗程。

【功　效】 益气补肾，活血通络。适用于肾亏血瘀型短暂性脑缺血发作。

方 2　补肾活血汤（《中华实用医药杂志》）

【用　料】 熟地黄、枸杞子、山茱萸、郁金、淫羊藿、菟丝子各 12 克，橘红、半夏、石菖蒲、鲜荷叶各 10 克，茯苓、丹参、赤芍各 15 克。

【制　作】 上药水煎 2 次，将药汁合并。

【用　法】 每日 1 剂，早、晚分服。

【功　效】 补肾化瘀祛痰，活血通络开窍。适用于肾亏血瘀型短暂性脑缺血发作。

**方3　参归地芎汤**（《中国现代名医验方荟海》）

【用　料】　丹参、白芷、葛根各15克，当归、川芎、赤芍、生地黄、牛膝、柴胡、枳壳、远志、桃仁、石菖蒲各10克，升麻、细辛、红花、甘草、桔梗各6克。

【制　作】　上药水煎2次，将药汁合并。

【用　法】　每日1剂，早、晚分服。10日为1个疗程。

【功　效】　活血通络，开窍宁神。适用于肾亏血瘀型短暂性脑缺血发作。

**方4　参龟紫菟汤**（《中西医结合神经病学》）

【用　料】　党参、龟甲（先煎）各15克，熟地黄、茯苓、天冬、牛膝、杜仲各12克，紫河车、菟丝子、决明子、川芎、桃仁各10克，石决明（先煎）30克。

【制　作】　上药水煎2次，将药汁合并。

【用　法】　每日1剂，早、晚分服。

【功　效】　益气补肾化瘀，活血通络熄风。适用于肾亏血瘀型短暂性脑缺血发作。

**方5　地萸参芎汤**（《中国现代名医验方荟海》）

【用　料】　熟地黄、枸杞子、山茱萸、郁金各12克，丹参、赤芍、茯苓各15克，橘红、石菖蒲、鲜荷叶各10克，制半夏9克。

【制　作】 上药水煎2次，将药汁合并。

【用　法】 每日1剂，早、晚分服。

【功　效】 补肾化瘀，活血通络，化痰开窍。适用于肾亏血瘀型短暂性脑缺血发作。

### 3. 食疗方

**方1　元鱼滋肾汤**（《家庭药膳全书》）

【用　料】 元鱼1只，枸杞子30克，桃仁(去皮、尖)15克。

【制　作】 将元鱼(甲鱼)沸水烫死，去头、爪及内脏，洗净，切成小块，放入锅内，与枸杞子、桃仁一起加水煮至肉熟，适当调味即可。

【用　法】 佐餐食用。

【功　效】 滋阴补肾，活血化瘀。适用于肾亏血瘀型短暂性脑缺血发作。

**方2　肉苁蓉桃仁粥**（《家庭药膳全书》）

【用　料】 肉苁蓉20克，桃仁10克，粳米100克。

【制　作】 肉苁蓉、桃仁捣碎。将粳米加适量水煮粥，粥半熟时加入肉苁蓉、桃仁，煮熟即可。

【用　法】 佐餐食用。

【功　效】 滋肾益精，活血化瘀。适用于肾亏血瘀型短暂性脑缺血发作。

**方3 杜仲桃仁乌龟汤**(《家庭药膳全书》)

【用 料】 杜仲15克,桃仁10克,乌龟肉250克,调料适量。

【制 作】 将杜仲、桃仁与乌龟肉共放锅内,加适量水及调料,煮至肉熟即可。

【用 法】 喝汤,吃肉。

【功 效】 补肝肾,强筋骨,活血化瘀。适用于肾亏血瘀型短暂性脑缺血发作。

## (二)阴虚阳亢型

症状:阵发性头痛眩晕,两眼黑蒙或失明,一过性偏身瘫软或麻木,口眼㖞斜,或口角抽动,语言謇涩或失语。兼头痛耳鸣,口苦咽干,心烦易怒,少寐多梦,潮热盗汗。舌质红,苔薄黄。脉弦数或细数。

治法:滋阴平肝潜阳,活血通络熄风。

代表方:六味地黄丸合天麻钩藤饮加减。

方药:生地黄30克,白芍25克,山药、山茱萸、天麻、夏枯草、牡丹皮、川牛膝、天冬、玄参、龟甲各15克,生大黄(后下)5克,钩藤(后下)30克,石决明(先煎)30克。每日1剂,水煎2次,早、晚分服。若偏身麻木明显者,加鸡血藤30克,豨莶草30克,当归15克;若口眼㖞斜者,加僵蚕10克,全蝎10克,蜈蚣3条,地龙20克;语言謇涩或不语者,加石菖蒲

15 克，郁金 10 克，制远志 10 克。

### 1. 偏方

**方 1　天麻钩藤全蝎饮**（《新编老年病及养生偏方验方全书》）

【用　料】　天麻 20 克，钩藤 30 克，全蝎 10 克，白蜜适量。

【制　作】　天麻、全蝎加水 500 毫升，煎取 300 毫升后入钩藤煮 10 分钟，去渣，加白蜜混匀。

【用　法】　每日 1 剂，早、中、晚 3 次服用。

【功　效】　平肝潜阳，通络熄风。适用于阴虚阳亢型短暂性脑缺血发作。

**方 2　天地红菊茶**（《新编老年病及养生偏方验方全书》）

【用　料】　天麻、生地黄各 10 克，红花 5 克，菊花 15 克。

【制　作】　先用水煎煮天麻、生地黄，后入红花、菊花稍煎即可。

【用　法】　代茶饮用。

【功　效】　滋阴平肝潜阳，活血祛瘀熄风。适用于阴虚阳亢型短暂性脑缺血发作。

**方 3　枯草葛根荷叶茶**（《实用偏方验方大全》）

【用　料】　夏枯草、葛根、天冬各 12 克。

【制　作】 上药水煎2次，将药汁合并。

【用　法】 每日1剂，代茶饮用。

【功　效】 滋阴平肝，祛风通络。适用于阴虚阳亢型短暂性脑缺血发作。

**方4　菊桃枸杞决明茶**（《实用偏方验方大全》）

【用　料】 菊花、桃仁、枸杞子、决明子各10克。

【制　作】 上药水煎。

【用　法】 代茶饮用。

【功　效】 滋阴清热，清肝明目，活血化瘀。适用于阴虚阳亢型短暂性脑缺血发作。

**方5　菊花葛根蜂蜜茶**（《实用偏方验方大全》）

【用　料】 菊花、葛根各30克，蜂蜜适量。

【制　作】 将菊花、葛根加400毫升水煎煮，待稍凉后，去渣取汁，加入蜂蜜搅匀。

【用　法】 代茶饮用。

【功　效】 清肝明目，通络祛风。适用于阴虚阳亢型短暂性脑缺血发作。

**2. 验方**

**方1　平肝通络汤**（《名中医脑血管科绝技良方》）

【用　料】 天麻、玉竹、桃仁各10克，白蒺藜各20克，葛根、鸡血藤、双钩藤(后下)各30克,水蛭、川芎各6克。

【制　作】 上药水煎2次,将药汁合并。

【用　法】 每日1剂,早、晚分服。1个月为1个疗程。

【功　效】 滋阴平肝潜阳,活血通络熄风。适用于阴虚阳亢型短暂性脑缺血发作。

### 方2　牛膝白芍龙牡汤(民间方)

【用　料】 怀牛膝、生白芍各12克,麦芽15克,生龙骨(先煎)、代赭石(先煎)、生牡蛎(先煎)各30克,龟甲、天冬、玄参、川楝子、茵陈各10克,甘草6克。

【制　作】 上药加水煎煮,连煎2次,去渣取汁,将2次药汁合并。

【用　法】 每日1剂,早、晚分服。

【功　效】 滋阴清热,平肝潜阳,活血通络,镇肝熄风。适用于阴虚阳亢型短暂性脑缺血发作。

### 方3　养阴平肝熄风饮(民间方)

【用　料】 天麻、当归、夏枯草、牡丹皮、川牛膝、天冬、玄参、龟甲(先煎)各15克,白芍25克,石决明(先煎)、钩藤(后下)、生地黄、鸡血藤、豨莶草各30克,生大黄(后下)5克。

【制　作】 上药水煎2次,将药汁合并。

【用　法】 每日1剂,早、晚分服。10日为1个疗程。

【功　效】 滋阴补肾,平肝潜阳,活血通络。适用于阴虚阳亢型短暂性脑缺血发作。

**方4 生地白芍钩藤汤**(民间方)

【用 料】 生地黄、白芍、钩藤(后下)各15克,桑叶、菊花、茯苓、川芎、桃仁、僵蚕各10克,珍珠母(先煎)20克,甘草8克。

【制 作】 上药水煎2次,将药汁合并。

【用 法】 每日1剂,早、晚分服。

【功 效】 滋阴清热,平肝潜阳,活血通络,镇肝熄风。适用于阴虚阳亢型短暂性脑缺血发作。

**方5 天麻钩藤牛膝汤**(经验方)

【用 料】 天麻、钩藤(后下)、川牛膝、丹参、栀子、杜仲各10克、生地黄、石决明(先煎)、生牡蛎(先煎)、代赭石(先煎)各30克,葛根、桑寄生、茯神各12克。

【制 作】 上药水煎2次,将药汁合并。

【用 法】 每日1剂,早、晚分服。

【功 效】 滋阴平肝潜阳,活血通络熄风。适用于阴虚阳亢型短暂性脑缺血发作。

### 3. 食疗方

**方1 天麻鲤鱼汤**(民间方)

【用 料】 天麻25克,黑木耳、白木耳各10克,鲤鱼

1条。

【制　作】 将天麻、黑木耳、白木耳一起放入淘米水中浸泡4～6小时后捞出，去杂质，洗净，与鱼一起放入小盆内，加适量的清水、姜、葱、食盐，煲30分钟即可。

【用　法】 喝汤，吃鱼。

【功　效】 滋阴活血，平肝熄风。适用于阴虚阳亢型短暂性脑缺血发作。

### 方2　菊花粥（《新编老年病及养生偏方验方全书》）

【用　料】 何首乌、菊花各15克，粳米100克，白糖少许。

【制　作】 将何首乌、菊花加水适量煎取药汁，去渣备用。粳米加适量水煮粥，粥将熟时入药汁微煮，再入白糖即可。

【用　法】 早、晚分服。

【功　效】 滋阴补肾，清肝祛风。适用于阴虚阳亢型短暂性脑缺血发作。

### 方3　猪脑羹（《家庭药膳全书》）

【用　料】 猪脑150克，杭菊花、川红花各9克，杭白芍、女贞子、明天麻、墨旱莲、桑寄生各12克，石斛、枸杞子、生龟甲、生牡蛎各15克，川芎、全蝎尾各4.5克，蜈蚣干2～3条，真麝香（代）0.6～1克，黑豆、水发黑木耳各30克，葱白5根，酱油、食盐、味精、白糖、香油各少量。

【制　作】 先将菊花、女贞子、桑寄生、墨旱莲、白芍、川芎、全蝎、蜈蚣、红花装入净纱布药袋内，扎紧袋口，再放入陶瓷罐内，加入龟甲、牡蛎、石斛、枸杞子、黑豆、天麻、葱白、猪脑、黑木耳、食盐、酱油、味精、白糖及清水适量。然后将陶瓷罐放进笼屉内，用大火蒸2小时熟透入味，揭盖取出，淋上老酒2汤匙及香油，加入麝香调和均匀即成。

【用　法】 药汤徐徐饮之。患者用此膳后意识转为清醒，头痛大减，即将原方减去麝香，勿久用以免耗气伤正、亏损阴津之弊，服10剂后减去全蝎、蜈蚣，勿久服。

【功　效】 滋阴平肝潜阳，活血通络熄风。适用于阴虚阳亢型短暂性脑缺血发作。

### （三）气虚血瘀型

症状：阵发性头痛眩晕，口眼㖞斜，语言謇涩或不语，偏身麻木或无力，面色无华，气短乏力，口角流涎，自汗，心慌气短，头晕肢肿，纳差。舌质暗淡，或有瘀斑，舌苔薄白。脉沉细或细缓而涩。

治法：益气活血，通络熄风。

代表方：补阳还五汤加减。

方药：生黄芪30克，当归尾、地龙、川芎、炒枳实各10克，赤芍、天麻各15克，葛根30克，桃仁、红花各6克，钩藤（后下）12克，石决明（先煎）20克。每日1剂，水煎2次，合并药汁，早、晚分服。口角流涎者，加白术15克，白豆蔻10

克;心悸者,加柏子仁、益智仁各 15 克;肢冷畏寒者,加桂枝 10 克,肉桂 5 克。

### 1. 偏方

**方 1　芪龙饮**(《新编老年病及养生偏方验方全书》)

【用　料】 黄芪 120 克,地龙、赤芍各 15 克,蜈蚣 1 条。

【制　作】 上药水煎 2 次,将药汁合并。

【用　法】 每日 1 剂,早、晚分服。

【功　效】 益气活血通络。适用于气虚血瘀型短暂性脑缺血发作。

**方 2　脑复饮**(民间方)

【用　料】 生地黄、黄芪、丹参、川芎、地龙各 15 克。

【制　作】 上药水煎 2 次,将药汁合并。

【用　法】 每日 1 剂,早、晚分服。

【功　效】 益气活血,化瘀通络。适用于气虚血瘀型短暂性脑缺血发作。

**方 3　黄芪葛根汤**(民间方)

【用　料】 黄芪 30 克,葛根 15 克,当归、桃仁、红花、天麻各 10 克。

【制　作】 上药水煎 2 次,将药汁合并。

【用　法】 每日 1 剂,早、晚分服。

【功 效】 益气活血,祛风通络。适用于气虚血瘀型短暂性脑缺血发作。

**方4 黄芪丹参汤**(经验方)

【用 料】 黄芪、丹参各30克,川芎、僵蚕、全蝎各10克。

【制 作】 上药水煎2次,将药汁合并。

【用 法】 每日1剂,早、晚分服。

【功 效】 益气养阴,活血化瘀,通络祛风。适用于气虚血瘀型短暂性脑缺血发作。

**2. 验方**

**方1 益气养阴活血汤**(《名中医脑血管科绝技良方》)

【用 料】 生黄芪、生党参各30克,枸杞子、北沙参、玄参、丹参、川芎、赤芍、生葛根、海风藤各15克,桃仁、红花、羌活各9克,白蒺藜20克。

【制 作】 上药水煎2次,将药汁合并。

【用 法】 每日1剂,早、晚分服。

【功 效】 益气活血,通络熄风。适用于气虚血瘀型短暂性脑缺血发作。

**方2 活脑方**(《名中医脑血管科绝技良方》)

【用 料】 黄芪、黄精、丹参、路路通各15克,桃仁、地龙、当归、川芎各10克,葛根20克,水蛭9克,红花5克。

【制　作】 上药水煎2次，将药汁合并。

【用　法】 每日1剂，早、晚分服。4周为1个疗程。

【功　效】 益气活血，化瘀通络。适用于气虚血瘀型短暂性脑缺血发作。

### 方3　参芪葛根汤（《实用单方验方大全》）

【用　料】 黄芪、党参各30克，白术、丹参、葛根各15克，当归12克，陈皮、升麻、甘草各10克。

【制　作】 上药水煎2次，将药汁合并。

【用　法】 每日1剂，早、晚分服。15日为1个疗程。

【功　效】 益气健脾，活血通络。适用于气虚血瘀型短暂性脑缺血发作。

### 方4　参芪桃仁汤（《实用单方验方大全》）

【用　料】 人参（另煎，兑入）15克，黄芪25克，当归、白术、茯苓、川芎、白芍、葛根、桃仁、牛膝各12克，炙甘草10克。

【制　作】 上药水煎2次，将药汁合并。

【用　法】 每日1剂，早、晚分服。

【功　效】 益气健脾，活血化瘀。适用于气虚血瘀型短暂性脑缺血发作。

### 方5　参芪荷叶汤（《中国现代名医验方荟海》）

【用　料】 黄芪各30克，红参6克，葛根、决明子、泽泻、荷叶、桃仁各15克。

【制　作】 上药水煎2次，将药汁合并。

【用　法】 每日1剂，早、晚分服。

【功　效】 益气活血，降脂利湿。适用于气虚血瘀型短暂性脑缺血发作。

**3. 食疗方**

**方1　黄芪桃仁粥**（《家庭药膳全书》）

【用　料】 黄芪30克，桃仁10克，粳米100克，红糖少量。

【制　作】 黄芪、桃仁水煎取浓汁备用。用粳米煮粥，粥半熟时加入药汁再煮至粥熟即可。

【用　法】 早、晚分食。

【功　效】 益气活血化瘀。适用于气虚血瘀型短暂性脑缺血发作。

**方2　葛根党参桃仁粥**（《家庭药膳全书》）

【用　料】 葛根、党参、桃仁各15克，粳米100克。

【制　作】 葛根、党参、桃仁水煎取浓汁备用。粳米煮粥，粥半熟时加入药汁再煮至粥熟即可。

【用　法】 早、晚分食。

【功　效】 益气活血，祛风通络。适用于气虚血瘀型短暂性脑缺血发作。

## （四）痰浊瘀阻型

症状：阵发性头痛眩晕，语无伦次，所答非所问，突然失忆，双眼直视，舌强言謇，肢体抽动，偏身麻木或无力，身体肥胖，平素嗜食醇酒厚味，头晕目眩，咳痰较多。舌质暗淡，舌苔白腻。脉弦。

治法：化痰祛瘀，通络熄风。

代表方：半夏白术天麻汤合通窍活血汤加减。

方药：法半夏、天麻、生白术、赤芍、川芎、石菖蒲、郁金各15克，天竺黄、制远志、胆南星、全蝎各10克，紫丹参30克。每日1剂，水煎2次，早、晚分服。若头痛、头晕明显者，加生龙骨、生牡蛎各30克，泽泻20克。

### 1. 偏方

**方1　大蒜萝卜山楂饮**（民间方）

【用　料】 大蒜头15克，白萝卜120克，生山楂30克。

【制　作】 将大蒜剥皮，洗净，捣汁；白萝卜洗净，切碎，捣取汁，用纱布过滤去渣；生山楂加适量水煎，去渣取汁。三汁混合，搅匀即可。

【用　法】 每日1剂，早、晚分服。

【功　效】 顺气化痰，活血祛瘀。适用于痰浊血瘀型短暂性脑缺血发作。

### 方2　山楂荷叶薏苡仁茶（《常见病食疗食补大全》）

【用　料】 山楂、荷叶、薏苡仁各50克，葱白30克。

【制　作】 上药水煎2次，将药汁合并。

【用　法】 每日1剂，早、晚分服。

【功　效】 清热利湿，化痰活血祛瘀。适用于痰浊血瘀型短暂性脑缺血发作。

### 方3　柴胡白术荷叶汤（民间方）

【用　料】 柴胡6克，白术、山楂、茯苓、荷叶、泽泻各10克。

【制　作】 上药水煎2次，将药汁合并。

【用　法】 每日1剂，早、晚分服。

【功　效】 清热利湿，活血祛瘀。适用于痰浊血瘀型短暂性脑缺血发作。

### 方4　山楂乌药陈皮茶（《民间偏方大全》）

【用　料】 山楂30克，乌药、陈皮各12克。

【制　作】 将山楂、乌药、陈皮一同入锅，加水适量，浸渍2小时，再煎煮1小时，然后去渣取汤。

【用　法】 代茶饮用。

【功　效】 行气化痰，活血祛瘀。适用于痰浊血瘀型短暂性脑缺血发作。

方5　荷叶山楂茶(《民间偏方大全》)

【用　料】 干荷叶、生山楂、生薏苡仁、陈皮各10克,花生叶15克,茶叶60克。

【制　作】 上药共为细末。

【用　法】 每次取药粉10克,用沸水冲泡,当茶饮。

【功　效】 化痰利湿,活血祛瘀。适用于痰浊血瘀型短暂性脑缺血发作。

2. 验方

方1　防中汤(《名中医脑血管科绝技良方》)

【用　料】 法半夏、白术、陈皮、黄芪各15克,桃仁、红花、川芎、全蝎各10克,丹参、葛根、生山楂各30克。

【制　作】 上药水煎2次,将药汁合并。

【用　法】 每日1剂,早、晚分服。1个月为1个疗程。

【功　效】 益气健脾,化痰祛瘀,通络祛风。适用于痰浊血瘀型短暂性脑缺血发作。

方2　活血化痰汤(《名中医脑血管科绝技良方》)

【用　料】 黄芪、丹参各30克,当归、赤芍、地龙、茯苓各15克,牡丹皮、川芎、陈皮、半夏、白术、山楂各10克,水蛭、甘草各6克。

【制　作】 上药水煎2次,将药汁合并。

【用 法】 每日1剂,早、晚分服。6周为1个疗程。

【功 效】 益气健脾,化痰活血,祛瘀通络。适用于痰浊血瘀型短暂性脑缺血发作。

### 方3 橘红菖蒲荷叶汤(经验方)

【用 料】 橘红、石菖蒲、鲜荷叶各10克,半夏9克,郁金12克,茯苓、丹参、赤芍各15克。

【制 作】 上药水煎2次,将药汁合并。

【用 法】 每日1剂,早、晚分服。

【功 效】 行气化痰,活血祛瘀,通络开窍。适用于痰浊血瘀型短暂性脑缺血发作。

### 方4 化浊活血汤(民间方)

【用 料】 泽泻20克,茵陈、丹参各15克,海藻、大腹皮、泽兰、制何首乌、苦丁茶各10克。

【制 作】 上药水煎2次,将药汁合并。

【用 法】 每日1剂,早、晚分服。

【功 效】 利湿化痰,活血化瘀,降脂降压。适用于痰浊血瘀型短暂性脑缺血发作。

### 方5 化痰祛瘀汤(《家庭医药》)

【用 料】 茯苓12克,瓜蒌仁12克,橘红12克,当归10克,法半夏9克,丹参9克。

【制　作】 上药水煎2次，将药汁合并。

【用　法】 每日1剂，早、晚分服。

【功　效】 行气化痰，活血化瘀，通络熄风。适用于痰浊血瘀型短暂性脑缺血发作。

### 3. 食疗方

**方1　山楂薏苡仁粥**（《疾病饮食疗法》）

【用　料】 山楂、薏苡仁各30克，粳米100克。

【制　作】 山楂入砂锅煎取浓汁，去山楂核备用。将薏苡仁同粳米煮为稀粥，粥将熟时将药液及山楂肉倒入粥中稍煮即可。

【用　法】 每日1次，早、晚分食。

【功　效】 健脾利湿，活血祛瘀。适用于痰浊血瘀型短暂性脑缺血发作。

**方2　桃仁陈皮粥**（《疾病饮食疗法》）

【用　料】 桃仁、陈皮各10克，粳米100克。

【制　作】 将陈皮洗净，切成细丝；桃仁捣碎。2味与粳米一起加清水适量煮粥。

【用　法】 每日1次，早、晚分食。

【功　效】 理气化痰，活血祛瘀。适用于痰浊血瘀型短暂性脑缺血发作。

**方 3　山楂麦芽粥**（《家庭药膳全书》）

【用　料】 生山楂、生麦芽各 30 克，陈皮 5 克，粳米 100 克。

【制　作】 将生山楂、生麦芽、陈皮洗净，用纱布包，与粳米一起放入锅内，加水适量煮粥，粥熟后，取出药包即可。

【用　法】 每日 1 剂，早、晚分食。

【功　效】 健胃祛痰，活血化瘀。适用于痰浊血瘀型短暂性脑缺血发作。

## （五）气滞血瘀型

症状：眩晕伴头痛，口眼㖞斜，语言謇涩或不语，偏身麻木或无力，心悸烦闷。唇舌紫暗或舌有瘀斑。脉弦或弦涩。

治法：理气活血，通络熄风。

代表方：柴胡疏肝散合补阳还五汤加减。

方药：柴胡、赤芍、川芎、香附、枳壳、桃仁、红花、地龙各 10 克，当归尾 12 克，黄芪 15 克，甘草 6 克。每日 1 剂，水煎 2 次，合并药汁，早、晚分服。

### 1. 偏方

**方 1　柴胡香附芎桃汤**（《民间偏方大全》）

【用　料】 柴胡、香附、川芎、桃仁各 10 克，葛根 15 克，甘草 6 克。

【制　作】 上药水煎2次,将药汁合并。

【用　法】 每日1剂,早、晚分服。

【功　效】 疏肝理气,活血通络。适用于气滞血瘀型短暂性脑缺血发作。

**方2　柴金丹葛红花汤**(民间方)

【用　料】 柴胡10克,郁金12克,丹参15克,葛根30克,红花6克。

【制　作】 上药水煎2次,将药汁合并。

【用　法】 每日1剂,早、晚分服。

【功　效】 理气活血,化瘀通络。适用于气滞血瘀型短暂性脑缺血发作。

**方3　甘葛汤**(《民间偏方大全》)

【用　料】 甘草各10克,丹参、葛根、白术各15克。

【制　作】 上药水煎2次,将药汁合并。

【用　法】 每日1剂,早、晚分服。15日为1个疗程。

【功　效】 健脾燥湿,活血化瘀,通络解肌。适用于气滞血瘀型短暂性脑缺血发作。

**方4　参乌汤**(《民间偏方大全》)

【用　料】 丹参20克,乌药、葛根、郁金、地龙各10克,甘草6克。

【制 作】 上药水煎2次，将药汁合并。

【用 法】 每日1剂，早、晚分服。

【功 效】 理气解郁，活血化瘀，通络镇惊。适用于气滞血瘀型短暂性脑缺血发作。

## 2. 验方

### 方1 活血通脉汤（《名中医脑血管科绝技良方》）

【用 料】 黄芪30克，当归、赤芍、丹参各15克，川芎12克，桃仁、红花、地龙、炮穿山甲（代）各10克。

【制 作】 上药水煎2次，将药汁合并。

【用 法】 每日1剂，早、晚分服。

【功 效】 益气活血，通络熄风。适用于气虚血瘀型短暂性脑缺血发作。

### 方2 柴胡桃红汤（《医林改错》）

【用 料】 柴胡、桃仁、红花、桔梗、川芎、牛膝、天麻、赤芍各6克，枳壳10克，当归、生地黄各15克。

【制 作】 上药水煎2次，将药汁合并。

【用 法】 每日1剂，早、晚分服。

【功 效】 理气止痛，活血祛瘀。适用于气滞血瘀型短暂性脑缺血发作。

### 方3　凌丹汤（《名中医脑血管科绝技良方》）

【用　料】凌霄花、丹参各20克，桃仁、当归各15克，红花、川芎各10克，桂枝5克，细辛、三七（研末，分2次冲服）各2克，黄芪40克。

【制　作】上药水煎2次，将药汁合并。

【用　法】每日1剂，早、晚分服。1个月为1个疗程。

【功　效】益气活血，通络熄风。适用于气虚血瘀型短暂性脑缺血发作。

### 方4　柴胡川芎汤（《名中医脑血管科绝技良方》）

【用　料】柴胡24克，蔓荆子20克，川芎30克，党参、黄芩、白芷、大枣各15克，细辛、甘草、制半夏、制川乌（先煎）、生姜各10克。

【制　作】上药水煎2次，将药汁合并。

【用　法】每日1剂，早、晚分服。

【功　效】疏肝理气活血，通络祛风止痛。适用于气滞血瘀型短暂性脑缺血发作。

### 方5　参葛郁金汤（《名中医脑血管科绝技良方》）

【用　料】丹参、白芷、葛根各15克，延胡索、郁金、当归、川芎、赤芍、生地黄、牛膝、柴胡、枳壳、远志、桃仁、石菖蒲各10克，红花、甘草各6克。

【制　作】 上药水煎2次，将药汁合并。

【用　法】 每日1剂，早、晚分服。10日为1个疗程。

【功　效】 理气活血，化瘀通络，化痰开窍。适用于气滞血瘀型短暂性脑缺血发作。

### 3. 食疗方

**方1　葛根面条**（《疾病饮食疗法》）

【用　料】 葛根粉250克，荆芥穗50克，淡豆豉150克。

【制　作】 用葛根粉做面条备用。将荆芥穗、淡豆豉共煮沸，去渣留汁，将葛根粉面条放药汁中煮熟。

【用　法】 空腹食用。

【功　效】 解肌祛风，通络。适用于气滞血瘀型短暂性脑缺血发作。

**方2　山楂郁金桃仁汤**（《疾病饮食疗法》）

【用　料】 山楂30克，郁金15克，桃仁10克，猪瘦肉60克。

【制　作】 将3味药布包，与猪肉加适量水共煮，肉熟调味即可。

【用　法】 喝汤，吃肉。

【功　效】 理气活血，化瘀通络。适用于气滞血瘀型短暂性脑缺血发作。

**方3　香附山楂粥**（《疾病饮食疗法》）

【用　料】香附15克，生山楂30克，粳米100克。

【制　作】将香附、生山楂洗净，用纱布包，与粳米一起放入锅内，加水适量煮粥，粥熟后，取出药包调味即可。

【用　法】每日1剂，早、晚食用。

【功　效】理气止痛，活血通络。适用于气滞血瘀型短暂性脑缺血发作。

## 三、脑血栓形成

脑血栓形成是一种急性缺血性脑血管疾病，是由于颅内、外血管内膜病变，发生血流缓慢、血液成分改变或血液黏度增加而形成血栓，致使血管管腔狭窄，甚至闭塞，血流受阻，引起相应部位的脑梗死。动脉粥样硬化是脑血栓形成的最常见病因，其次为各种脑动脉炎、血液疾病等。不同部位的脑动脉血栓形成可有不同的临床症状和定位体征，临床上以颈内动脉系统血栓形成多见，多表现为病变对侧肢体瘫痪，对侧感觉障碍和语言障碍等症状。

中医学认为，脑血栓形成属“中风”“偏枯”的范畴，本病病因较多，从临床看以内因引发者居多。其一，内风动越：年老体衰，肝肾阴虚，肝阳偏亢；或思虑烦劳过度，气血亏损，真气耗散，致使阴亏于下，阳亢于上，阳化风动。正如

《临证指南医案·中风》所曰:“营液内耗,肝阳内风震动”“肝血肾液内枯,阳扰风旋乘窍。”其二,五志化火:长期精神紧张,脑力劳动过度,或情绪剧烈波动,或素体阴虚,水不涵木复因情志所伤,致心火暴盛,肝阳暴涨,风火相煽,火盛水衰,水衰不能制火涵木,阴虚阳亢,气血上逆,突发本病。正如《素问玄机原病式·火类》所说:“多因喜怒思悲恐之五志有所过极而卒中者,由五志过极,皆为热甚故也。”其三,痰阻脉络:痰分风痰、热痰、湿痰。风痰系内风旋动,夹痰横窜脉络而发病。热痰多由湿痰内郁而成,湿痰则常由气虚而生。其四,气机失调:李东垣有“正气自虚”之说,盖气虚既可生痰,又可因气虚运行无力使血行不畅;气郁则化火,火盛阴伤可致风动;气逆则影响血行,若血随气逆上至清窍则使肝风动越。所以,气虚、气郁、气逆与痰浊、瘀血密切相关,气机失调是本病发生的主要病机之一。其五,血液瘀滞:血瘀的形成多因气滞血行不畅或气虚运血无力,或因暴怒血菀于上,或因感寒收引凝滞,或因热烁阴伤液耗血滞等。下面区别证型予以论述。

## (一)肝阳上亢型

症状:半身不遂、口眼㖞斜,舌强语謇或不语,偏身麻木,眩晕头痛,面红目赤,口苦咽干,心烦易怒,尿赤便干,舌质红或红绛,舌苔薄黄,脉弦有力。

治法:养阴镇肝熄风,活血化瘀通络。

代表方:镇肝熄风汤加减。

方药:怀牛膝、白芍、玄参、天冬各15克,代赭石(先煎)、龙骨(先煎)、牡蛎(先煎)各30克,龟甲(捣碎)、茵陈、川楝子、生麦芽各10克,甘草6克。每日1剂,水煎2次,合并药汁,早、晚分服。头晕重者,加天麻、钩藤,以增强平肝熄风之力;心烦甚者,加栀子、黄芩,以清热除烦;头痛较重者,加羚羊角(代)、石决明、夏枯草,以潜阳熄风。

## 1. 偏方

### 方1 白芍地龙散(《实用单方验方大全》)

【用　料】 白芍、地龙、丹参各30克,水蛭、决明子各20克。

【制　作】 共研细末,混匀。

【用　法】 每次10克,每日2次,以温开水送服。

【功　效】 养阴平肝熄风,活血化瘀通络。适用于肝阳上亢型脑血栓形成。

### 方2 赤芍枯草汤(《实用单方验方大全》)

【用　料】 赤芍、地龙、夏枯草各20克,牡丹皮、决明子各12克。

【制　作】 上药水煎2次,将药汁合并。

【用　法】 每日1剂,早、晚分服。

【功　效】 平肝熄风,化瘀通络。适用于肝阳上亢型脑血栓形成。

### 方3 枯草地龙白芍汤（民间方）

【用　料】 夏枯草25克，地龙、生白芍各15克，决明子、黄芩各10克。

【制　作】 上药水煎2次，将药汁合并。

【用　法】 每日1剂，早、晚分服。

【功　效】 养阴平肝熄风，镇惊化瘀通络。适用于肝阳上亢型脑血栓形成。

### 方4 枸杞山楂决明茶（民间方）

【用　料】 枸杞子、山楂肉各30克，决明子15克。

【制　作】 用沸水冲泡。

【用　法】 代茶饮，每日1剂。

【功　效】 养阴清肝祛风，活血化瘀通络。适用于肝阳上亢型脑血栓形成。

## 2. 验方

### 方1 天麻决明汤（《名中医脑血管科绝技良方》）

【用　料】 天麻、当归尾各15克，生石决明（打碎先煎）、丹参各20克，葛根30克，钩藤（后下）、菊花、红花、赤芍、川芎各10克，地龙6克。

【制　作】 上药水煎2次，将药汁合并。

【用　法】 每日1剂，早、晚分服。

【功　效】 养阴镇肝熄风，活血化瘀通络。适用于肝阳上亢型脑血栓形成。

方2　天麻钩藤南星汤（《名中医脑血管科绝技良方》）

【用　料】 天麻、钩藤（后下）、胆南星、川楝子、赤芍、天竺黄、石菖蒲、海藻、白僵蚕各10克，石决明（先煎）30克。

【制　作】 上药水煎2次，将药汁合并。

【用　法】 每日1剂，早、晚分服。

【功　效】 养阴镇肝熄风，祛痰化瘀通络。适用于肝阳上亢兼痰瘀阻络型脑血栓形成。

方3　葛根决明地黄汤（《名中医脑血管科绝技良方》）

【用　料】 葛根30克，石决明（先煎）20克，生地黄、五味子、牛膝、赤芍、钩藤（后下）各15克，天麻、牡丹皮、麦冬各10克。

【制　作】 上药水煎2次，将药汁合并。

【用　法】 每日1剂，早、晚分服。

【功　效】 养阴清热，镇肝熄风，活血通络。适用于肝阳上亢型脑血栓形成。

方4　决明钩藤汤（《新编老年病及养生偏方验方全书》）

【用　料】 石决明（先煎）30克，羚羊角（代）3克，钩藤

(后下)、牛膝各15克,白芍、杜仲、地龙各12克,天竺黄、茯苓各10克。

【制　作】　上药水煎2次,将药汁合并。

【用　法】　每日1剂,早、晚分服。

【功　效】　养阴补肾,镇肝熄风,活血化瘀,祛痰通络。适用于肝阳上亢兼痰瘀阻络型脑血栓形成。

**方5　镇肝熄风汤**(《医学衷中参西录》)

【用　料】　怀牛膝、生白芍、天冬、玄参、茵陈、麦芽各15克,代赭石(先煎)、龙骨(先煎)、牡蛎(先煎)各30克,川楝子、龟甲9克,甘草6克。

【制　作】　上药水煎2次,将药汁合并。

【用　法】　每日1剂,早、晚分服。

【功　效】　镇肝熄风。适用于阴虚阳亢型脑血栓形成。

### 3. 食疗方

**方1　夏枯草首乌粥**(民间方)

【用　料】　何首乌、夏枯草15克,粳米60克。

【制　作】　何首乌、夏枯草加水适量煎取浓汁备用。粳米煮粥,至粥熟时加入药液稍煮即可。

【用　法】　每日1剂,早、晚食用。

【功　效】　滋养肝肾,平肝潜阳。适用于肝阳上亢型脑血栓形成。

### 方 2　天麻决明粥（《常见病食疗食补大全》）

【用　料】 天麻、决明子各 10 克，粳米 60 克。

【制　作】 将天麻浸泡后切片，与决明子一起用纱布包，与粳米同放锅内加水适量煮粥。用小火炖煮 1 小时，滤去药渣即可。

【用　法】 每日 1 剂，早、晚食用。

【功　效】 平肝潜阳熄风。适用于肝阳上亢型脑血栓形成。

### 方 3　双耳决明粥（《家庭药膳全书》）

【用　料】 黑木耳、白木耳、决明子各 10 克，粳米 100 克。

【制　作】 将黑、白木耳水发，洗净，切碎，与决明子、粳米同放锅内，加水适量煮粥。

【用　法】 每日 1 剂，早、晚食用。

【功　效】 滋阴活血，平肝潜阳。适用于肝阳上亢型脑血栓形成。

### 方 4　核桃荸荠炖老鸭（《家庭药膳全书》）

【用　料】 核桃仁、海带丝各 20 克，荸荠 15 克，老鸭 1 只，调料适量。

【制　作】 将老鸭洗净，切块，与核桃仁、海带丝、荸荠一起炖汤，鸭熟后加入调料即可。

【用　法】 喝汤，吃鸭肉、核桃仁、海带丝、荸荠。

【功　效】 滋阴养肝，平肝潜阳。适用于肝阳上亢型脑血栓形成。

## （二）痰瘀阻络型

症状：半身不遂，口眼㖞斜，舌强言謇或不语，偏身麻木，头晕目眩、舌质暗淡，舌苔薄白或白腻，脉弦。

治法：化痰活血，通络熄风。

代表方：半夏白术天麻汤合通窍活血汤加减。

方药：法半夏、天麻、生白术各15克，桃仁、胆南星各10克，紫丹参30克，赤芍、川芎各15克，天竺黄、制远志各10克，石菖蒲、郁金15克，全蝎10克。每日1剂，水煎2次，合并药汁，早、晚分服。若年老体衰者，加黄芪、党参以益气扶正。

### 1. 偏方

**方1　荷叶白术山楂汤**（《民间偏方大全》）

【用　料】 荷叶、白术各12克，生山楂、决明子、薏苡仁、防己各15克。

【制　作】 上药水煎2次，将药汁合并。

【用　法】 每日1剂，早、晚分服。

【功　效】 化湿活血，通络熄风。适用于痰瘀阻络型脑血栓形成。

**方 2　瓜蒌大黄汤**（《民间偏方大全》）

【用　料】 瓜蒌 15 克，制半夏 10 克，薤白 8 克，钩藤（后下）18 克，僵蚕、天麻各 15 克，酒制大黄 6 克。

【制　作】 上药水煎 2 次，将药汁合并。

【用　法】 每日 1 剂，早、晚分服。

【功　效】 化痰活血，平肝熄风。适用于痰瘀阻络型脑血栓形成。

**方 3　漏芦山楂汤**（民间方）

【用　料】 漏芦、决明子、泽泻、荷叶、法半夏各 15 克，生山楂、黑豆、地龙各 30 克。

【制　作】 上药水煎 2 次，将药汁合并。

【用　法】 每日 1 剂，早、晚分服。

【功　效】 化痰利湿，活血通络，平肝熄风。适用于痰瘀阻络型脑血栓形成。

**2. 验方**

**方 1　苓术丹参汤**（《名中医脑血管科绝技良方》）

【用　料】 茯苓、白术、当归尾各 15 克，丹参、黄芪各 20 克，葛根 30 克，胆南星、川芎、红花各 10 克，地龙、甘草各 6 克。

【制　作】 上药水煎 2 次，将药汁合并。

【用　法】 每日1剂，早、晚分服。

【功　效】 益气化痰，活血祛瘀，通络熄风。适用于痰瘀阻络型脑血栓形成。

**方2　溶栓汤**（《名中医脑血管科绝技良方》）

【用　料】 黄芪60克，生山楂30克，白术、生卷柏、海藻（洗）、昆布（洗）、天花粉各15克，赤芍、莪术、桃仁、白芥子、浙贝母各12克，红花、三棱、穿山甲各9克，桂枝6克。

【制　作】 上药水煎2次，将药汁合并。

【用　法】 每日1剂，早、晚分服。

【功　效】 益气化痰，活血通络，软坚散结。适用于痰瘀阻络型脑血栓形成。

**方3　化痰活血通络方**（《名中医脑血管科绝技良方》）

【用　料】 葛根30克，陈皮、茯苓、枳实、牛膝各15克，制半夏、竹茹、胆南星、当归、川芎、桃仁、红花、远志、石菖蒲各10克。

【制　作】 上药水煎2次，将药汁合并。

【用　法】 每日1剂，早、晚分服。

【功　效】 化痰活血，祛瘀通络，安神定志。适用于痰瘀阻络型脑血栓形成。

方4　钩藤桃仁星夏汤（《新编老年病及养生偏方验方全书》）

【用　料】 钩藤（后下）15克，桃仁、胆南星、半夏、益母草、天麻、当归、牛膝、川芎各10克。

【制　作】 上药水煎2次，将药汁合并。

【用　法】 每日1剂，早、晚分服。

【功　效】 化痰活血，通络熄风。适用于痰瘀阻络型脑血栓形成。

方5　丹芎星夏汤（《新编老年病及养生偏方验方全书》）

【用　料】 丹参、赤芍、鸡血藤、桑枝各30克，威灵仙20克，胆南星、半夏、泽兰、乌药、当归各10克，苏木、桂枝各6克。

【制　作】 上药水煎2次，将药汁合并。

【用　法】 每日1剂，早、晚分服。15日为1个疗程，连服2个疗程。

【功　效】 燥湿化痰，活血化瘀，通络祛风。适用于痰瘀阻络型脑血栓形成。

### 3. 食疗方

方1　天麻脑花（《药膳宝典》）

【用　料】 天麻（切片）10克，陈皮丝6克，川芎（切片）

3 克，猪脑 1 具，花椒、料酒、葱、姜（切片）、食盐、胡椒粉、味精各适量。

【制　作】 把新鲜猪脑去掉筋膜，锅中倒入适量清水，水沸后放入猪脑及料酒和少量食盐，稍煮后捞出猪脑，放入砂锅中加适量清水，放入天麻片、陈皮丝、川芎片、生姜片、花椒、大葱，煮沸后撇掉浮沫，改小火煮 10 分钟左右，加入食盐、味精、胡椒粉即可。

【用　法】 喝汤，吃猪脑。

【功　效】 行气化痰，活血祛瘀，通络熄风。适用于痰瘀阻络型脑血栓形成。

### 方 2　陈皮地龙山楂薏仁汤（《疾病饮食疗法》）

【用　料】 陈皮、地龙各 6 克，山楂肉、薏苡仁各 30 克。

【制　作】 将陈皮、地龙干洗净，切碎，与山楂肉、薏苡仁同放锅内加水煎煮，煮熟即可。

【用　法】 每日 1 次，早、晚分食。

【功　效】 利湿化痰，活血化瘀，通络祛风。适用于痰瘀阻络型脑血栓形成。

### 方 3　木瓜山楂粥（《疾病饮食疗法》）

【用　料】 木瓜 15 克，山楂肉 30 克，粳米 100 克。

【制　作】 将木瓜、山楂肉洗净，切碎，与粳米一起煮粥。

【用　法】 每日 1 次，早、晚分食。

【功　效】 祛湿舒筋，活血祛瘀。适用于痰瘀阻络型脑血栓形成。

**方4　胡萝卜土豆山楂粥**（《百病食疗大全》）

【用　料】 胡萝卜（切碎）、土豆（切条）各50克，山楂肉（切碎）、大米各25克。

【制　作】 将胡萝卜、土豆、山楂、大米合在一起加水煮粥。

【用　法】 佐餐食用。

【功　效】 健脾利湿，化痰顺气，活血祛瘀。适用于痰瘀阻络型脑血栓形成。

### （三）气滞血瘀型

症状：半身不遂，肢体麻木，口眼㖞斜，语言不利，或有头痛、眩晕、失眠多梦，舌质紫晦而黯，或舌中有瘀点，脉弦或弦涩。

治法：理气活血，通络熄风。

代表方：柴胡疏肝散合补阳还五汤加减。

方药：柴胡、赤芍、川芎、香附、枳壳、桃仁、红花、地龙各10克，当归尾12克，黄芪15克，甘草6克。每日1剂，水煎2次，早、晚分服。

### 1. 偏方

**方 1　桃红汤**（《新编老年病及养生偏方验方全书》）

【用　料】　桃仁 10 克，红花 4.5 克，川芎 12 克，毛冬青 30 克，水蛭粉（分 2 次吞服）3 克，甘草 6 克。

【制　作】　上药水煎 2 次，将药汁合并。

【用　法】　每日 1 剂，早、晚分服。

【功　效】　活血化瘀通络。适用于气滞血瘀型脑血栓形成。

**方 2　四藤汤**（民间方）

【用　料】　络石藤、鸡血藤、海风藤、红藤各 15 克。

【制　作】　上药水煎 2 次，将药汁合并。

【用　法】　每日 1 剂，早、晚分服。

【功　效】　活血通络，祛风除湿。适用于气滞血瘀型脑血栓形成。

**方 3　水蛭川芎郁金散**（《新编老年病及养生偏方验方全书》）

【用　料】　水蛭 50 克，川芎 30 克，郁金 20 克。

【制　作】　上药共为细末。

【用　法】　每次服 10 克，每日 3 次。

【功　效】　理气活血通络。适用于气滞血瘀型脑血栓形成。

方 4　**地龙葛根红花煎**（《新编老年病及养生偏方验方全书》）

【用　料】 地龙 25～40 克，葛根 20～50 克，红花（后下）15 克。

【制　作】 上药水煎 2 次，将药汁合并。

【用　法】 每日 1 剂，早、晚分服。

【功　效】 活血通络熄风。适用于气滞血瘀型脑血栓形成。

## 2. 验方

方 1　**芪丹归芎汤**（《名中医脑血管科绝技良方》）

【用　料】 黄芪、葛根各 30 克，丹参 20 克，当归尾 15 克，川芎、赤芍、红花各 10 克，地龙 6 克。

【制　作】 上药水煎 2 次，将药汁合并。

【用　法】 每日 1 剂，早、晚分服。

【功　效】 益气活血，通络熄风。适用于气滞血瘀型脑血栓形成。

方 2　**芪蛭丹参方**（《名中医脑血管科绝技良方》）

（1）黄芪 200 克。上药加水 300 毫升，煎至 60 毫升，煎 3 次药汁混合，共 180 毫升。每日 1 剂，每次 60 毫升，早、中、晚分3次服。

(2)水蛭、地龙各10克,蜈蚣3条,全蝎3克。上药共研细末。每日1剂,1次冲服。

(3)丹参30克,党参20克,桃仁、枸杞子、鳖甲、秦艽各15克,桂枝、红花、通草各6克。上药水煎2次,将药汁合并。每日1剂,早、晚分服。

以上3方合用,15日为1个疗程。补气活血,通络熄风。适用于气滞血瘀型脑血栓形成。

### 方3 活脑方(《名中医脑血管科绝技良方》)

【用 料】 黄芪、丹参、路路通、黄精各15克,川芎、当归、地龙、桃仁各10克,葛根20克,红花5克。

【制 作】 上药水煎2次,将药汁合并。

【用 法】 每日1剂,早、晚分服。

【功 效】 补气活血,通络熄风。适用于气滞血瘀型脑血栓形成。

### 方4 丹红通脉丸(《中国现代名医验方荟海》)

【用 料】 丹参、当归、鸡血藤各30克,红花15克,柴胡、香附、地龙、川芎、紫草各9克。

【制 作】 上药共研细末,炼蜜为丸,每丸重9克。

【用 法】 每次1丸,每日2次。

【功 效】 理气活血,破瘀通络熄风。适用于气滞血瘀型脑血栓形成。

方 5 活血通络汤(《中国现代名医验方荟海》)

【用　料】 柴胡、炒三棱、炒莪术、川芎、羌活、当归身、地龙、石菖蒲、乌梢蛇、赤芍、桂枝各 10 克,葛根 12 克,鸡血藤 30 克,北芪 60 克,甘草 6 克,醋(冲服)15 毫升。

【制　作】 上药水煎 2 次,将药汁合并。

【用　法】 每日 1 剂,早、晚分服。

【功　效】 补气活血,破瘀通络。适用于气滞血瘀型脑血栓形成。

3. 食疗方

方 1 乌药归尾粥(《家庭药膳全书》)

【用　料】 乌药 15 克,当归尾 25 克,粳米 100 克。

【制　作】 将乌药、当归尾洗净,用纱布包,与粳米一起放入锅内,加适量水煮粥,米熟粥成后取出药包调味即可。

【用　法】 每日 1 剂,早、晚分食。

【功　效】 理气活血化瘀。适用于气滞血瘀型脑血栓形成。

方 2 地龙粥(《家庭药膳全书》)

【用　料】 干地龙、香附各 15 克,粳米 100 克。

【制　作】 将干地龙、香附洗净,用纱布包,与粳米一起放入锅内,加适量水煮粥,米熟粥成后取出药包,调味即可。

【用　法】 每日1剂,早、晚分食。

【功　效】 理气活血,通络熄风。适用于气滞血瘀型脑血栓形成。

**方3　郁金桃仁粥**(《家庭药膳全书》)

【用　料】 郁金、桃仁各15克,粳米100克。

【制　作】 将郁金、桃仁洗净,用纱布包,与粳米一起放入锅内,加适量水共煮,米熟粥成后取出药包调味即可。

【用　法】 每日1剂,早、晚分食。

【功　效】 理气解郁,活血祛瘀。适用于气滞血瘀型脑血栓形成。

### (四)痰热中阻型

症状:半身不遂,口眼㖞斜,舌强言謇或不语,偏身麻木,腹胀,便干便秘,头晕目眩,痰多,舌质暗红或暗淡,苔黄或黄腻,脉弦滑。

治法,化痰清热,通络熄风。

代表方:大承气汤合通窍活血汤加减。

方药:生大黄(后下)12克,芒硝(冲服)9克,枳实、厚朴、制半夏、天麻、茯苓、全瓜蒌、赤芍、川芎各15克,黄连6克,陈皮、胆南星、全蝎各10克。每日1剂,水煎2次,合并药汁，早、晚分服。

## 1. 偏方

### 方1　祛风散（《证治准绳》）

【用　料】防风、制半夏、黄芩、生天南星、生甘草各30克。

【制　作】上药共为粗末。

【用　法】每次6克，加生姜3片，水煎，不拘时服。

【功　效】化痰清热祛风。适用于痰热中阻型脑血栓形成。

### 方2　山羊角汤（《民间偏方大全》）

【用　料】山羊角（先煎）15克，法半夏、胆南星各10克，石菖蒲12克，竹沥（分2次冲服）30毫升，天麻8克，羌活、全蝎各6克，白附子4克。

【制　作】上药水煎2次，将药汁合并。

【用　法】每日1剂，早、晚分服。

【功　效】化痰清热，平肝熄风。适用于痰热中阻型脑血栓形成。

### 方3　地黄二陈汤（《民间偏方大全》）

【用　料】地龙、制半夏、陈皮、茯苓各15克，黄连、甘草各6克。

【制　作】上药水煎2次，将药汁合并。

【用 法】 每日1剂，早、晚分服。

【功 效】 燥湿化痰清热，通络镇痉熄风。适用于痰热中阻型脑血栓形成。

**2. 验方**

**方1 胆星黄连大黄汤**（《名中医脑血管科绝技良方》）

【用 料】 胆南星、黄连、茯苓、桃仁、红花各10克，郁金、当归尾各15克，丹参20克，葛根30克，大黄（后下）、地龙各6克。

【制 作】 上药水煎2次，将药汁合并。

【用 法】 每日1剂，早、晚分服。

【功 效】 化痰清热，理气散瘀，通络熄风。适用于痰热中阻型脑血栓形成。

**方2 丹参汤**（《中国现代名医验方荟海》）

【用 料】 全瓜蒌、丹参各30克，胆南星15克，生大黄（后下）、芒硝（冲）各12克。

【制 作】 上药水煎2次，将药汁合并。

【用 法】 每日1剂，早、晚分服。

【功 效】 通腑化痰泻热，活血化瘀通络。适用于痰热中阻型脑血栓形成。

### 方3 化痰通腑汤(《名中医脑血管科绝技良方》)

【用 料】 瓜蒌30克,枳实15克,厚朴、胆南星、竹茹、黄芩各10克,大黄(后下)6克。

【制 作】 上药水煎2次,将药汁合并。

【用 法】 每日1剂,早、晚分服。

【功 效】 化痰清腑泻热。适用于痰热中阻型脑梗死。

### 方4 白夏竹芩汤(《新编老年病及养生偏方验方全书》)

【用 料】 白术、制半夏、竹茹、黄芩、茯苓、白芍、枳实、石菖蒲、胆南星各9克,橘红6克,甘草3克。

【制 作】 上药水煎2次,将药汁合并。

【用 法】 每日1剂,早、晚分服。

【功 效】 行气化痰清热。适用于痰热中阻型脑血栓形成。

### 方5 大黄瓜蒌龙牡汤(《中国现代名医验方荟海》)

【用 料】 生大黄12克,全瓜蒌、生代赭石(先煎)、生龙骨(先煎)、生牡蛎(先煎)各30克,水蛭6克,虻虫5克,桃仁10克,胆南星、三七、牡丹皮各12克,赤芍15克。

【制 作】 上药水煎2次,将药汁合并。

【用 法】 每日1剂,早、晚分服。

【功 效】 化痰泻热,活血通络,潜阳熄风。适用于痰热中阻型脑血栓形成。

### 3. 食疗方

**方1　茯苓竹茹通草粥**（民间方）

【用　料】　茯苓15克，竹茹12克，通草6克，粳米60克。

【制　作】　将茯苓研碎，竹茹、通草用纱布包，与粳米一起煮粥。

【用　法】　佐餐食之，每日1次。

【功　效】　清热化痰利湿。适用于痰热中阻型脑血栓形成。

**方2　山楂竹茹粥**（民间方）

【用　料】　山楂肉30克，竹茹10克，粳米60克。

【制　作】　将竹茹用纱布包，与山楂肉、粳米一起煮粥。

【用　法】　佐餐食之，每日1次。

【功　效】　清热化痰，活血祛瘀。适用于痰热中阻型脑血栓形成。

**方3　莱菔子竹茹粥**（经验方）

【用　料】　炒莱菔子20克，竹茹10克，粳米60克。

【制　作】　将莱菔子研碎，竹茹用纱布包，与粳米一起煮粥。

【用　法】　佐餐食之，每日1次。

【功　效】　清热化痰，健胃下气。适用于痰热中阻型脑血栓形成。

### （五）气虚血瘀型

症状：半身不遂，口眼㖞斜，言语謇涩或不语，偏身麻木，面色㿠白，气短乏力，口流涎，自汗出，心悸便溏，手足肿胀，舌质暗淡，舌苔薄白或白腻，脉沉细缓或细涩。

治法：益气活血，通络熄风。

代表方：补阳还五汤加减。

方药：生黄芪 30 克，当归尾、地龙各 15 克，川芎、赤芍、桃仁、红花各 12 克。每日 1 剂，每剂煎 2 次，合并药汁，早、晚分服。若半身不遂较重者，加桑枝、炮穿山甲（代）、水蛭等以活血通络；言语不利甚者，加石菖蒲、远志化痰开窍；若气虚重者，可合用四君子汤。

#### 1. 偏方

**方 1　黄芪丹参汤**（民间方）

【用　料】　黄芪 45 克，丹参 15 克，水蛭（研末吞服）3 克，地龙、赤芍各 10 克，三七（研末冲服）3 克，陈醋（冲服）15 毫升。

【制　作】　上药水煎 2 次，将药汁合并。

【用　法】　每日 1 剂，早、晚分服。

【功　效】　益气活血，通络熄风。适用于气虚血瘀型脑血栓形成。

**方 2 降脂通络汤**(《民间偏方大全》)

【用 料】 生山楂、黄芪各 30 克,丹参、地龙各 20 克。

【制 作】 上药水煎 2 次,将药汁合并。

【用 法】 每日 1 剂,早、晚分服。

【功 效】 益气活血,通络熄风。适用于气虚血瘀型脑血栓形成。

**方 3 黄芪参归汤**(民间方)

【用 料】 黄芪 30 克,丹参 20 克,当归 15 克,甘草 6 克,陈醋(冲服)20 毫升。

【制 作】 上药水煎 2 次,将药汁合并。

【用 法】 每日 1 剂,早、晚分服。15 日为 1 个疗程。

【功 效】 益气活血,化瘀通络。适用于气虚血瘀型脑血栓形成。

**2. 验方**

**方 1 消栓复元汤**(《名中医脑血管科绝技良方》)

【用 料】 黄芪 30~120 克,当归、川芎、地龙、红花、石菖蒲各 10 克,水蛭、丹参各 30 克,土鳖虫 6 克。

【制 作】 上药水煎 2 次,将药汁合并。

【用 法】 每日 1 剂,早、晚分服。3 个月为 1 个疗程。

【功 效】 益气活血,通络熄风。适用于气虚血瘀型脑血栓形成。

方2 参芪归龙汤(《名中医脑血管科绝技良方》)

【用 料】 黄芪30克,党参、当归、赤芍各15克,地龙、红花、桃仁、炮穿山甲(代)、川芎各10克。

【制 作】 上药水煎,每剂煎2次,取汁400毫升。

【用 法】 每日1剂,每次200毫升,早、晚各服1次。

【功 效】 益气活血,通络熄风。适用于气虚血瘀型脑血栓形成。

方3 消栓化瘀汤(《名中医脑血管科绝技良方》)

【用 料】 黄芪60克,鸡血藤30克,当归尾、川芎、葛根、桂枝、郁金各20克,地龙、炮穿山甲(代)、石菖蒲、桃仁、乌梢蛇各10克,红花、甘草各6克。

【制 作】 上药水煎2次,将药汁合并。

【用 法】 每日1剂,早、晚分服。

【功 效】 益气活血,通络熄风。适用于气虚血瘀型脑血栓形成。

方4 消栓通脉汤(《名中医脑血管科绝技良方》)

【用 料】 黄芪、丹参各30克,葛根20克,当归、赤芍、红花各10克,水蛭3克。血压高者,加天麻、钩藤、夏枯草各10克,牛膝15克;气虚重者,加党参10克;痰多者,加法半夏、天南星、石菖蒲各 10 克；失语者，加郁金、远志、石菖蒲各 10 克。

【制　作】 上药水煎 2 次，将药汁合并。

【用　法】 每日 1 剂，早、晚分服。1 个月为 1 个疗程。

【功　效】 益气活血，散瘀通络。适用于气虚血瘀型脑血栓形成。

### 方 5　参芪僵蚕地龙汤（《中国现代名医验方荟海》）

【用　料】 黄芪 30 克，党参 20 克，僵蚕、川芎、独活（酒炒）、白术、茯苓、白芍、地龙、川牛膝各 10 克，甘草 5 克。

【制　作】 上药水煎 2 次，将药汁合并。

【用　法】 每日 1 剂，早、晚分服。

【功　效】 益气健脾，活血化瘀，通络熄风。适用于气虚血瘀型脑血栓形成。

## 3. 食疗方

### 方 1　黄芪桃仁粥（《家庭药膳全书》）

【用　料】 黄芪、生姜各 15 克，桃仁 10 克，粳米 100 克，红枣 4 枚。

【制　作】 黄芪、生姜、桃仁加水浓煎取汁，去渣。将粳米、红枣加水煨粥，粥成后倒入药汁，调匀即可。

【用　法】 每日 1 剂，早、晚食用。

【功　效】 益气活血，化瘀通络。适用于气虚血瘀型脑血栓形成。

### 方2　四味粳米粥（《家庭药膳全书》）

【用　料】　天麻（布包）9克，枸杞子15克，大枣7枚，人参3克，粳米50～100克。

【制　作】　上药加水烧沸后用文火煎煮约20分钟，去天麻、枣核，下入粳米共煨粥。

【用　法】　每日1剂，早、晚2次食用。

【功　效】　益气养阴，镇肝熄风。适用于气阴两虚型脑血栓形成。

### 方3　栗子桂圆粥（《家庭药膳全书》）

【用　料】　栗子（去壳用肉）10个，桂圆肉15克，粳米50克，白糖少许。

【制　作】　先将栗子肉切成碎块，与粳米同煮粥，粥将熟时再放桂圆肉，食用时加白糖即可。

【用　法】　可做早餐，或不拘时食用。

【功　效】　益气补血。适用于气虚血瘀型脑血栓形成。

### 方4　地龙桃花饼（《家庭药膳全书》）

【用　料】　干地龙30克，红花、赤芍、桃仁各20克，当归50克，黄芪100克，川芎10克，玉米粉400克，面粉100克，白糖适量。

【制 作】 干地龙以酒浸去腥味，烘干研粉；红花、赤芍、当归、黄芪、川芎水煎2次，取汁备用。将玉米粉、面粉、地龙粉、白糖混匀，用药汁调，制饼20个；桃仁去皮、尖，打碎，略炒，匀放于饼上，入笼蒸熟（或烘箱烤熟）。

【用 法】 当主食酌量食用。

【功 效】 益气活血，通络熄风。适用于气虚血瘀型脑血栓形成。

## （六）阴虚风动型

症状：半身不遂，口眼㖞斜，舌强言謇或不语，偏身麻木，烦躁失眠，眩晕耳鸣，手足心热，舌质红绛或暗红，少苔或无苔，脉细弦或细数。

治法：滋阴活血，通络熄风。

代表方：大定风珠加减。

方药：生地黄、麦冬、白芍各15克，龟甲（捣碎）、鳖甲（捣碎）、五味子各12克，鸡蛋黄（搅碎后用沸药汁冲）2枚，阿胶（烊化，兑入药汁）10克，丹参、鸡血藤各30克，桃仁、地龙各12克，炙甘草6克。每日1剂，每剂煎2次，合并药汁，早、晚分服。若偏瘫较重者，可加牛膝、木瓜、蜈蚣、桑枝等通经活络之品；若语言不利甚者，加石菖蒲、郁金、远志以开音利窍。

## 1. 偏方

**方 1　白芍泽兰饮**（《新编老年病及养生偏方验方全书》）

【用　料】 白芍 15 克，泽兰 9 克，炮穿山甲（代）6 克。

【制　作】 上药水煎，每剂煎 2 次。

【用　法】 每日 1 剂，早、晚分服。

【功　效】 滋阴活血，通络熄风。适用于阴虚风动型脑血栓形成。

**方 2　枸杞地黄汤**（民间方）

【用　料】 熟地黄、枸杞子各 12 克，地龙 10 克，决明子、泽泻、川牛膝各 9 克。

【制　作】 上药水煎 2 次，将药汁合并。

【用　法】 每日 1 剂，早、晚分服。连服 7～15 日。

【功　效】 滋阴补肾，活血利湿，通络熄风。适用于阴虚风动型脑血栓形成。

**方 3　首乌枸杞虫草汤**（《家庭医药》）

【用　料】 何首乌 30 克，枸杞子 15 克，蜈蚣 2 条，藏红花 10 克，酒大黄 10 克，泽泻 12 克，石菖蒲 10 克。

【制　作】 上药水煎 2 次，将药汁合并。

【用　法】 每日 1 剂，早、晚分服；或将上药研粉吞服，每次 10 克，每日 3 次。

【功　效】 滋阴养肝，活血祛瘀，通络熄风。适用于阴虚风动型脑血栓形成。

**2. 验方**

**方1　滋阴活血通脉汤**（《名中医脑血管科绝技良方》）

【用　料】 何首乌、生山楂各30克，丹参30～60克，赤芍30～60克，当归10～20克，鲜地黄15～30克，川芎10～15克，桑枝、钩藤各15克。

【制　作】 上药水煎2次，将药汁合并。

【用　法】 每日1剂，早、晚分服。

【功　效】 滋阴活血，通络熄风。适用于阴虚风动型脑血栓形成。

**方2　二黄二参汤**（《名中医脑血管科绝技良方》）

【用　料】 生地黄、熟地黄、玄参、丹参各20克，麦冬、女贞子、白芍、钩藤（后下）、桑寄生各15克。

【制　作】 上药水煎2次，将药汁合并。

【用　法】 每日1剂，早、晚分服。

【功　效】 滋肾养阴，活血通络，平肝熄风。适用于阴虚风动型脑血栓形成。

**方3　伸筋祛瘀汤**（《名中医脑血管科绝技良方》）

【用　料】 伸筋草、制何首乌各15克，白芍、山药、熟地黄、石斛、当归、川芎各10克，山茱萸、水蛭、地龙各6克，全蝎4.5克，蜈蚣、甘草各3克，冰片（冲服）0.1克。

【制　作】 上药水煎2次，将药汁合并。

【用　法】 每日1剂，早、晚分服。

【功　效】 滋阴活血，伸筋祛瘀，通络熄风。适用于阴虚风动型脑血栓形成。

**方4　赭石龙牡钩藤汤**（《新编老年病及养生偏方验方全书》）

【用　料】 代赭石（先煎）、生龙骨（先煎）、生牡蛎（先煎）、桑寄生、丹参各30克，钩藤（后下）20克，牛膝、川续断、乳香、红花、赤芍、没药各10克。

【制　作】 上药水煎2次，将药汁合并。

【用　法】 每日1剂，早、晚分服。

【功　效】 滋阴活血通络，平肝潜阳熄风。适用于阴虚风动型脑血栓形成。

**方5　加味镇肝熄风汤**（《新编老年病及养生偏方验方全书》）

【用　料】 牛膝、生代赭石（先煎）各30克，生龙骨（先煎）、生牡蛎（先煎）、白芍、玄参、茵陈、天冬、龟甲、川楝子各15克，地龙、生麦芽各12克，甘草6克。

【制　作】 上药水煎2次，将药汁合并。

【用 法】 每日1剂，早、晚分服。

【功 效】 滋阴活血通络，平肝潜阳熄风。适用于阴虚风动型脑血栓形成。

### 3. 食疗方

#### 方1 百合双耳鸡蛋羹（《药膳宝典》）

【用 料】 鲜百合花2朵，黑木耳、白木耳、竹笋、菠菜各20克，鸡蛋4个，调料适量。

【制 作】 先将蛋清、蛋黄分开放在两个碗里，分别搅拌蛋清和蛋黄，然后将蛋清慢慢往沸水锅里淋，微煮捞出备用，锅里放入少许油，煸炒葱末至出香味后，加入适量清水，然后将蛋清和焯好的笋片、黑白木耳及白胡椒粉、食盐放入锅内，用大火煮3分钟后放入蛋黄，再煮3分钟放入菠菜及焯好的百合花，加入味精即可。

【用 法】 佐餐食用。

【功 效】 滋阴活血通络。适用于阴虚风动型脑血栓形成。

#### 方2 双钩牛膝乳鸽煲（《药膳宝典》）

【用 料】 钩藤、牛膝各10克，枸杞子3克，乳鸽2只，调料适量。

【制 作】 牛膝用纱布包加水煎20分钟，去渣留汁备用。将乳鸽洗净去爪及尾部，放入锅中加适量水及料酒焯一下，然后放入砂锅里加入沸水及钩藤（用纱布包）、枸杞子、葱、姜，用大火煮沸后改小火煮30分钟，加入牛膝药液，再煮10分钟，加入食盐、白胡椒粉、味精即可。

【用　法】 佐餐食用。

【功　效】 滋阴活血，平肝熄风。适用于阴虚风动型脑血栓形成。

**方3　首乌钩桃粥**（民间方）

【用　料】 何首乌、钩藤各15克，桃仁10克，大米100克，白糖适量。

【制　作】 何首乌、钩藤、桃仁煎取药汁备用。将大米煮粥，然后兑入药汁及白糖，稍煮即成。

【用　法】 每日1剂，早、晚温服。

【功　效】 滋阴活血，平肝熄风。适用于阴虚风动型脑梗死。

## 四、脑 出 血

脑出血是指原发性脑实质内血管破裂所致的出血，又称脑溢血。其最常见和最重要的病因是高血压动脉硬化。老年人多见，多发于50～70岁。男性多于女性，男、女比约为2∶1，多发于寒冷季节，白天发病多于夜间，一般多在活动时发病。病变以大脑半球占多数，少数原发于脑干和小脑，是脑血管疾病中之危重病症。其临床过程又分为前趋期、急性期、恢复期及后遗症期。前趋期症状往往不明显，部分病人在发病前数小时或数日可出现头痛、头晕、眩晕或昏厥、肢体麻木、鼻出血、视网膜出血、精神改变及嗜睡等。大多数病人起病急骤，常在数分钟或数小时内病情可发展到高峰，此为急性期，其特点是伴有高血压的病人在用力或情绪激动时突然感到头昏、头痛、呕吐，随即昏迷，可见面色潮红、呼吸深大、鼾声、唾液外流、脉搏洪大、血压升高、瞳孔缩小，对光反射迟钝或消失、四肢肌力迟缓。少数病人可出现惊厥，多为全身性发作。脑出血的临床症状与出血部位及范围、出血量及全身情况有关，而局灶性神经系统的体征，主要是根据出血的部位及程度而定。①内囊出血。是脑出血最常见的类型。主要表现为三偏征（病灶对侧偏瘫、偏身感觉障碍和同向偏盲），优势半球损害可伴失语，非优势半球损害可出现体像障碍。严重者可有视盘水肿、意识障碍和生命体征改变。②丘脑出血。30％病灶对侧半身深浅感觉障碍。影响内囊时可有偏瘫。影响脑干时可出现垂直性注视麻痹和瞳孔异常。优势侧丘脑出血时可出现语言障碍，非优势侧丘脑出血时可出现结构性失用和疾病觉缺失。③皮质下白质出血。其颅内压增高所致头痛、呕吐症状较轻，多无意识障碍。又分为额叶、颞叶、顶叶、枕叶出血。④脑桥出血。占脑出血的10％，表现为病灶侧核性面瘫和对侧肢体中枢性偏瘫（交叉瘫），双眼向病灶对侧凝视，后可迅速出现四肢瘫，双侧瞳孔极度缩小，可在数小时内死亡。⑤脑室出血。多为继发性。迅速出现昏迷及两侧病理反射，四肢肌张力增高。当出现四肢阵发性强直性痉挛、去脑强直、体温升高、呼吸不规则、脉搏及血压不稳定时，病情凶险。脑室出血一般较严重，但若脑室少量出血时症状轻，甚至意识可完全清醒。⑥小脑出血。急起后枕痛、头晕、反复呕吐和站立不稳。早期常意识清楚或轻度意识障碍，常迅速进入昏迷。脑内出血停止，病情稳定，神志清楚及并发症基本控制，病情进入恢复期。临床上脑出血多发生于50～60岁的中老年人。寒冷、情绪激动、疲劳、用力过猛及脑力活动紧张等易诱发本病。

本病属中医学“中风”“厥证”范畴。多为年高体弱，七情所伤，饮食失节，劳累过度而致脏腑虚损，阴虚阳亢，气血逆乱；痰浊内盛，阻滞经络，蒙蔽清窍；瘀血阻滞，血溢脑窍；火盛生风，上冲于脑，扰乱神明，瘀闭脑窍，遂发为中风。

### （一）肝火上扰型

症状：突然头部剧痛，呕吐，随即昏迷不省人事，牙关紧闭，两手握固，面赤身热，躁动不安，呼吸深重有鼾声，半侧肢体瘫痪。舌红绛，舌苔黄厚而干，脉滑数洪大。

治法：清肝熄风开窍。

代表方：羚羊钩藤汤加减。

方药：羚羊角（代，单用）3 克，钩藤（后下）30 克，生地黄、石决明（先煎）、夏枯草、代赭石（先煎）、石菖蒲各 20 克，菊花、白芍、牡丹皮、牛膝、郁金、全蝎、地龙各 10 克。每日 1 剂，每剂煎 2 次，将药汁合并，分 2 次鼻饲给药。

**1. 偏方**

**方 1　猪胆绿豆粉**（《食物与治病》）

【用　料】 猪胆汁 120 毫升，绿豆粉 80 克。
【制　作】 将二者拌匀晾干研末。
【用　法】 每次 6 克，每日 2 次鼻饲给药。
【功　效】 清热解毒，润燥通便。适用于脑出血热盛便秘者。

**方 2　桑菊茅根饮**（《民间偏方大全》）

【用　料】 桑叶、菊花各 30 克，白茅根 60 克。
【制　作】 上药水煎 2 次，将药汁合并。
【用　法】 每日 1 剂，分 2 次鼻饲给药。
【功　效】 清肝泻火，凉血止血。适用于脑出血肝火炽盛者。

**方 3　萝芙木旱莲草茶**（民间方）

【用　料】 萝芙木、墨旱莲各 30 克。
【制　作】 上药水煎 2 次，将药汁合并。

【用　法】 每日1剂，分2次鼻饲给药。

【功　效】 泻肝降火，凉血止血，降压。适用于脑出血肝火炽盛者。

方4　加味三化汤（《实用单方验方大全》）

【用　料】 大黄（后下）、枳实、厚朴、石菖蒲、羌活各10克。

【制　作】 上药水煎2次，将药汁合并。

【用　法】 每日1剂，分2次鼻饲给药。

【功　效】 通便泻火，凉血止血。适用于脑出血热闭证，症见中风昏厥，大便不通者。

**2. 验方**

方1　羚羊赭石汤（《新编单方验方大全》）

【用　料】 羚羊角粉（代，冲服）1克，生代赭石60～90克，钩藤60克，炒槐花、墨旱莲、藕节、白茅根各30克，菊花、茜草、小蓟、生蒲黄各15克，荷叶12克。

【制　作】 上药水煎2次，将药汁合并。

【用　法】 每日1剂，分2次鼻饲给药。

【功　效】 清肝熄风，凉血止血。适用于脑出血肝火炽盛者。

方2　犀角钩藤汤（《中国现代名医验方荟海》）

【用　料】 广犀角粉（代）9克，生地黄、白芍、黄芩、钩藤、决明子各15克，牡丹皮、菊花、牛膝、石菖蒲各12克，竹茹、龙胆草各6克。另给安宫牛黄丸2丸。

【制　作】 上药水煎2次，将药汁合并。

【用　法】 每日1剂，分2～4次鼻饲给药。安宫牛黄丸每日早、晚各1丸。

【功　效】 清热凉血，平肝熄风。适用于脑出血肝火炽盛者。

**方3　凉肝熄风汤**（《中国中医急症》）

【用　料】 羚羊角粉(代、冲服)、犀角粉(代、冲服)各0.3克，生地黄20克，牡丹皮、郁金各15克，全蝎10克，牛膝18克，石菖蒲12克，生大黄(后下)9克，鲜竹沥(兑服)100毫升。安宫牛黄丸、至宝丸各1丸。

【制　作】 上药水煎，每剂煎2次，取汁300毫升，将安宫牛黄丸、至宝丸溶化。

【用　法】 每日1剂，分4次鼻饲给药。

【功　效】 清肝熄风，豁痰开窍。适用于脑出血肝火炽盛。

### 3. 食疗方

**方1　二角三汁饮**（《中华临床药膳食疗学》）

【用　料】 水牛角30克，黄羊角10克，鲜竹沥(兑服)30毫升，石菖蒲汁15毫升，生藕汁30毫升。

【制　作】 将水牛角、黄羊角加水200毫升，煎煮25分钟，去渣取汁，兑入鲜竹沥、石菖蒲汁、生藕汁，混匀即成。

【用　法】 每日1剂，分2次鼻饲。

【功　效】 清肝泻火，凉血止血，化痰开窍。适用于脑出血肝火炽盛，痰热闭证，肢体强痉者。

### 方2　芹菜冰糖饮（《巧吃妙治心脑血管病》）

【用　料】 芹菜250克，鲜藕节6个，冰糖20克。

【制　作】 将芹菜、藕节洗净，切碎，煮汤，取汁放入冰糖再煮10分钟即可。

【用　法】 每日1剂，分2～3次鼻饲。

【功　效】 清热平肝，凉血止血。适用于脑出血肝火炽盛者。

### 方3　菊花栀子汁（《巧吃妙治心脑血管病》）

【用　料】 菊花、栀子各10克，香蕉皮30克。

【制　作】 将菊花、栀子、香蕉皮共煮，略煮5分钟，取汁去渣。

【用　法】 每日1剂，分2～3次鼻饲。

【功　效】 清热平肝，降压止血。适用于脑出血肝火炽盛者。

## （二）痰浊闭窍型

症状：剧烈头痛呕吐，突然昏迷，不省人事，牙关紧闭，两手握固，面白唇青，喉中痰鸣，四肢不温，半侧肢体瘫痪。舌质暗淡，舌苔白腻，脉沉滑而缓。

治法：豁痰熄风开窍。

代表方：涤痰汤加减。

方药：钩藤（后下）、石菖蒲、茯苓各20克，陈皮15克，法半夏、竹茹、枳实、天麻、郁金、胆南星各10克，全蝎、地龙各12克，羌活、木香（后下）、甘草各6克。每日1剂，每剂煎2次，合并药液，分2次鼻饲给药。若神昏、鼻鼾、肢体瘫软者，加苏合香丸鼻饲；舌苔黄腻，脉滑数者，加安宫牛黄丸鼻饲。

### 1. 偏方

#### 方1　牛蒡根茶（《民间土单方大全》）

【用　料】　鲜牛蒡根250克，安宫牛黄丸1丸

【制　作】　将鲜牛蒡根绞汁，研溶安宫牛黄丸。

【用　法】　每日1剂，分2次鼻饲。

【功　效】　豁痰逐邪，熄风开窍。适用于脑出血痰浊闭窍者。

#### 方2　瓜蒌胆星汤（《民间土单方大全》）

【用　料】　瓜蒌30克，胆南星、大黄各10克。

【制 作】 上药水煎2次,将药汁合并。

【用 法】 每日1剂。分3～4次鼻饲。

【功 效】 清热通腑,化痰开窍。适用于脑出血痰浊闭窍者。

### 2. 验方

**方1 温开救脑汤**(《新编内科秘方大全》)

【用 料】 生石决明(先煎)30克,竹沥(分冲)30毫升,石菖蒲、桑寄生各15克,天竺黄、法半夏、陈皮、茯苓、天南星、炒枳实、姜竹茹、远志、川郁金、旋覆花(包煎)、代赭石(先煎)各10克。另加苏合香丸,每次服1丸(温开水研化)。

【制 作】 上药水煎2次,将药汁合并。

【用 法】 每日1剂,分3～4次鼻饲。

【功 效】 辛温开窍,化痰熄风。昏迷不醒,口噤目张,两手握固,大小便闭,痰涎壅盛,面色㿠白,鼾声雷鸣,舌苔白厚腻,脉沉滑。

**方2 清脑熄风汤**(《新编内科秘方大全》)

【用 料】 生石膏(先煎)30～50克,石决明(先煎)30克,石菖蒲10～15克,郁金、天竺黄、全蝎、龙胆草、炒栀子、生知母、黄柏、旋覆花(包煎)、川牛膝、大黄(后下)各10克,钩藤、代赭石(先煎)、车前子(包煎)各15克,羚羊角粉(代,分冲)2克。另加用安宫牛黄丸每次2丸,化服。

【制　作】 上药水煎2次，将药汁合并。

【用　法】 每日1剂，分3～4次鼻饲。

【功　效】 开窍化痰、泻热熄风。突然昏倒，昏迷不醒，口噤目张，两手握固，鼻鼾，咽中痰鸣，二便闭，面红目赤，气粗口臭，舌红绛，苔黄厚腻，脉弦滑而数。

**方3　菖蒲郁金汤**（《病证临床集验录》）

【用　料】 石菖蒲、郁金、栀子、连翘、牛蒡子各12克，天竺黄、淡竹叶、茯苓、牡丹皮各10克，竹沥（分冲）20毫升。

【制　作】 上药水煎2次，将药汁合并。

【用　法】 每日1剂，分3～4次鼻饲。

【功　效】 豁痰清热，熄风开窍。适用于脑出血痰浊闭窍者。

### 3. 食疗方

**方1　竹沥生姜汁**（《中华临床药膳食疗学》）

【用　料】 鲜竹沥30毫升，生姜汁10毫升，牛黄0.2克，鲜橘汁100毫升。

【制　作】 将鲜竹沥、生姜汁、橘汁混合，调入牛黄即成。

【用　法】 每日1剂，分2次鼻饲。

【功　效】 清热化痰，定惊开窍。适用于脑出血痰热内闭者。

方2 竹沥粥(《脑血管病中医食疗验方》)

【用 料】 鲜竹沥50毫升,大米50克。

【制 作】 将大米洗净,加水如常法煮粥,待粥煮熟后,加入鲜竹沥汁调匀即成。

【用 法】 每日1剂,少量多次鼻饲。

【功 效】 清热化痰,醒脑开窍。适用于脑出血痰热内结者,昏迷不醒,失语,惊厥,咳痰。

方3 萝卜粥(《脑血管病中医食疗验方》)

【用 料】 萝卜汁100毫升,大米50克。

【制 作】 大米洗净,加水如常法煮粥,待粥煮熟后,加入萝卜汁即成。

【用 法】 每日1剂。少量多次鼻饲。

【功 效】 化痰止血,清热解毒,通便利肝。适用于脑出血痰热内结者。

## (三)阳虚欲脱型

症状:突然昏仆不省人事,气息微弱,口张目合,汗出肢冷,大小便失禁,肢体软瘫。舌质暗淡,舌苔白滑,脉微弱。

治法:益气回阳固脱。

代表方:参附汤加减。

方药:人参15克,五味子10克,制附子(先煎)、麦冬各

20克，黄芪、山茱萸各30克。每日1剂，每剂煎2次，合并药汁，分2次鼻饲。

## 1. 偏方

### 方1　参附芪星汤（《民间土单方大全》）

【用　料】　人参、制附子各15克，黄芪24克，胆南星9克。

【制　作】　上药水煎2次，将药汁合并。

【用　法】　每日1剂，分3～4次鼻饲。

【功　效】　益气固脱，化痰开窍。适用于脑出血阳虚欲脱兼痰浊内阻者。

### 方2　加味芪附汤（《脑病的中医论治》）

【用　料】　黄芪、制附子、人参、车前子各15克。

【制　作】　上药水煎2次，将药汁合并。

【用　法】　每日1剂，早、晚2次鼻饲。

【功　效】　益气温阳固脱。适用于脑出血属气虚欲脱者。

## 2. 验方

### 方1　益气固脱汤（《中国现代名医验方荟海》）

【用　料】　红参15克，熟地黄15克，山茱萸30克，生山药30克，煅龙骨（先煎）30克，煅牡蛎（先煎）30克，生黄芪

20克,炒酸枣仁10克,麦冬10克,五味子10克,远志10克,茯苓10克,炙甘草10克。

【制　作】 上药水煎2次,将药汁合并。

【用　法】 每日1剂,早、晚2次灌服或鼻饲。

【功　效】 回阳固脱。适用于深度昏迷,目合口张,鼻鼾息微,手撒,四肢厥冷,汗多,大小便失禁,肢痿,脉细欲绝,血压下降,瞳孔对光反射消失。

### 方2　茯苓四逆汤(《国医论坛》)

【用　料】 熟附子(先煎)、红参、三七粉各10克,炮姜、炙甘草各15克,牛膝30克,茯苓60克。

【制　作】 上药水煎2次,将药汁合并。

【用　法】 每日1剂,鼻饲或灌服。

【功　效】 益气固脱,涤痰泻浊。适用于急性脑血管病属气虚痰瘀壅塞者。

### 方3　固脱保元汤(《中国现代名医验方荟海》)

【用　料】 黄芪、党参、熟地黄、山茱萸、桂圆肉、山药、龙骨(先煎)、牡蛎(先煎)各30克,枸杞子15克,茯神、酸枣仁各12克,白术9克,甘草3克。

【制　作】 上药水煎2次,将药汁合并。

【用　法】 每日1剂,鼻饲或灌服。

【功　效】 补气固脱。适用于脑出血属气虚欲脱证。

### 3. 食疗方

**方1 参附回阳煎**（《中华临床药膳食疗学》）

【用 料】 黑豆50克，人参、制附片各9克，龙骨、牡蛎各30克。

【制 作】 将龙骨、牡蛎、附片水煎取汁，纳入黑豆再煎，至黑豆极烂，滤取上清液；另将人参单煎取汁。二汁兑匀。

【用 法】 每日1剂，分2次鼻饲。重者用2剂，至脱证缓解止。

【功 效】 益气回阳固脱。适用于脑出血昏迷的脱证病人；亦适用于脑血栓、栓塞重证脱证病人。

**方2 牡蛎麦麸散**（《本草纲目》）

【用 料】 麦麸、牡蛎粉、人参、附子各等份。

【制 作】 上药研末混匀即成。

【用 法】 每次3克，每日3次，温开水调后鼻饲。

【功 效】 益气固脱止汗。适用于脑出血正气欲脱，口开目合，自汗，二便自遗、舌淡、脉沉细而弱之脑出血脱证，加入效佳。

### （四）风阳阻络型

症状：中风清醒后，半身不遂，患侧肢体僵硬拘急，口眼㖞斜，头痛，头晕，面红烦躁，情绪不稳。舌红苔黄，脉弦有力。

治法：育阴潜阳，熄风通络。

代表方：天麻钩藤饮加减。

方药：天麻、地龙、僵蚕、远志、牛膝各 10 克，钩藤、石决明(先煎)、珍珠母(先煎)、白芍、桑枝各 20 克，石菖蒲、丝瓜络各 15 克，甘草 6 克。每日 1 剂，每剂煎 2 次，合并药汁，早、晚分服。

### 1. 偏方

#### 方 1　天麻菊花(民间方)

【用　料】 天麻 10 克，杭菊花 15 克。

【制　作】 先煎天麻，后入菊花，再煮沸片刻，取汁。

【用　法】 代茶饮，每日数次，可常饮。

【功　效】 平肝潜阳熄风。适用于风阳阻络型脑出血、高血压之眩晕。

#### 方 2　天麻钩藤地龙饮(《临床食疗配方》)

【用　料】 天麻 10 克，钩藤 30 克，地龙 6 克，冰糖 15 克。

【制　作】 将天麻、钩藤、地龙煮水，去渣取汁，加入冰糖至溶化。

【用　法】 上方为 1 剂量，每日 1 剂，分 2 次饮服。

【功　效】 熄风、平肝、潜阳。适用于脑出血，风阳阻络致半身不遂，舌强语謇，口眼㖞斜，眩晕头痛等。

**方3　天麻钩藤白蜜饮**（《巧吃妙治心脑血管病》）

【用　料】 天麻30克，钩藤30克，全蝎10克，地龙10克，白蜜适量。

【制　作】 前4味同煎，去渣取汁，调入白蜜，量约300毫升。

【用　法】 每服100毫升，每日3次。每日1剂，可连服5～7剂，甚至更长时间。

【功　效】 平肝潜阳，熄风通络。适用于脑出血后风阳阻络，头痛头晕、四肢抽搐的病人。

**2. 验方**

**方1　熄风汤**（《中国中西医结合杂志》）

【用　料】 天麻、钩藤、夏枯草、生地黄各20克，黄芩、栀子、泽泻、车前子、益母草各15克，石决明（先煎）30克，羚羊角粉（代，冲服）2克。另每剂合安宫牛黄丸2丸。

【制　作】 上药水煎2次，将药汁合并。

【用　法】 每日1剂，分2～4次鼻饲，安宫牛黄丸每日早晚各1丸。

【功　效】 清肝泻火开窍。适用于风阳阻络型脑出血者。

**方 2　黄羊角骨汤**（《中国现代名医验方荟海》）

【用　料】 黄羊角骨（先煎）25 克，石决明（先煎）30 克，钩藤、牛膝各 15 克，白芍、地龙、杜仲各 12 克，茯苓、天竺黄、莲子心各 10 克。

【制　作】 上药水煎 2 次，将药汁合并。

【用　法】 每日 1 剂，早、晚分服。

【功　效】 平肝潜阳，熄风通络。适用于脑出血属风阳阻络偏瘫者。

**方 3　养阴通瘀汤**（《中国现代名医验方荟海》）

【用　料】 生地黄、白芍、丹参、秦艽、钩藤各 20 克，天麻、夏枯草、僵蚕、地龙各 10 克。

【制　作】 上药水煎 2 次，将药汁合并。

【用　法】 每日 1 剂，早、晚分服。

【功　效】 平肝熄风，育阴通络。适用于脑出血属风阳阻络，脉络瘀阻者。

**3. 食疗方**

**方 1　天麻钩藤粥**（《巧吃妙治心脑血管病》）

【用　料】 天麻 30 克，钩藤 30 克，菊花 10 克，全蝎 6 克，白米 100 克。

【制　作】 前 4 味药同煎，去渣取汁，加入白米煮成稀粥。

【用　法】　每日1剂，早、晚服食。

【功　效】　平肝潜阳，熄风通络。适用于脑出血后风阳阻络，头痛头晕、四肢抽搐的病人。

**方2　珍珠母粥**（《中医营养学》）

【用　料】　珍珠母50克，生牡蛎50克，粳米100克。

【制　作】　将珍珠母与生牡蛎煮水500毫升去渣，放入粳米煮成稀粥，调味即成。

【用　法】　每日1剂，早晚分服。

【功　效】　平肝潜阳，育阴潜阳。适用于脑出血属风阳阻络者，症见头痛眩晕、肢体麻木等。

**方3　鹑蛋葵花汤**（《中华临床药膳食疗学》）

【用　料】　鹌鹑蛋2枚，向日葵花盘60克。

【制　作】　先水煎向日葵花盘20分钟，取汁，再煮沸时将鹌鹑蛋打入即成。

【用　法】　每日1剂，早晨空腹食鹌鹑蛋、喝汤。

【功　效】　清热平肝，止血止痛。适用于风阳阻络型脑出血后肢体麻木、头晕头痛、血压仍高者。

**（五）风痰阻络型**

症状：中风清醒之后，语言謇涩，口眼㖞斜，纳呆，流涎，胸脘痞闷，半身不遂，肢体麻木、沉重。舌苔白腻，脉弦滑。

治法：祛风除痰，宣窍通络。

代表方：牵正散合解语丹加减。

方药：石菖蒲、桑枝、丝瓜络各20克，远志、天麻、郁金各15克，全蝎、僵蚕、胆南星、天竺黄、远志、地龙各10克，甘草6克。每日1剂，每剂煎2次，合并药汁，早、晚分服。

### 1. 偏方

**方1　威灵仙饮**（《贵州民间药物》）

【用　料】　威灵仙(黑根)60～90克。

【制　作】　用威灵仙黑根煎汤。

【用　法】　每日1剂，分2次服。

【功　效】　祛风湿，通经络，镇痛。适用于脑出血恢复期，风痰瘀血痹阻所致头晕、头痛、冷汗不止及肢体麻木。

**方2　全蝎地龙散**（《山东中草药手册》）

【用　料】　全蝎、地龙各3～5条。

【制　作】　上药共研末。

【用　法】　上方为1日量，顿服。

【功　效】　清热平肝，除痰通络。适用于脑出血后遗症，高血压所致眩晕、肢麻。

**方3　臭牡丹根饮**（《民间草药》）

【用　料】 臭牡丹根、桑枝各15～30克。

【制　作】 上药水煎2次，将药汁合并。

【用　法】 每日1剂，早、晚分服。

【功　效】 祛风平肝，除痰通络。适用于脑出血后期风痰阻络头昏肢痛者。

**2. 验方**

**方1　熄风化痰汤**（《新编内科秘方大全》）

【用　料】 牡蛎、石决明(先煎)、决明子、牛膝各30克，法半夏、石菖蒲、桑枝、钩藤、白芍各15克，川贝母、胆南星、僵蚕、地龙、川芎各10克。

【制　作】 上药水煎2次，将药汁合并。

【用　法】 每日1剂，早、晚分服。

【功　效】 熄风除痰，化瘀通络。适用于脑出血后遗风痰阻络者。

**方2　寄生温胆汤**（《中国现代名医验方荟海》）

【用　料】 桑寄生30克，钩藤、法半夏、茯苓、枳壳、竹茹各12克，橘皮、羌活各9克，生姜3片，甘草6克。

【制　作】 上药水煎2次，将药汁合并。

【用　法】 每日1剂，早、晚分服。

【功　效】 柔肝熄风，化痰通络。适用于脑出血后遗风痰阻络者。

方 3　搜风豁痰散（《中国现代名医验方荟海》）

【用　料】 白花蛇 2 条，僵蚕、全蝎、川贝母、胆南星、天竺黄、石菖蒲、橘红、秦艽、羌活、郁金、蝉蜕各 30 克。

【制　作】 上药共研细末，混匀备用。

【用　法】 每次 3 克，每日 3 次，温开水送服。

【功　效】 搜风除痰，开窍通络。适用于脑出血后，风痰阻络失语、偏瘫者。

### 3. 食疗方

方 1　夏枯草猪肉汤（《便民食疗》）

【用　料】 夏枯草 6～10 克，猪瘦肉 30～60 克。

【制　作】 将夏枯草、猪瘦肉加水适量，煮至肉熟，调味即可。

【用　法】 上方为 1 日量，分 2 次喝汤，吃肉。

【功　效】 祛风除痰，清肝降压。适用于脑出血恢复期肝火痰阻者。

方 2　麻蝎猪脑汤（《四川中药志》）

【用　料】 猪脑 1 个，天麻、法半夏各 10 克。

【制　作】 将猪脑，天麻、法半夏放入锅内，加水适量，以小火煮炖1小时成稠羹汤。

【用　法】　上方为1日量，分2次喝汤，吃猪脑。

【功　效】　祛风除痰，宣窍补髓，平肝通络。适用于脑出血后期风痰阻络眩晕头痛者。

**方3　茜草蒸猪肝**（《四川中药志》）

【用　料】　茜草、菊花、桑叶、狗尾草、法半夏、石菖蒲各10克，猪肝250克。

【制　作】　用茜草、菊花、桑叶、狗尾草、法半夏、石菖蒲共蒸猪肝。

【用　法】　每次适量食猪肝，喝汤，每日1～2次。

【功　效】　祛风除痰，凉血止血，清肝降压。适用于脑出血恢复期风痰阻络者。

### （六）阴虚阳亢型

症状：半身不遂，肢体痉挛，拘急疼痛，头痛头晕，目眩耳鸣，五心烦热，腰膝酸软。舌质红，舌苔薄白，脉弦细而数。

治法：育阴潜阳。

代表方：地黄饮子加减。

方药：熟地黄、山茱萸、肉苁蓉、石菖蒲、麦冬各20克，石决明30克，巴戟天、远志、酸枣仁、天麻、全蝎、甘草各15克。每日1剂，每剂煎2次，合并药汁，早、晚各服1次。

## 1. 偏方

### 方1　杜仲首乌汤(《偏方大全》)

【用　料】 杜仲、何首乌、石决明(先煎)各30克。

【制　作】 上药水煎2次,将药汁合并。

【用　法】 每日1剂,早、晚分服。

【功　效】 滋补肝肾,镇肝潜阳。适用于脑出血后肝肾阴虚,肝阳上亢者。

### 方2　巴戟寄生乌蛇汤(《偏方大全》)

【用　料】 巴戟天、乌梢蛇各15克,桑寄生30克。

【制　作】 上药水煎2次,将药汁合并。

【用　法】 每日1剂,早、晚分服。

【功　效】 补养肝肾,强筋通络。适用于脑出血后属肝肾阴虚偏瘫者。

### 方3　杞菊寄生汤(《实用单方验方大全》)

【用　料】 枸杞子、玉竹、桑寄生各30克,菊花10克。

【制　作】 上药加水煎煮,连煎2次,取汁去渣,将2次药汁合并。

【用　法】 每日1剂,早、晚分服。

【功　效】 滋阴补肾,养血柔肝。适用于脑出血后阴虚阳亢,头痛头晕,腰膝酸软者。

## 2. 验方

### 方1　豨莶至阴汤(《名老中医秘方验方精选》)

【用　料】　豨莶草30克,知母、赤芍各12克,生地黄、枸杞子、当归、菊花、郁金、丹参、牛膝各9克,龟甲6克,黄柏3克。

【制　作】　上药水煎2次,将药汁合并。

【用　法】　每日1剂,早、晚分服。

【功　效】　滋阴降火,活血通络。适用于脑出血后阴虚阳亢者。

### 方2　加味镇肝熄风汤(《神经科专病中医临床诊治》)

【用　料】　龙骨(先煎)、牡蛎、代赭石(先煎)、牛膝各30克,龟甲(先煎)20克,白芍、玄参、麦芽、钩藤、茵陈各15克,天冬、菊花、川楝子各12克。

【制　作】　上药水煎2次,将药汁合并。

【用　法】　每日1剂,早、晚分服。

【功　效】　滋养肝肾,熄风潜阳。适用于脑出血后阴虚阳亢风动者。

### 方3　育阴平肝汤(《中国现代名医验方荟海》)

【用　料】　何首乌、生地黄、牛膝、丹参各30克,川芎、地龙、枸杞子、菊花、石菖蒲、赤芍各12克,桑葚、木瓜各

15克。

【制　作】上药水煎2次，将药汁合并。

【用　法】每日1剂，早、晚分服。

【功　效】滋养肝肾，化瘀通络。适用于脑出血后阴虚阳亢者。

### 3. 食疗方

#### 方1　鹌鹑蛋羹（《脑血管病中医食疗验方》）

【用　料】黑芝麻15克，蜂蜜10克，鹌鹑蛋5枚。

【制　作】将鹌鹑蛋打入碗中，加入黑芝麻、蜂蜜及清水适量，用筷搅匀，隔水蒸熟即成。

【用　法】上方为1日量，晨起顿服，连服数日。

【功　效】益精养血，滋补肝肾。适用于脑出血恢复期，肝肾阴虚所致的头晕、健忘、耳鸣、体弱等症。

#### 方2　杞菊煮肝汤（《脑血管病中医食疗验方》）

【用　料】白菊花10克，沙苑子10克，枸杞子10克，猪肝60克。

【制　作】将白菊花、沙苑子、决明子用新纱布包好，与猪肝同入砂锅内，加适量清水小火煎煮半小时，去药包，调味即可。

【用　法】将猪肝切片食用，喝汤，1日内服食完，连续服食数剂。

【功 效】 清肝明目，育阴养血。适用于脑出血恢复期，肝血虚少及肝热所致的头晕、目昏、目暗等症。

**方3 桑寄生老母鸡汤**（《疾病饮食疗法》）

【用 料】 老母鸡半只（约500克），桑寄生30克，玉竹30克，大枣4个，生姜4片。

【制 作】 老母鸡去毛，剥除内脏、肥油，斩块，并起油锅，用姜爆香备用；桑寄生除去杂质，洗净；玉竹、大枣（去核）洗净。将上述用料一起放入锅内，加清水适量，大火煮沸后，小火煮3小时，调味即成。

【用 法】 可随量饮用，1剂可服2～3日，连服1～2个月。

【功 效】 养血疏肝祛风。适用于脑出血后遗症属血虚者，见面色苍白、眩晕、心悸、肢体麻木；或时有筋脉拘挛、关节酸痛、下肢痿软者。

## 五、脑卒中后遗症

脑卒中（脑中风）后遗症是指脑卒中经过救治后留下的轻重不等的半身不遂、一侧肢体障碍、麻木、语言不利、口眼㖞斜、吞咽困难、呛食呛水、共济失调、头晕头痛等后遗症状。现代医学认为，出现以上症状的病因主要是因为脑卒中（如脑出血、脑血栓形成、脑栓塞）之后，脑组织缺血或受血肿压迫或推移、水肿等使脑组织功能受损。如果影响到由脑神经控制的运动神经系统，就会出现偏瘫、肢体障碍等相应的后遗症；如果影响到脑神经控制的语言中枢神经，就会导致语言障碍甚至失语等相应神经系统症状。经过一段时间的治疗，除神志清醒外，其余症状依然会不同程度的存在。

中医学认为，卒中后遗症主要是中风之后经过积极救治，肝风得熄，神志渐清，但病本未除。由于气虚不能运血，气血瘀滞，脉络痹阻；或阴虚阳亢，脉络挛急，经气不利；或肝风夹痰浊上扰，风痰阻于舌窍、头面脉络；或精气亏损，不能上荣头面，脉络失养，皆可致舌喑不能言，肢废不能用。可见语言謇涩不利，口眼㖞斜和半身不遂，或双手笨拙，动作失灵，站立不稳，步履不正，躯体晃动，手足震颤，思维迟钝，健忘，可有偏盲，复视，智力减退，或神志恍惚，或昏糊等症状。下面区别证型予以论述。

### （一）风痰阻络型

症状：半身不遂或口眼㖞斜，头痛眩晕，胸脘痞闷，咳吐痰涎或喉中痰鸣，语言謇涩，舌苔白腻，脉弦滑。

治法：化痰活血，通络熄风。

代表方：解语丹加减。

方药：白附子、石菖蒲、远志、天麻、制天南星各 15 克，全蝎、地龙各 12 克，羌活、木香（后下）、甘草各 6 克。每日 1 剂，每剂煎 2 次，合并药汁，早、晚分服。

## 1. 偏方

### 方 1　正舌散（《张氏医通》）

【用　料】 醋炒蝎尾 9 克，茯苓（姜汁拌）30 克。

【制　作】 上药共为末。

【用　法】 每次 6 克，温酒调服，并擦牙龈，每日 3 次。

【功　效】 化痰活血，通络熄风。适用于风痰阻络型脑卒中后遗症。

### 方 2　芥穗羌活饮（《新编老年病及养生偏方验方全书》）

【用　料】 黑荆芥穗 15 克，羌活 12 克，僵蚕 10 克。

【制　作】 上药水煎，每剂煎 2 次，将汁液合并。

【用　法】 每日 1 剂，早、晚分服。

【功　效】 祛风胜湿，活血通络。适用于风痰挟温阻络型脑卒中后遗症。

### 方 3　豨莶草丸（民间方）

【用　料】 豨莶草若干。

【制　作】 将其晒干，研末，炼蜜为丸，每丸重 12 克。

【用　法】 每日 2 次，每次服 1 丸。

【功　效】 祛风除湿，利筋和络。适用于风湿痰阻型脑卒中后遗症。

## 2. 验方

方 1　二地防风汤（《中国现代名医验方荟海》）

【用　料】 生地黄、熟地黄、防风、川芎、黄芩各 12 克，秦艽、独活、细辛各 10 克，白芷、当归、茯苓、白术各 9 克，羌活 16 克，石膏、白芍各 15 克，甘草 6 克。

【制　作】 上药水煎，每剂煎 2 次，合并药汁。

【用　法】 每日 1 剂，早、晚分服。

【功　效】 祛风养血，通络除湿。适用于血虚风痰阻络型脑卒中后遗症。

方 2　愈风丹（《儒门事亲》）

【用　料】 制川乌、制草乌、苍术、白芷各 400 克，当归、天麻、防风、荆芥穗、麻黄、石斛、制何首乌、羌活、独活、甘草各 100 克，川芎 50 克。

【制　作】 上药共研细末，炼蜜为丸，每丸重 6 克。

【用　法】 每次 1 丸，每日早、晚各服 1 次。

【功　效】 祛风化痰，通络止痛。适用于风痰阻络型脑卒中后遗症。

方 3　神仙解语丹（《校注妇人良方》）

【用　料】 白附子（炮）、石菖蒲、制远志、天麻、全蝎、羌活、制天南星各 30 克，木香 15 克。

【制 作】 上药共为末,曲糊为丸,如梧桐子大。

【用 法】 每次20粒,每日早、晚各服1次。

【功 效】 化痰通络,平肝熄风。适用于风痰阻络型脑卒中后遗症。

### 方4 大竹沥汤(《备急千金要方》)

【用 料】 竹沥(冲服)50毫升,独活、赤芍、防风、茵陈、甘草、黄芩、川芎、肉桂心各10克,白术、细辛、葛根、防己、人参、石膏、麻黄各5克,茯苓、生姜各15克,制乌头1枚。

【制 作】 上药水煎,每剂煎2次,合并药汁。

【用 法】 每日1剂,早、晚分服。

【功 效】 疏风化痰,活血通络。适用于风痰阻络型脑中风后遗症。

### 方5 秦艽茯苓汤(《新编老年病及养生偏方验方全书》)

【用 料】 秦艽18克,云茯苓、白芍各15克,白术12克,全蝎、白附子、僵蚕、羌活、当归、川芎各10克,生地黄20克,防风6克。

【制 作】 上药水煎,每剂煎2次,合并药汁。

【用 法】 每日1剂,早、晚分服。

【功 效】 化痰活血,通络熄风。适用于风痰阻络型脑中风后遗症。

### 3. 食疗方

#### 方 1　天麻川芎蛇肉汤（《疾病饮食疗法》）

【用　料】 天麻片 15 克，川芎 6 克，南蛇肉段 1 000 克，蘑菇、香菇各 25 克，猪瘦肉、火腿、鸭肉各 100 克，笋片 250 克，料酒、食盐、味精、白糖、姜片、胡椒粉、陈皮、鸡油、猪油、芫荽末、高汤各适量。

【制　作】 将蛇段洗净后放入瓦锅内，加入天麻片、川芎片、姜、陈皮、笋片、清水，煲 1 小时左右取出，除净蛇骨，将蛇肉切成 4 厘米长的条块，放入炖盅内，加入姜片、猪油、高汤，加盖密封，上笼蒸 2 个小时取出待用。将猪瘦肉、鸭肉下沸水锅汆一下捞出，与火腿分别切成条，放入大炖盅内待用。将蛇肉取出放入大炖盅内，加入高汤、蘑菇、香菇、原汤、猪油、鸡油、味精、白糖、食盐、胡椒粉、料酒，加盖密封，上笼蒸 1 小时取出，撒上芫荽末即成。

【用　法】 佐餐食用。

【功　效】 化痰活血，通络熄风。适用于风痰阻络型脑中风后遗症。

#### 方 2　黑米茯苓竹沥粥（《饮食本草》）

【用　料】 黑米 50 克，鲜竹沥 50 毫升，茯苓 30 克。

【制　作】 将茯苓研粉，再与黑米加适量水煮粥，待粥熟后，加入竹沥调匀即可。

【用　法】 每日早、晚2次服食。

【功　效】 健脾化痰利湿。适用于风痰阻络型脑中风后遗症。

**方3　天麻炒鲤鱼片**（《饮食本草》）

【用　料】 天麻20克，鲤鱼1条(500克)，川芎、茯苓各15克，大米100克，淀粉30克，鸡蛋(取清)1个，酱油、料酒各10毫升，调料适量。

【制　作】 天麻用淘米水浸泡(川芎、茯苓用纱布包，也泡其中)24小时后捞出，用米饭蒸熟，切成薄片；鲤鱼去鳞、鳃、内脏和骨，切薄片，放入碗内，加入淀粉、蛋清、酱油、味精、食盐调匀。将炒锅加适量植物油烧至六成热时，放入葱、姜爆香，再放入鱼片、天麻、料酒、食盐、味精，炒熟即可。

【用　法】 佐餐食用。

【功　效】 化痰活血，通络熄风。适用于风痰阻络型脑中风后遗症。

### (二)气虚血滞，脉络瘀阻型

症状：半身不遂，偏身麻木，口眼㖞斜，语言謇涩，肢软无力，气短乏力，面色萎黄，舌淡有斑点，舌苔薄白或白腻，脉细涩。

治法：益气活血，化瘀通络。

代表方：补阳还五汤加减。

方药：生黄芪30克，当归尾、地龙各15克，川芎、赤芍、桃仁、水蛭、红花各12克，丹参30克。每日1剂，每剂煎2次，合并药汁，早、晚分服。半身不遂较重者，加桑枝、炮穿山甲（代）等以活血通络；言语不利甚者，加石菖蒲、远志以化痰开窍；气虚重者，可合用四君子汤；患肢肿胀者，加茯苓、泽泻；肢体瘫软无力者，加牛膝、杜仲；口眼㖞斜严重者，加僵蚕、全蝎。

### 1. 偏方

**方1　黄芪地龙饮**（《新编老年病及养生偏方验方全书》）

【用　料】　黄芪120克，地龙、赤芍各15克，蜈蚣1条。

【制　作】　上药水煎，每剂煎2次，合并药汁。

【用　法】　每日1剂，早、晚分服。

【功　效】　益气活血，化瘀通络。适用于气虚血滞，脉络瘀阻型脑中风后遗症。

**方2　黄芪赤豆饮**（《饮食本草》）

【用　料】　黄芪、赤小豆各30克，黄精、当归、山茱萸各15克。

【制　作】　将上药水煎2次，将2煎药液混合。

【用　法】　每日1剂，分2～3次服。

【功　效】　益气补肾，活血化瘀，利湿通络。适用于气虚血滞，脉络瘀阻型脑中风后遗症，见偏瘫，肢软无力，患肢肿胀。

方3 **黄芪桃红地龙汤**(《河南中草药手册》)

【用 料】 黄芪、川牛膝各30克,桃仁、红花、桂枝各9克,地龙12克。

【制 作】 上药水煎,每剂煎2次,合并药汁。

【用 法】 每日1剂,早、晚分服。

【功 效】 益气活血,化瘀通络。适用于气虚血滞,脉络瘀阻型脑中风后遗症。

**2. 验方**

方1 **通脉汤**(《名中医脑血管科绝技良方》)

【用 料】 丹参、郁金各30克,黄芪、红花、枸杞子各20克,地龙、三七(研细粉,分3次冲服)各10克。伴高血压者,加杜仲20克,牛膝15克;单侧肢体瘫痪严重者,加川续断、桑寄生各20克;形体肥胖(血脂高)者,加山楂、茯苓各20克。

【制 作】 上药水煎2次,将药汁合并。

【用 法】 每日1剂,早、晚分服。20日为1个疗程。

【功 效】 益气活血,化瘀通络。适用于气虚血滞,脉络瘀阻型脑中风后遗症。

方2　黄芪鸡血藤汤(《名中医脑血管科绝技良方》)

【用　料】　黄芪、鸡血藤各50克,葛根、当归各20克,川芎、红花各15克,水蛭(研末,冲服)3克。

【制　作】　上药水煎2次,将药汁合并。

【用　法】　每日1剂,早、晚分服。

【功　效】　益气活血,化瘀通络。适用于气虚血滞,脉络瘀阻型脑中风后遗症。

方3　黄芪活血汤(《名中医脑血管科绝技良方》)

【用　料】　黄芪60克,丹参、鸡血藤各30克,赤芍、地龙各12克,当归、桃仁、川芎、石菖蒲、僵蚕各10克,全蝎(研末,分2次冲服)6克,水蛭3克。

【制　作】　上药水煎2次,将药汁合并。

【用　法】　每日1剂,早、晚分服。

【功　效】　益气活血,化瘀通络。适用于气虚血滞,脉络瘀阻型脑中风后遗症。

方4　补脾治瘫汤(《名中医脑血管科绝技良方》)

【用　料】　黄芪30克,党参、茯苓、山药、桂圆肉、葛根、炒酸枣仁各15克,当归、僵蚕、地龙、赤芍各10克,木香6克,甘草5克。

【制　作】　上药水煎2次,将药汁合并。

【用　法】 每日1剂，早、晚分服。21日为1个疗程。

【功　效】 健脾益气，活血化瘀，祛风通络。适用于气虚血滞，脉络瘀阻型脑中风后遗症。

**方5　芪归山甲汤**（《新编老年病及养生偏方验方全书》）

【用　料】 黄芪30～100克，当归10～15克，炮穿山甲(代)、僵蚕、全蝎、地龙各10克，水蛭粉(冲服)5克。

【制　作】 上药水煎2次，将药汁合并。

【用　法】 每日1剂，早、晚分服。

【功　效】 益气活血，化瘀通络。适用于气虚血滞，脉络瘀阻型脑中风后遗症。

### 3. 食疗方

**方1　栗子三七焖鸡块**（《新编老年病及养生偏方验方全书》）

【用　料】 栗子150克，三七5克，鸡1只。

【制　作】 先将鸡切块，用大火煸炒，后加作料，煮至八成熟时，放入三七、栗子焖熟即可。

【用　法】 佐餐食用。

【功　效】 益气活血化瘀。适用于气虚血滞，脉络瘀阻型脑中风后遗症。

方 2　黄芪炖南蛇肉汤（《饮食本草》）

【用　料】 黄芪 50 克，南蛇肉 20 克，生姜适量。

【制　作】 共放盅内，隔水炖熟。

【用　法】 食肉，喝汤。

【功　效】 益气活血，祛风通络。适用于气虚血滞，脉络瘀阻型脑中风后遗症。

方 3　加味黄芪粥（《百病食疗大全》）

【用　料】 黄芪 50 克，桃仁 10 克，地龙 2 克，大米 100 克，白糖适量。

【制　作】 先将黄芪、桃仁水煎取汁，再与大米同煮为粥，地龙焙干研末，与白糖入粥搅拌均匀，稍煮即可。

【用　法】 佐餐食用。

【功　效】 益气活血，化瘀通络。适用于气虚血滞，脉络瘀阻型脑中风后遗症。

方 4　党参山楂黑米粥（《疾病饮食疗法》）

【用　料】 黑米 100 克，党参 15 克，山楂 10 克，冰糖 8 克。

【制　作】 把党参洗净，切片；山楂洗净，去核，切片。黑米用清水浸泡 3 小时后放入锅内，加水至 800 毫升，放入党参、山楂，先用大火煮沸，再用小火煮 50 分钟，调入冰糖即可。

【用　法】 每3～5日食用1次。

【功　效】 益气养血，化瘀通络。适用于气虚血滞，脉络瘀阻型脑中风后遗症。

## （三）肾精亏虚，脉络瘀阻型

症状：半身不遂，偏身麻木，音喑失语，腰膝酸软，头晕耳鸣，心悸，气短，或肢体软弱，舌淡，脉细弱。

治法：补肾益精，活血通络。

代表方：地黄饮子加减。

方药：生地黄、山茱萸、石斛、麦冬、巴戟天、肉苁蓉各15克，五味子、石菖蒲、远志、茯苓、天麻、地龙各12克，薄荷（后下）6克，大枣6枚。每日1剂，每剂煎2次，合并药汁，早晚各服1次。若头晕耳鸣者，加怀牛膝、石决明（先煎）；气短、食少者，加黄芪、人参、白术。

### 1. 偏方

**方1　山甲马钱子散**（《实用偏方大全》）

【用　料】 穿山甲尾片（炒成珠，代）60克，精制马钱子、熟附片、僵蚕各3克。

【制　作】 诸药分别研细末，混匀备用。

【用　法】 每次3克，淡醋汤送服，每日1次。

【功　效】 温补肾阳，活血通络。适用于肾精亏虚，脉络瘀阻型脑中风后遗症。

方2　乌蛇酒（《实用偏方大全》）

【用　料】　乌蛇肉（微炒）、茵陈、狗脊、丹参、石斛、天麻、川芎、淫羊藿、五加皮、牛膝、萆薢、肉桂心、当归、牛蒡子、杜仲、制附子各 20 克，川椒（微炒）25 克，好酒 1 500 毫升。

【制　作】　将药共捣细碎，酒浸瓮中密封 7 日。

【用　法】　饮用，每日 1 小杯。

【功　效】　补肾益精，活血通络。适用于肾精亏虚，脉络瘀阻型脑中风后遗症。

方3　海风藤秦艽汤（民间方）

【用　料】　海风藤、秦艽、杜仲、桑寄生各 15 克，制附子（先煎）、狗脊各 10 克，薏苡仁 50 克，醋（冲服）15 毫升。

【制　作】　上药水煎 2 次，将药汁合并。

【用　法】　每日 1 剂，早、晚分服。

【功　效】　补肾益精，健脾利湿，祛风通络。适用于肾精亏虚，脉络瘀阻型脑中风后遗症。

2. 验方

方1　治瘫经效汤（《名中医脑血管科绝技良方》）

【用　料】　黄芪 60～120 克，川芎、淫羊藿各 30 克，丹参15克，赤芍、桃仁、红花各10克，地龙9克，制附子(另煎1小时，入口无麻感)10～40克。语言不清或失音者，加僵蚕、郁金各9克，土鳖虫3个，石菖蒲12克；口眼㖞斜者，加天麻、牛膝各9克，蝉蜕、全蝎各3克；血压偏高者，加石决明(或珍珠母)30克，菊花、钩藤各12克，天麻9克。

【制 作】 上药水煎2次，将药汁合并。

【用 法】 每日1剂，早、晚分服。

【功 效】 益气补肾，活血通络。适用于肾精亏虚，脉络瘀阻型脑中风后遗症。

**方2 补肾祛瘀化痰方**(《名中医脑血管科绝技良方》)

【用 料】 天冬、龟甲、枸杞子各15克，水蛭、石菖蒲、黄精、天竺黄、何首乌、鳖甲、苏木、海藻、桃仁各10克，人参5克。

【制 作】 上药水煎2次，将药汁合并。

【用 法】 每日1剂，早、晚分服。6周为1个疗程。

【功 效】 补肾益精，祛瘀化痰，活血通络。适用于肾精亏虚，脉络瘀阻型脑中风后遗症。

**方3 地黄苁蓉汤**(《新编老年病及养生偏方验方全书》)

【用 料】 熟地黄20克，肉苁蓉、巴戟天、山茱萸、远志、石斛、茯苓、五味子各15克，郁金、胆南星、石菖蒲、天竺黄各12克，僵蚕、全蝎各10克。

【制　作】 上药水煎，每剂煎2次，合并药汁。

【用　法】 每日1剂，早、晚分服。

【功　效】 补肾益精，祛瘀化痰，活血通络。适用于肾精亏虚，脉络瘀阻型脑中风后遗症。

**方4　参芪地黄汤**（《新编老年病及养生偏方验方全书》）

【用　料】 黄芪100克，党参30克，熟地黄25克，菟丝子、地龙、山茱萸、赤芍、肉苁蓉、桃仁各15克，川芎、当归、红花各10克。

【制　作】 上药水煎2次，将药汁合并。

【用　法】 每日1剂，早、晚分服。15日为1个疗程。

【功　效】 益气补肾，活血通络。适用于肾精亏虚，脉络瘀阻型脑中风后遗症。

**方5　加味补阳还五汤**（《中国现代名医验方荟海》）

【用　料】 黄芪120克，白芍50克，当归身、桂枝、牛膝、地龙各20克，何首乌、云茯苓、赤芍、菟丝子、女贞子各25克，土鳖虫10克，醋(冲服)20毫升。

【制　作】 上药水煎2次，将药汁合并。

【用　法】 每日1剂，睡前服。连服15剂为1个疗程。

【功　效】 益气补肾益精，活血祛瘀通络。适用于肾精亏虚，脉络瘀阻型脑中风后遗症。

### 3. 食疗方

**方1　栗子核桃膏**（《新编老年病及养生偏方验方全书》）

【用　料】 炒熟栗子、桃仁（去皮）、核桃仁各50克，白糖适量。

【制　作】 先将熟栗子去壳，再与核桃仁、桃仁一同捣碎成泥，加入白糖搅拌均匀即可。

【用　法】 不拘时食之。

【功　效】 补肾益精，健脑益智，活血祛瘀。适用于肾精亏虚，脉络瘀阻型脑中风后遗症。

**方2　山药桂圆羹**（《新编老年病及养生偏方验方全书》）

【用　料】 鲜山药100克，桂圆肉、山楂各15克，荔枝肉3～5枚，五味子3克，白糖适量。

【制　作】 将山药去皮后切成薄片，与桂圆、山楂、荔枝、五味子一同煮成浆汁，再加入白糖即可。

【用　法】 晨起或临睡前食用。

【功　效】 健脾补肾，养血益精，活血通络。适用于脾肾亏虚，脉络瘀阻型脑中风后遗症。

**方3　鹿筋粥**（《饮食本草》）

【用　料】 鹿筋100克，大米100克。

【制　作】 将鹿筋水发，切块，洗净，与大米及葱、姜、味精、食盐各适量入锅，加适量水煮粥，粥熟后加入作料，再煮二三沸即可。

【用　法】 佐餐食用，每日1次。15日为1个疗程。

【功　效】 补肾益精，强壮筋骨。适用于肾精亏虚所致脑中风后遗腰膝酸软无力。

### (四)肝肾亏虚，脉络瘀阻型

症状：半身不遂，偏身麻木，语言謇涩，腰膝酸软，头晕耳鸣，肉削肤燥，舌质红苔薄，脉细或细数。

治法：滋补肝肾，活血通络。

代表方：虎潜丸加减。

方药：熟地黄、白芍各15克，龟甲(捣碎)、知母、锁阳、石菖蒲、远志、天麻、地龙各12克，黄柏、陈皮各6克。每日1剂，每剂煎2次，合并药汁，早、晚分服。若头晕耳鸣重者，加怀牛膝、石决明(先煎)；心烦面赤者，加麦冬、五味子、栀子。

#### 1. 偏方

**方1　寄生泽兰地龙饮**(民间方)

【用　料】 桑寄生30克，泽兰、地龙各10克。

【制　作】 将上药加水煎沸15分钟，取汁，再加水煎20分钟，去渣，将2次药液混合均匀即可。

【用　法】 每日1剂，早、晚分服。

【功　效】 滋补肝肾，强壮筋骨，活血通络。适用于肝肾亏虚，脉络瘀阻型脑中风后遗症。

方2　杜仲全蝎汤（民间方）

【用　料】 杜仲15克，豨莶草30克，全蝎6克。

【制　作】 将上药水煎2次，取汁400毫升。

【用　法】 每日1剂，早、晚分服，每次200毫升。

【功　效】 补肾强筋，活血通络，祛风除湿。适用于肝肾亏虚，脉络瘀阻型脑中风后遗症。

方3　白首乌大枣茶（《河南中草药手册》）

【用　料】 白首乌120克，大枣500克。

【制　作】 合在一起，加适量水煎煮。

【用　法】 吃枣喝汤，酌量食用。

【功　效】 滋补肝肾，强壮身体，补血乌发，活血通络，润肠通便。适用于肝肾亏虚，精血不足之脑中风后遗腰膝酸软无力，便秘等。

**2. 验方**

方1　养阴通脉汤（《名中医脑血管科绝技良方》）

【用　料】 山茱萸30克，枸杞子、何首乌、白芍、黄芪、山楂、胆南星、红花各20克，全蝎5克，蜈蚣3条。兼口眼㖞斜者，加白芥子10克；言语不利或失语者，加石菖蒲15克；吞咽困难者，加枳壳20克。

【制　作】 上药水煎2次,取汁400毫升。

【用　法】 每日1剂,早、晚分服,每次200毫升。14日为1个疗程。

【功　效】 滋养肝肾,活血化瘀,祛风通络。适用于肝肾亏虚,脉络瘀阻型脑中风后遗症。

**方2　二甲地黄汤**(《名中医脑血管科绝技良方》)

【用　料】 龟甲(先煎)、鳖甲(先煎)、天麻、钩藤(后下)各20克,生地黄、玄参、丹参、生牡蛎(先煎)各30克,白蒺藜15克,羚羊角粉(代,冲服)5克。

【制　作】 上药水煎2次,将药汁合并。

【用　法】 每日1剂,早、晚分服。

【功　效】 滋补肝肾,平肝熄风,活血通络。适用于肝肾亏虚,肝阳上亢,脉络瘀阻型脑中风后遗症。

**方3　女贞寄生归龙汤**(《中国现代名医验方荟海》)

【用　料】 女贞子、菟丝子各20克,桑寄生、杜仲、牛膝、丹参各15克,当归、地龙、红花各10克,全蝎9克,蜈蚣2条。

【制　作】 上药水煎2次,将药汁合并。

【用　法】 每日1剂,早、晚分服。30日为1个疗程。

【功　效】 滋补肝肾,强壮筋骨,活血通络。适用于肝肾亏虚,脉络瘀阻型脑中风后遗症。

**方 4 豨莶草汤**（《新编老年病及养生偏方验方全书》）

【用　料】 制豨莶草 50 克，炒赤芍、知母、龟甲各 20 克，甘菊花、郁金、干地黄、枸杞子、丹参、当归各 15 克，牛膝 10 克，黄柏 5 克。

【制　作】 上药水煎 2 次，将药汁合并。

【用　法】 每日 1 剂，早、晚分服。

【功　效】 滋补肝肾，活血通络。适用于肝肾亏虚，脉络瘀阻型脑中风后遗症。

**方 5 天冬龟板汤**（《中国现代名医验方荟海》）

【用　料】 天冬、龟甲、枸杞子各 20 克，白花蛇、益智仁各 10 克，人参 6 克，水蛭、石菖蒲、苏木、海藻、天竺黄各 12 克，黄精、何首乌、鳖甲各 15 克，陈醋（冲服）15 毫升。

【制　作】 上药水煎 2 次，将药汁合并。

【用　法】 每日 1 剂，早、晚分服。30 日为 1 个疗程。

【功　效】 滋补肝肾，益气活血，化痰祛瘀，祛风通络。适用于肝肾亏虚，痰瘀阻络型脑中风后遗症。

### 3. 食疗方

**方 1 首乌天麻龟肉汤**（《疾病饮食疗法》）

【用　料】 天麻 15 克，何首乌、枸杞子各 30 克，乌龟 1 只，生姜 4 片。

【制　作】 乌龟头活剁，去肠杂，洗净，用沸水拖去血水，去黑皮，斩件；何首乌洗净，切片；枸杞子、制天麻洗净。把全部用料一齐放入锅内，加清水适量，大火煮沸后，小火煮2小时，调味即可。

【用　法】 随量服食。

【功　效】 滋补肝肾，平肝熄风。适用于肝肾亏虚，肝阳上亢型脑中风后遗症。

### 方2　元鱼滋肾汤（民间方）

【用　料】 元鱼1只，枸杞子30克，熟地黄15克。

【制　作】 先将元鱼用沸水烫死，去头、爪及内脏，切成小块，放入锅内，与枸杞子、熟地黄同煮至肉熟。

【用　法】 食肉，喝汤。

【功　效】 滋补肝肾，活血通络。适用于肝肾亏虚，脉络瘀阻型脑中风后遗症。

### 方3　胡桃肉山楂茶（《疾病饮食疗法》）

【用　料】 胡桃肉60克，山楂30克，白糖适量。

【制　作】 将前2味加水煎煮，白糖调味即可。

【用　法】 代茶饮用。

【功　效】 滋补肝肾，润肠通便，通利血脉。适用于肝肾亏虚，脉络瘀阻型脑中风后遗症。

## (五)痰浊瘀血阻络型

症状:半身不遂,偏身麻木,头晕目眩,口眼㖞斜,言语不清或不语,舌质暗,舌苔白腻,脉弦或弦涩。

治法:燥湿化痰,祛瘀通络。

代表方:半夏白术天麻汤合通窍活血汤加减。

方药:法半夏、天麻、生白术、石菖蒲、郁金各15克,红花、陈皮、川芎、地龙、桃仁、胆南星、全蝎各10克,紫丹参、钩藤(后下)各30克。每日1剂,每剂煎2次,合并药汁,早、晚分服。口苦、舌苔黄者,加黄芩、炒栀子各10克;单侧身体麻木者,加鸡血藤30克,木瓜10克;舌红少苔者,加生地黄30克,白蒺藜、白芍各10克。

### 1. 偏方

**方1 省风汤(《太平惠民和剂局方》)**

【用　料】 防风、生天南星各120克,生半夏、生甘草、黄芩各60克。

【制　作】 上药共为末。

【用　法】 每次12克,加生姜10片,水煎服。

【功　效】 燥湿化痰通络。适用于痰浊阻络型脑中风后遗症。

**方2　虻虫水蛭桃黄饮**(《新编老年病及养生偏方验方全书》)

【用　料】 虻虫、水蛭、桃仁、大黄各10克。

【制　作】 上药水煎2次,取汁400毫升。

【用　法】 每日1剂,早、晚分服,每次200毫升。

【功　效】 活血祛瘀通络。适用于瘀血阻络型脑中风后遗症。

**方3　水蛭三七方**(民间方)

【用　料】 水蛭粉3克,三七粉2克,陈醋20毫升。

【制　作】 前2味药共研细末混合备用。用温开水与醋兑成淡醋液。

【用　法】 淡醋液送服药粉,每日3次,连续服药20日。

【功　效】 祛瘀通络。适用于瘀血阻络型脑中风后遗症。

**方4　虻虫水蛭地龙散**(民间方)

【用　料】 虻虫、水蛭、地龙、穿心莲、丹参各3克,三七2克。

【制　作】 以上药为1剂药量,共研细末。

【用　法】 每日1剂,分早、中、晚3次温开水送服。

【功　效】 化瘀通络。适用于瘀血阻络型脑中风后遗症。

## 2. 验方

方1 化瘀通络汤(《名中医脑血管科绝技良方》)

【用　料】 丹参30克,当归尾15克,地龙、石菖蒲各12克,僵蚕、红花、桃仁、法半夏、陈皮、胆南星、甘草各10克,桂枝6克。

【制　作】 上药水煎2次,将药汁合并。

【用　法】 每日1剂,早、晚分服。30日为1个疗程。

【功　效】 燥湿化痰,祛瘀通络。适用于痰浊瘀血阻络型脑中风后遗症。

方2 加减苏丹解语汤(《名中医脑血管科绝技良方》)

【用　料】 麝香(代,冲服)、冰片(冲服)各0.1克,苏合香(冲服)0.6克,水蛭粉(冲服)2.5克,丁香(后下)、沉香(后下)各3克,白檀香、荜茇、诃子各6克,制半夏、制天南星各9克,石菖蒲、茯苓、白术各12克,地龙15克,丹参30克,蜈蚣2条。

【制　作】 上药水煎2次,取汁400毫升。

【用　法】 每日1剂,早、晚分服,每次200毫升。30日为1个疗程。

【功　效】 燥湿化痰,祛瘀通络,醒脑开窍。适用于痰浊瘀血阻络型脑中风后遗症。

**方3　白花蛇丸**（《新编老年病及养生偏方验方全书》）

【用　料】　白花蛇肉（涂酥，炙微黄）60克，仙茅45克，白僵蚕（微炒）、牛黄（研细末）、白附子（炮）、麝香（代、研细末）各30克，肉桂心、羌活、全蝎（微炒）各10克。

【制　作】　将上药（除牛黄、麝香外）共研细末，加入牛黄、麝香调和均匀，和蜜为丸，如梧桐子大。

【用　法】　每次15粒，于饭前用温酒送服。

【功　效】　祛风胜湿化痰，祛瘀通络开窍。适用于痰浊瘀血阻络型脑中风后遗症。

**方4　涤痰熄风汤**（《湖南老中医医案选》）

【用　料】　法半夏、胆南星、云茯苓、明天麻、白僵蚕各9克，石菖蒲、远志肉、广陈皮各5克，钩藤（后下）15克，甘草3克，水牛角（刨片，先煎）30克，竹沥（冲服）2匙，生姜汁（冲服）1匙。

【制　作】　上药水煎2次，将药汁合并。

【用　法】　每日1剂，早、晚分服。

【功　效】　涤痰开窍，镇惊熄风。适用于痰热瘀血阻络型脑中风后遗症。

**方5　解忧调神汤**（《名中医脑血管科绝技良方》）

【用　料】　苍术、紫苏、香附各12克，茯苓、酸枣仁各

15克，厚朴、远志、桃仁、白芍各10克，郁金30克，红花、甘草各6克。

【制 作】 上药水煎2次，将药汁合并。

【用 法】 每日1剂，早、晚分服。

【功 效】 燥湿祛痰，化瘀通络，安神定志。适用于痰浊瘀血阻络型脑中风后遗症。

**方6 化痰祛瘀汤**（《名中医脑血管科绝技良方》）

【用 料】 柴胡、白术、陈皮、青皮各15克，白芍、茯苓各20克，当归25克，川芎10克，薄荷(后下)5克，诃子50克。

【制 作】 上药水煎2次，取汁300毫升。

【用 法】 每日1剂，早、晚分服，每次150毫升。30日为1个疗程。

【功 效】 理气化痰，祛瘀通络。适用于痰浊瘀血阻络型脑中风后遗症。

### 3. 食疗方

**方1 天麻地龙粥**（民间方）

【用 料】 天麻、地龙干各10克，粳米60克。

【制 作】 将天麻浸泡后切碎，地龙干洗净后切碎。2味与粳米同放锅内，加水适量煮粥，煮熟即可。

【用 法】 佐餐食用。

【功 效】 熄风化痰，活血通络。适用于痰浊瘀血阻络型脑中风后遗症。

### 方2 天麻川芎兔肉汤(民间方)

【用 料】 天麻、川芎各10克,兔肉200克,生姜4片。

【制 作】 将天麻、川芎洗净,切片;兔肉洗净,切块,去油脂,用沸水拖去血水。把全部用料一齐放入锅内,加清水适量,大火煮沸,小火煮2小时,调味即可。

【用 法】 喝汤,吃肉,每日1次。

【功 效】 熄风化痰,活血通络。适用于痰浊瘀血阻络型脑中风后遗症。

### 方3 茯苓归尾粥(民间方)

【用 料】 茯苓、当归尾各15克,粳米60克。

【制 作】 将茯苓、当归尾洗净,切碎,与粳米一起加水煮粥。

【用 法】 每日1剂,早、晚分食。

【功 效】 健脾化湿祛痰,活血祛瘀通络。适用于痰浊瘀血阻络型脑中风后遗症。

## (六)肝阳上亢,脉络瘀阻型

症状:半身不遂,患侧肢体僵硬拘挛,伴头痛头晕,面赤耳鸣,舌质红苔黄,脉弦硬有力。

治法:养阴平肝潜阳,活血通络熄风。

代表方:天麻钩藤饮加减。

方药:天麻、川牛膝、桑寄生、夜交藤各15克,生地黄、生石决明(先煎)、钩藤(后下)各30克,栀子、黄芩、红花、地龙、桃仁、全蝎各10克。每日1剂,每剂煎2次,合并药汁,早、晚分服。若语言不利者,加石菖蒲、远志;口眼㖞斜者,加白附子、天南星、僵蚕。

### 1. 偏方

**方1 天麻钩藤全蝎饮**(《新编老年病及养生偏方验方全书》)

【用 料】 天麻20克,钩藤30克,全蝎10克,白蜜适量。

【制 作】 先将天麻、全蝎加500毫升水,煎取300毫升后加入钩藤,再煎10分钟,去渣,加入白蜜混合均匀即可。

【用 法】 每日1剂,分3次,每次服100毫升。

【功 效】 平肝通络熄风。适用于肝阳上亢,脉络瘀阻型脑中风后遗症。

**方2 天麻菊花茶**(民间方)

【用 料】 天麻10克,菊花15克。

【制 作】 先水煎天麻,后入菊花微煎即可。

【用 法】 代茶饮用。

【功 效】 平肝熄风。适用于肝阳上亢,脉络瘀阻型脑中风后遗症。

**方3　大黄饮**（《新编老年病及养生偏方验方全书》）

【用　料】 生大黄9克，羚羊角粉（代）0.6克。

【制　作】 将生大黄加适量水微煎。

【用　法】 用药汁冲服羚羊角粉。

【功　效】 平肝熄风。适用于肝阳上亢，脉络瘀阻型脑中风后遗症。

**2. 验方**

**方1　熄风复遂汤**（《名中医脑血管科绝技良方》）

【用　料】 生石决明（先煎）、赤芍、白芍各20克，钩藤（后下）、桑枝各30克，夏枯草、茯苓各15克，制半夏、红花、桃仁、橘红各10克，胆南星8克。腑实便秘者加大承气汤；痰涎壅盛者，加瓜蒌30克，另兑服鲜竹沥；口眼㖞斜者，加僵蚕10克，全蝎6克，白芷、葛根各10克；语言不利者，加石菖蒲、远志、苍术各10克，炮穿山甲（代）6克。

【制　作】 上药水煎2次，将药汁合并。

【用　法】 每日1剂，早、晚分服。7日为1个疗程，连服2个疗程。

【功　效】 养阴平肝，化痰活血，通络熄风。适用于肝阳上亢，脉络瘀阻型脑中风后遗症。

**方2 赭石龙牡钩藤汤**(《名中医脑血管科绝技良方》)

【用　料】 生代赭石(先煎)、生龙骨(先煎)、生牡蛎(先煎)各60克,钩藤(后下)、牛膝各30克,鳖甲(先煎)、玄参、栀子、龙胆草各15克,羚羊角粉(代,分2次冲服)5克。

【制　作】 上药水煎,每剂煎2次,去渣取汁,将2次药汁合并。

【用　法】 每日1剂,早、晚分服。

【功　效】 养阴平肝,潜阳熄风。适用于肝阳上亢,脉络瘀阻型脑中风后遗症。

**方3 决明牡蛎钩藤汤**(《新编老年病及养生偏方验方全书》)

【用　料】 生石决明(打碎,先煎)、决明子、牡蛎(打碎,先煎)、牛膝各30克,生代赭石(打碎,先煎)24克,生白芍18克,钩藤15克,法半夏10克,川贝母、黄芩、胆南星各9克,石菖蒲6克,竹沥60毫升(加生姜汁数滴,分2次冲服)。

【制　作】 上药水煎2次,将药汁合并。

【用　法】 每日1剂,早、晚分服。

【功　效】 养阴平肝,清热化痰,潜阳熄风。适用于肝阳上亢,脉络瘀阻型脑中风后遗症。

**方4　决明天麻钩藤汤**（《名中医脑血管科绝技良方》）

【用　料】　石决明(先煎)、珍珠母(先煎)各45克,天麻30克,牛膝24克,钩藤(后下)20克,白蒺藜18克,黄芩、僵蚕各12克。

【制　作】　上药水煎2次,将药汁合并。

【用　法】　每日1剂,早、晚分服。

【功　效】　平肝潜阳,通络熄风。适用于肝阳上亢,脉络瘀阻型脑中风后遗症。

**方5　镇肝熄风汤**（《医学衷中参西录》）

【用　料】　怀牛膝、生白芍、天冬、玄参各15克,龟甲、麦芽、川楝子、茵陈各10克,生龙骨(先煎)、生牡蛎(先煎)、代赭石(先煎)各30克,甘草6克。

【制　作】　上药水煎2次,将药汁合并。

【用　法】　每日1剂,早、晚分服。

【功　效】　养阴平肝潜阳,活血通络熄风。适用于肝阳上亢,脉络瘀阻型脑中风后遗症。

### 3. 食疗方

**方1　天麻菊花茶**（《疾病饮食疗法》）

【用　料】　菊花、夏枯草、天麻各10克。

【制　作】　将上3味药放入锅内,加水适量煎煮20分钟即可。

【用　法】 代茶饮。

【功　效】 平肝潜阳，镇静熄风。适用于肝阳上亢，脉络瘀阻型脑中风后遗症。

### 方2　天麻蒸鲤鱼（《百病食疗全书》）

【用　料】 天麻25克，川芎、茯苓各10克，鲤鱼1条。

【制　作】 将3味药放入米泔水中浸泡4～6小时，捞出天麻置米饭上蒸透，切片，放入鱼腹中，置盆内加入适量的清水、葱、姜，蒸30分钟即可。

【用　法】 喝汤，吃鱼肉。

【功　效】 平肝潜阳熄风，活血祛瘀化湿。适用于肝阳上亢，脉络瘀阻型脑中风后遗症。

### 方3　菊花粥（《家庭药粥》）

【用　料】 菊花15克，红花5克，粳米100克。

【制　作】 将菊花去蒂，与红花一同晒干后研成粉。用粳米煮粥，粥成后加入药粉微煮，白糖调味即可。

【用　法】 早、晚服食。

【功　效】 养肝明目，活血化瘀。适用于肝阳上亢，脉络瘀阻型脑中风后遗症。

**方4　珍珠牡蛎粥**（《新编老年病及养生偏方验方全书》）

【用　料】珍珠母、生牡蛎各50克，地龙10克，粳米100克。

【制　作】将3味药加水500毫升煎煮，去渣后加入粳米煮粥，调味即可。

【用　法】早、晚食用。

【功　效】镇肝潜阳熄风。适用于肝阳上亢，脉络瘀阻型脑中风后遗症。

## 六、脑血管性痴呆

脑血管性痴呆主要是由于脑内血管病变所致。临床表现为脑器质性精神症状。病人常有性格改变，甚至一反常态，热情变得淡漠，慷慨变得吝啬，合群变得孤僻，整洁变得懒散；有时还表现多疑、执拗，或盲目乐观，缺乏自制力。思维单调而不连贯，常沉默寡言，或者是毫无目的和内容地自言自语。分析能力减退，情感淡漠，对外界环境漠不关心，反应迟钝，或有强哭强笑。记忆力和计算力极差，轻者颠三倒四，重者错构虚构。生活不能自理。少数病人出现错觉、幻觉、猜疑妄想或被迫害妄想等。

中医学认为，本病多由肝肾阴虚，肝阳上亢，或肝阳化火生风，或痰、瘀阻于脑络，或由心脾两虚，气血不足，或为肾精亏虚，髓海空虚，脑失荣养所致。多为本虚标实之证。

## （一）肾精不足，髓海空虚型

症状：头晕耳鸣，神疲倦怠，智能下降，神情呆滞愚笨，记忆力减退，判断能力降低，定向力障碍，腰膝酸软，步履艰难，毛发焦枯，舌淡苔白，脉虚无力或沉细。

治法：滋补肝肾，填精补髓，开窍醒神。

代表方：补天大造丸加减。

方药：熟地黄、紫河车各 20 克，山茱萸、山药、龟甲胶（另烊）、猪脊髓、川续断、骨碎补、石菖蒲各 15 克，狗脊、广郁金各 12 克，远志 10 克，五味子 8 克。每日 1 剂，水煎 2 次，合并药汁，早、晚分服。若头晕耳鸣，毛发枯焦较甚者，加何首乌 15 克，黄精 30 克，以补肾精；若腰膝酸软明显者，加桑寄生 15 克，杜仲 12 克，以壮腰膝；若心慌心悸，神思不敏，夜寐不安者，加酸枣仁 20 克，柏子仁、玉竹、茯神各 15 克，以补心养脑安神。

### 1. 偏方

#### 方 1　清宫寿桃丸（《清代宫廷方》）

【用　料】　益智仁、生地黄、枸杞子、人参、天冬、当归各等份。

【制　作】　上药共研细面，做成水丸，如梧桐子大。

【用　法】　每次 10 粒，每日服 2 次。

【功　效】 补肾健脑，滋阴壮阳，补气养血。适用于脑血管性痴呆属肝肾不足，髓海空虚。

方2　春回汤（《脑病的中医论治》）

【用　料】 补骨脂、淫羊藿、蛇床子、玉竹、山楂各10克，人参、鹿茸各6克。

【制　作】 上药水煎2次，将药汁合并。

【用　法】 每日1剂，分2次服。

【功　效】 补肾填精，醒脑益智，延缓衰老，增强听力与智力。适用于脑血管性痴呆属肾精不足，髓海空虚。

方3　健脑粉（《脑病的中医论治》）

【用　料】 炒核桃仁、黑芝麻各250克，红糖100克。

【制　作】 将黑芝麻炒熟，其余药晒干，共研为细面。

【用　法】 每次6克，日服2次。长期服用。

【功　效】 健脑补肾，降低血脂，软化血管。适用于脑血管性痴呆属肾精不足，髓海空虚。

方4　智能粉（《脑病的中医论治》）

【用　料】 花粉250克，炒核桃仁、炒黄豆各200克，西洋参粉100克。

【制　作】 上药共研为细面备用。

【用　法】 每次5～6克，蜂蜜水送服，需长期服用。

【功　效】 健脑益智，益肾健脾，软化血管，降低血脂，轻身抗老延年。适用于脑血管性痴呆属肾精不足，髓海空虚。坚持长期服用，还可健胃润肠通便，对有习惯性便秘者尤其适合。不适用于脾虚便溏者。

**2. 验方**

**方 1　补肾健脑片**（《脑病的中医论治》）

【用　料】 人参、白术、茯苓、熟地黄、炙甘草、杜仲、巴戟天、山茱萸、肉苁蓉、菟丝子、当归、山药、连翘各 10 克，枸杞子 15 克，鹿茸、砂仁各 5 克。

【制　作】 先将鹿茸用酒烧去绒毛，白术、砂仁和杜仲炒用，然后共研细面，压制成片，每片 0.3 克。

【用　法】 每次 2～3 片，每日 2 次。

【功　效】 益气健脾，补肾填精，健脑益智。适用于脑血管性痴呆属肾精不足，髓海空虚。

**方 2　还精丹**（《普济方》）

【用　料】 枸杞子、石菖蒲、车前子、巴戟天、生地黄、覆盆子、白术、肉苁蓉、牛膝、续断、地骨皮、何首乌各 12 克，菊花 9 克，远志 15 克，细辛 3 克。

【制　作】 上药共研细面，炼蜜为丸，如梧桐子大。

【用　法】 每次 30 粒，日服 2 次。

【功　效】 补肾填精，健脑益智，抗老延年。适用于脑血管性痴呆属肾精不足，髓海空虚。

方3　养命开心益智汤（《千金要方》）

【用　料】　人参15克，干地黄、茯苓、肉苁蓉、远志、菟丝子各12克，蛇床子9克。

【制　作】　上药水煎2次，将药汁合并。

【用　法】　每日1剂，分2次服。忌兔肉、猪肉、萝卜。

【功　效】　益气补肾填精，健脑益智安神。适用于脑血管性痴呆属肾精不足，髓海空虚。

方4　脑必复汤（《脑病的中医论治》）

【用　料】　山茱萸20克，紫河车15克，石菖蒲、远志肉、炙僵蚕、川芎各10克，五味子6克。

【制　作】　上药水煎2次，将药汁合并。

【用　法】　每日1剂，分2次服。1个月为1个疗程，每个疗程间隔1周。

【功　效】　益精生髓，化痰通络，醒脑益智。适用于脑血管性痴呆属肾精不足，髓海空虚。

方5　彭祖延年柏子丸（《脑病的中医论治》）

【用　料】　柏子仁500克，蛇床子、菟丝子、覆盆子各250克，石斛、巴戟天各75克，杜仲炭、天冬、麦冬、远志各90克，续断、肉桂心各75克，石菖蒲、泽泻、山药、人参、干地黄、制天雄60克，山茱萸各60克，五味子150克，煅钟乳石180克，肉苁蓉180克。

【制 作】 上药烘干，共研细面，和炼为丸，如梧桐子大。

【用 法】 饭前服20丸，渐加至30丸，每日1次。忌猪肉、鱼肉、生冷及醋。

【功 效】 补肾填精，壮阳健脑，强记不忘，抗老延年。适用于脑血管性痴呆属肾阳不足，髓海空虚。

### 方6 斑龙丸(《古今医统》)

【用 料】 鹿角胶、鹿角霜、菟丝子、柏子仁、熟地黄、补骨脂、茯苓各60克。

【制 作】 上药共研细面，和蜜为丸，每丸10克。

【用 法】 每日早、晚各服1丸。

【功 效】 补肾填精、健脑益智。适用于脑血管性痴呆属肾精不足，髓海空虚。

### 方7 壮元丸(《赤水玄珠》)

【用 料】 人参50克，石菖蒲、远志各150克，茯苓、巴戟天、地骨皮各120克。

【制 作】 上药(除石菖蒲外)共研细面，用石菖蒲煎浓汁与糯米粉和为丸，如梧桐子大。

【用 法】 每次30粒，每日服2次。连用30日为1个疗程。

【功　效】 补肾开窍，健脑益智，增强记忆力。适用于脑血管性痴呆属肾精不足，髓海空虚。

### 方 8　补肾荣脑汤（《脑病的中医论治》）

【用　料】 紫河车、山茱萸、麦冬、五味子、当归、川芎、巴戟天、肉苁蓉、远志、石菖蒲各 10 克，熟地黄 12 克，枸杞子、何首乌各 15 克，丹参 20 克，制附子（先煎）6 克。

【制　作】 上药水煎 2 次，将药汁合并。

【用　法】 每日 1 剂，分 2 次服。30 日为 1 个疗程。

【功　效】 补肾填精，益脑，佐以化瘀通窍。适用于脑血管性痴呆属肾精不足，髓海空虚。症见头晕耳鸣，智力下降，记忆力减退，判断力减低，定向力障碍，愚笨呆滞，舌质淡白，脉沉细弱，两尺无力。

### 方 9　生慧汤（《辨证录》）

【用　料】 熟地黄 30 克，酸枣仁、柏子仁各 15 克，茯神 12 克，石菖蒲、山茱萸各 12 克，人参 9 克，远志、白芥子各 6 克。

【制　作】 上药水煎 2 次，将药汁合并。

【用　法】 每日 1 剂，分 2 次服，连服 1 个月。

【功　效】 养心补肾，填精开窍，益智健脑，增强记忆力。适用于脑血管性痴呆属肾精不足，髓海空虚。

### 3. 食疗方

**方 1　灵芝双鞭**（《中国药膳大全》）

【用　料】 菌灵芝、枸杞子、狗鞭各 10 克，肉苁蓉 6 克，牛鞭 100 克，母鸡肉 500 克，花椒、生姜、绍酒、味精、猪油、食盐各适量。

【制　作】 牛鞭加水发胀，去净表皮，顺尿道对剖两块，用清水洗净，再用冷水漂 30 分钟；狗鞭用油砂炒酥，用温水浸泡 30 分钟，刷洗洁净。将牛鞭、狗鞭放入砂锅内，加清水烧沸，撇去浮沫，放入花椒、生姜、绍酒和母鸡肉，再烧沸后，改用小火煨炖至六成熟时，用清洁白布滤去汤中的花椒和生姜，再置火上，将肉苁蓉、枸杞子用纱布袋装好，放入汤内，继续煨炖至牛鞭、狗鞭酥烂时即将牛鞭、狗鞭捞出，切成 3 厘米长的条，狗鞭切成 3 分长的节，鸡肉切成块，除去药包，将菌灵芝切片，放入碗中，加味精、食盐和猪油即成。

【用　法】 每次适量，佐餐食之。

【功　效】 暖肾壮阳，抗老延年。适用于脑血管性痴呆属肾精不足，髓海空虚；亦用于神经衰弱及肾虚阳痿不举等症。

**方 2　健脑粥**（《中华古今食疗荟萃》）

【用　料】 粳米 100 克，核桃仁 25 克，干百合 10 克，黑芝麻 20 克，冰糖少许。

【制　作】 将粳米、核桃仁、干百合、黑芝麻洗净入砂锅，加清水适量及冰糖。小火炖熟煮透即可。

【用　法】 每日1剂，早、晚食用。

【功　效】 补肾健脑益智。适用于脑血管性痴呆属肾精不足，髓海空虚。

### 方3　何首乌鲤鱼汤(《食物补疗大典》)

【用　料】 何首乌10克，活鲤鱼1条(约重250克)，味精、花椒粉、食盐各适量。

【制　作】 何首乌加水2杯，用小火煮1小时，待煮成半量时用布过滤，留汁备用；鲤鱼去内脏，洗净，不去鳞，切下头，将头从中切成两半，鱼身切成段。锅内加水适量煮沸，放入鲤鱼，用小火煮2小时，待鱼鳞、骨都软了，将何首乌汁全部加入，稍煮后离火，加入花椒、味精、食盐即可。

【用　法】 每日1剂，吃鱼喝汤。

【功　效】 补益肝肾。适用于脑血管性痴呆属肾精不足，髓海空虚。

### 方4　益肾补脑粥(《中华临床药膳食疗学》)

【用　料】 芝麻、枸杞子、核桃、葡萄干各10克，粳米50克。

【制　作】 6味加水共煮成粥，蜂蜜20克调味。

【用　法】 每日1剂，随量服食。

【功　效】 滋补肝肾，益髓健脑。适用于脑血管性痴呆属肾精不足者。

## （二）气血不足，脑髓失充型

症状：面色少华，倦怠流涎，失眠纳少，肢体麻木，表情呆滞，喜静恶动，短气懒言，舌淡苔薄，脉细缓。

治法：补气养血，益智健脑。

代表方：归脾汤加减。

方药：人参、紫河车、益智仁、当归、白术各10克，茯苓、白芍、山药、黄精、黄芪、桂圆肉、酸枣仁各15克。每日1剂，水煎2次，合并药汁，早、晚分服。

### 1. 偏方

**方1　健脾益智粉**（《脑病的中医论治》）

【用　料】 天然花粉300克，炒山药、炒芡实、大枣（去核、烘干）各200克。

【制　作】 共研为细面。

【用　法】 早、晚各服6克，米汤送下。

【功　效】 健脾益气，健脑益智，抗老延年。适用于脑血管性痴呆属气血不足，脑髓失充。

**方2　茯苓益智汤**（民间方）

【用　料】 核桃仁10克，茯苓、酸枣仁、桂圆肉各6克。

【制　作】 将酸枣仁打碎，用纱布扎紧，置水中先煎汁约30分钟，而后再加入其余3味共煎，取出纱布包，药液备用。

【用　法】 每日1剂，分2次口服，肉渣可食，连服效果明显。亦可服3～4日，停数日再服。

【功　效】 补益脾胃，滋阴润燥，补血安神。适用于脑血管性痴呆心脾两虚证者；亦用于中老年人，平时用脑过度，精神紧张，神经衰弱，失眠等。

### 方3　杞圆膏（《摄生密剂》）

【用　料】 桂圆肉、枸杞子各500克。

【制　作】 桂圆肉、枸杞子置砂锅内，加水4 000毫升，小火煨烂，过滤去渣，取汁再小火慢熬成膏，瓷罐密贮备用。

【用　法】 每次1匙，早、晚各服1次，可连服数日。

【功　效】 补心脾，益气血，补脑安神，补肾填精。适用于脑血管性痴呆属气血不足，脑髓失充者。症见腰膝酸软，头晕目眩，乏力目呆，神呆，言语迟钝，昏痴健忘，呆坐不动等。

### 方4　绞股蓝大枣汤（《中国药膳大全》）

【用　料】 绞股蓝30克，大枣5枚。

【制　作】 上药洗净，同放锅中，加水适量，小火煮至大枣熟。

【用 法】 每日1剂,吃大枣,喝汤。

【功 效】 健脑益智,补益气血,镇静安神,益肾摄精。适用于脑血管性痴呆属气血不足,脑髓失充。现代研究表明,绞股蓝含有50余种皂苷,其中许多皂苷与人参皂苷的结构完全相同,有显著的镇静、催眠和抗紧张作用,可显著地延长细胞的寿命,并可抑制肝脏的过氧化脂质,从而延缓脑和躯体的衰老过程,还可提高机体的应变能力和免疫力,调节内分泌等;对于脑血管性痴呆有一定疗效。

### 方5 琼玉膏(《御药院方》)

【用 料】 人参120克,熟地黄600克,白茯苓200克,白蜜300克。

【制 作】 人参、茯苓研面。鲜地黄取汁,加白蜜、药面混合,放入瓷器内密封,隔水蒸3~5小时。

【用 法】 早晨空腹服2匙。

【功 效】 益气养血,健脾益智。适用于脑血管性痴呆属气血不足,脑髓失充。

## 2. 验方

### 方1 益气聪明汤(《脑病的中医论治》)

【用 料】 黄芪、人参各15克,葛根9克,黄柏、升麻、炙甘草各6克。

【制 作】 上药水煎2次,将药汁合并。

【用　法】 每日1剂，分2次服。

【功　效】 益气升阳，聪耳明目。适用于脑血管性痴呆属中气不足，化源亏损，脑髓失充。

**方2　薯蓣丸**（《太平圣惠方》）

【用　料】 山药、天冬各15克，人参3克，牛膝、白茯苓、枸杞子、远志、桔梗、石菖蒲各12克，制附子、肉桂心各9克。

【制　作】 上药共研细面，炼蜜为丸，如梧桐子大。

【用　法】 每次30粒，日服2次，连服1个月。

【功　效】 补肾填精，健脑益智，健脾温阳。适用于脑血管性痴呆属气血不足，脑髓失充。

**方3　生气汤**（《辨证录》）

【用　料】 人参、肉桂、广木香(后下)各6克，白术60克，茯苓、麦冬、熟地黄、芡实各15克，山茱萸、神曲、法半夏、石菖蒲、远志、酸枣仁各9克，甘草3克。

【制　作】 上药水煎2次，将药汁合并。

【用　法】 每日1剂，分2次服，连服1个月。

【功　效】 益气健脾，健脑安神。适用于脑血管性痴呆属气血不足，脑髓失充。

**方4　扶老丸**（《辨证录》）

【用　料】人参、白芥子各15克，白术60克，茯神40克，石菖蒲30克，黄芪、当归、玄参、柏子仁、麦冬各90克，龙齿、生酸枣仁、山茱萸各120克。

【制　作】上药共研为面，炼蜜为丸，如梧桐子大。

【用　法】每晚睡前服9粒，连服1个月。

【功　效】健脑补肾，益智开窍，养心健脾。适用于脑血管性痴呆属气血不足，脑髓失充。

**3. 食疗方**

**方1　山药枸杞猪脑羹**（《家庭食疗手册》）

【用　料】怀山药30克，枸杞子10克，猪脑1个。

【制　作】将3味同置砂锅内，加水适量，小火炖40分钟，搅成烂糊，加糖调味即成。

【用　法】每日1剂，分2次食下。

【功　效】滋养脾肾，补益精血，安神益智。适用于脑血管性痴呆属气血不足，脑髓失充。症见腰酸足软，头晕眼花，失眠健忘等。

**方2　炒鹌鹑**（《巧吃妙治心脑血管病》）

【用　料】鹌鹑2只，胡萝卜200克，调料适量。

【制　作】将鹌鹑洗净、切块，胡萝卜也切块。锅置火上烧热，倒油，油热下入鹌鹑块，翻炒变色，加胡萝卜混炒，放入葱、姜、酒、醋等调料及少许水，同煮至肉熟即可。

【用　法】 可经常佐餐食用。

【功　效】 健脾益胃，补气健脑。适用于脑血管性痴呆属脾虚少气者。症见疲乏无力，纳呆，痴呆，健忘，颠三倒四等。

### 方3　桂圆莲子粥（《中华临床药膳食疗学》）

【用　料】 桂圆肉15～30克，莲子15～30克，大枣5～10枚，糯米30～60克。

【制　作】 先将莲子去皮、心，大枣去核，再与桂圆、糯米同煮粥。

【用　法】 食用时加白糖少许，可做早餐。

【功　效】 养心补血，益脾增智。适用于脑血管性痴呆属气血不足，脑髓失充。

### 方4　养心粥（《巧吃妙治心脑血管病》）

【用　料】 桂圆10枚，大枣5枚，山药15克，牡丹皮（先煎）10克，山楂10克，粳米100克。

【制　作】 6味洗净，共煮成粥，去牡丹皮，调味即可。

【用　法】 常服食。

【功　效】 补益心脾，益气养血。适用于脑血管病性痴呆以心脾两虚为主者。症见昏痴，健忘，颠三倒四，幻视，幻听，妄想离奇，纳呆，乏力，舌苔白腻，脉沉滑，以及脑血管病后肢瘫。

**方5 龙眼里脊**（《中国药膳大全》）

【用 料】 荔枝20克，桂圆肉15克，猪里脊肉200克，豌豆、熟胡萝卜丁、洋葱（元葱）、淀粉、水发海米各10克，鸡蛋1个，面粉25克，葱、姜末各5克，味精、食盐各1枚，鸡汤100毫升，绍酒、香油各10克，白糖2.5克，醋2.5毫升，豆油75克。

【制 作】 猪里脊肉片成2分厚的片，切成交叉花刀，约成14个方块，剩下的里脊肉剁成泥；把海米切成末，与食盐、味精、绍酒、葱、姜末、香油放入馅内调匀；鸡蛋加淀粉，搅成泡糊，再把蛋糊抹在里脊肉表面上，放上馅，包成圆形包。将炒勺内放入油，油五成热时，把圆形包沾面粉逐个下勺，炸成浅红色时，捞出放在盘里。然后在炒勺内放入菜油，把白糖、醋、豌豆、桂圆肉、荔枝、胡萝卜、洋葱放入炒勺内翻炒，勾汁浇在圆形包上即成。

【用 法】 每次适量，佐餐食用。

【功 效】 益心脾，补气血。适用于脑血管性痴呆属气血不足，脑髓失充。症见健忘失眠、心悸怔忡，贫血，体虚乏力等。

**方6　太白鸭子**(《养生治病药膳》)

【用　料】 水鸭1 400克,猪瘦肉75克,枸杞子25个,桂圆肉20克,鸡蛋1枚,黄酒50毫升,木耳菜、面粉各75克,味精、胡椒面各2克,鲜汤1 000毫升,姜块10克,食盐5克,葱节20克。

【制　作】 选新鲜老肥鸭宰杀,去内脏,洗净,入沸水内煮至断生,捞出入蒸盆内,加姜块、葱节、枸杞子、桂圆肉、黄酒、胡椒面、鲜汤、食盐,用绵纸封住盆口,用旺火蒸至熟透。木耳菜入沸水中汆熟捞起,与面粉、凉开水一起反复揉匀,分成20个面剂,擀成饺子皮。猪瘦肉剁成蓉,与鸡蛋、食盐0.5克,味精0.5克和清水拌制成馅,包成20个饺子煮熟。揭去湿绵纸,拣出姜、葱,加入味精,水饺围于鸭子四周即成。

【用　法】 吃饺子,食肉喝汤均可。

【功　效】 补肝肾,益心脾,养营血。适用于脑血管性痴呆属气血不足,脑髓失充。症见痴呆,健忘,失眠,烦躁,头目眩劳,骨蒸劳热,咳嗽少痰,疲倦乏力等。

**方7　灵芝黄芪炖猪肉**(《养生治病药膳》)

【用　料】 灵芝、黄芪各15克,猪瘦肉100克,食盐、葱段、生姜、绍酒、味精各适量。

【制　作】 将黄芪、灵芝洗净,切片。猪瘦肉切成约2

厘米见方的小块，与黄芪、灵芝一起放入锅中，加水及调料，先大火、后小火烧炖至猪肉酥烂为止，加入味精即成。

【用　法】 佐餐食肉，每日1剂，分2次食完。

【功　效】 补益气血。适用于脑血管性痴呆属气血不足，脑髓失充。症见头晕目眩，健忘，失眠，心悸，神疲乏力等。

### （三）阴虚阳亢，脑络瘀阻型

症状：急躁易怒，失眠多梦，颧红咽干，眩晕耳鸣，两目干涩，皮肤干燥，舌红少苔，脉弦细数。

治法：滋阴降火，活血通络。

代表方：天麻钩藤饮合通窍活血汤加减。

方药：生石决明（先煎）、葛根、鸡血藤、丹参、炒酸枣仁各30克，赤芍、白芍、生龙骨（先煎）、枸杞子、生牡蛎（先煎）、何首乌、钩藤各15克，天麻、石菖蒲、远志、五味子、川芎、红花各10克。每日1剂，水煎2次，合并药汁，分2次服。30剂为1个疗程。震颤者，加龟甲、鳖甲；腰膝酸软者，加杜仲、山茱萸。

#### 1. 偏方

**方1　龟龙汤**（《脑病的中医论治》）

【用　料】 龟甲、龙骨（先煎）各12克，决明子、远志、石菖蒲各6克。

【制　作】 上药水煎2次，将药汁合并。

【用　法】 每日1剂，分2次服。

【功　效】 滋阴降火，开窍益智。适用于脑血管性痴呆属阴虚阳亢，脑络瘀阻者。

### 方2　二至桑葚饮（《脑病的中医论治》）

【用　料】 女贞子、墨旱莲各12克，桑葚15克，制何首乌20克。

【制　作】 上药水煎2次，将药汁合并。

【用　法】 每日1剂，分2次服，饮时加适量白糖。

【功　效】 滋补肝肾，养血敛精。适用于脑血管性痴呆属阴虚阳亢，脑髓失养者。

### 方3　决明黄连解毒汤（《实用单方验方大全》）

【用　料】 石决明（先煎）30克，黄连、黄芩、黄柏、栀子各9克。

【制　作】 上药水煎2次，将药汁合并。

【用　法】 每日1剂，分2次服。

【功　效】 平肝潜阳，清热泻火。适用于脑血管性痴呆属肝阳上亢，心火旺盛者。有研究认为，黄连解毒汤能改善脑内血液循环及糖代谢，并可抑制兴奋不安与行动异常，可能具有防止微血管阻塞的作用。

方 4 钩藤荔枝饮(《脑病的中医论治》)

【用 料】 钩藤 12 克,荔枝干 15 克,冰糖 9 克。

【制 作】 先将钩藤、荔枝干加水煎煮,去渣取汁,然后加入冰糖溶化即成。

【用 法】 作饮料常饮。

【功 效】 清肺平肝,清利头目。适用于脑血管性痴呆属肝阳上亢所致。症见头晕,头胀,视物昏花,目赤,目胀等。

**2. 验方**

方 1 加减黄连解毒汤(《脑血管性痴呆的辨证与治疗经验》)

【用 料】 黄连 6 克,栀子、当归、远志、葛根、黄芩各 10 克,生地黄、麦冬、玄参、石菖蒲、郁金各 12 克,天花粉、丹参各 15 克。

【制 作】 上药水煎 2 次,将药汁合并。

【用 法】 每日 1 剂,分 2 次服。

【功 效】 抑阳扶阴,补益肝肾,生津润燥,化瘀通络,醒神开窍。适用于脑血管性痴呆。本症患者年高体弱,阴气自半,水亏火旺,肝肾亏损,脑髓失养则神明失聪,智能下降;心火亢盛,热扰心神,肝阳化风,中于经络则语言错乱,不眠,半身不遂;火热灼伤津液,胃火炽盛则消谷善饥。

方 2　镇肝逐瘀醒脑汤(《名老中医验方精选》)

【用　料】 石决明(先煎)、代赭石(先煎)、丹参各 30 克,麦冬、龟甲、玄参、黄芩、炒栀子、桃仁、郁金、石菖蒲、胆南星、知母、黄柏、川芎、红花各 10 克,琥珀粉(冲服)3 克。

【制　作】 上药(琥珀粉除外)水煎 2 次,将药汁合并。

【用　法】 每日 1 剂,分 2 次服。琥珀粉用蜜调服。

【功　效】 滋阴潜阳,化瘀通络,醒脑开窍。适用于脑血管性痴呆属阴虚阳亢,脑络瘀阻。症见头痛心烦,面色红赤,口燥咽干,失眠多梦,语言错乱,嬉笑无常,智力减退、善忘颠倒、尿黄、大便秘结,舌质红绛或紫暗或有斑,舌下络脉青紫曲张,或腭黏膜紫暗,脉沉弦。

方 3　平肝醒脑汤(《名老中医验方精选》)

【用　料】 生石膏(先煎)、生石决明(先煎)各 30 克,杭白芍、玄参、桑寄生、何首乌、钩藤各 15 克,天麻、川郁金、天竺黄、石菖蒲、远志、炒酸枣仁、枸杞子、五味子各 10 克,知母、黄柏各 9 克。

【制　作】 上药水煎 2 次,将药汁合并。

【用　法】 每日 1 剂,分 2 次服。连服 30 日为 1 个疗程。

【功　效】 平肝熄风清热,滋阴健脑,醒脑安神。适用于脑血管性痴呆属阴虚阳亢,脑络瘀阻。有人报道,用何首乌、枸杞子、五味子 3 味药作为抗老药,对增加智力,提高记忆有较好的效果。

### 方4 天王补心丹(《世医得效方》)

【用 料】 生地黄100克,五味子、当归、天冬、麦冬、柏子仁、酸枣仁各30克,人参、玄参、丹参、白茯苓、远志、桔梗各15克。

【制 作】 共研细面,炼蜜为丸,约9克重。

【用 法】 早、晚各服1丸。忌香菜、大蒜、萝卜、白酒。

【功 效】 滋阴养血,健脑安神。适用于脑血管性痴呆属阴虚火旺,心神不宁者。

### 方5 滋阴醒脑汤(《脑病的中医论治》)

【用 料】 人参6克,生地黄、熟地黄、山茱萸、山药、五味子、远志、石菖蒲、郁金、川芎、当各10克,炒酸枣仁、茯苓、麦冬各15克,丹参20克,珍珠母(先煎)30克。

【制 作】 上药水煎2次,将药汁合并。

【用 法】 每日1剂,分2次服。30日为1个疗程。

【功 效】 滋补肝肾,活血醒脑。适用于脑血管性痴呆属阴虚阳亢,脑络瘀阻。症见头晕目眩,呆钝如痴,健忘糊涂,出门不认家门,手足心热,心烦失眠,四肢麻木,举动不灵,舌质红少苔,脉弦细。

### 3. 食疗方

**方 1　首乌杜仲粥**（《中华药膳食疗学》）

【用　料】 何首乌、杜仲各 15 克，大米 60 克。

【制　作】 先煮何首乌、杜仲，去渣取汁，再入米煮粥。

【用　法】 每日 1 剂，分数次服食。

【功　效】 补肝肾，益精血。适用于脑血管病性痴呆属肾阴不足者。

**方 2　芹菜肉丝**（《养生治病药膳》）

【用　料】 芹菜 500 克，猪瘦肉 100 克，食盐、味精、葱丝各 5 克，姜丝 3 克，香油 30 克。

【制　作】 芹菜去叶及老根，洗净，切成 5 厘米长的小段，放沸水锅内烫一下，捞出用凉水过凉，沥干；猪瘦肉切丝。将炒勺放火上，勺内加香油，烧热放入葱丝、姜丝、肉丝，煸炒见肉丝熟后，加食盐、味精、芹菜，翻炒均匀出勺。

【用　法】 每天佐餐适量食用。

【功　效】 平肝清热。适用于脑血管病性痴呆属肝阳偏亢，肝火上炎。症见头痛目赤，眩晕，耳鸣，肢体麻木，痉挛抽搐等。

**方 3　健忘粥**（《脑病的中医论治》）

【用　料】 核桃仁 25 克，干百合 10 克，黑芝麻 20 克，粳米100克。

【制　作】 将粳米用水淘洗干净,入砂锅中,加入核桃仁、干百合、黑芝麻及适量水,用小火煮熟即可。

【用　法】 上方为1日剂量,分2次服食。

【功　效】 滋阴补虚,健脑益智。适用于脑血管病性痴呆属肾虚而记忆力减退者。

### (四)痰浊壅盛,蒙蔽脑窍型

症状:头重且晕,胸闷短气,倦怠嗜卧,肢体麻木或沉重,舌淡苔白腻,脉滑。

治法:祛痰化浊,开窍醒脑。

代表方:导痰汤加减。

方药:法半夏、竹茹、枳壳、远志、陈皮各10克,茯苓、郁金、石菖蒲、胆南星各15克。每日1剂,水煎2次,合并药汁,分2次服。舌质紫暗者,加丹参、川芎;食少者,加山楂、鸡内金;腹胀痞满者,加莱菔子。

#### 1. 偏方

方1　益智灵(《脑病的中医论治》)

【用　料】 太子参30克,制天南星、天冬各10克,熟地黄20克,川芎、炙远志各60克。

【制　作】 上药制成口服液,每毫升含生药2克。

【用　法】 每次服10毫升,每日2次。

【功　效】　益气养阴，祛痰开窍。适用于脑血管病性痴呆属气阴两虚兼痰郁之老年期痴呆。

### 方 2　令人不忘方（《千金要方》）

【用　料】　石菖蒲 60 克，茯苓 100 克，人参 30 克，远志 90 克。

【制　作】　上药共研细面，装瓶备用。

【用　法】　每次 3 克，日服 2 次，连服 1 个月。

【功　效】　增强记忆，健脑安神。适用于脑血管病性痴呆属气虚痰盛，蒙蔽脑窍。

### 方 3　益智方（《千金翼方》）

【用　料】　远志 15 克，益智仁、石菖蒲各 12 克。

【制　作】　上药共研细面，用醇酒、糯米制成散剂。

【用　法】　每次 3 克，日服 2 次。

【功　效】　开窍益智。适用于脑血管性痴呆属痰浊壅盛，蒙蔽脑窍者。

## 2. 验方

### 方 1　拟涤痰化瘀汤（《脑病的中医论治》）

【用　料】　天麻、川芎、赤芍、连翘、茯苓、法半夏、胆南星、天竺黄、枳实、川贝母、石菖蒲各 10 克，珍珠母（先煎）30 克。

【制　作】　上药水煎2次,将药汁合并。

【用　法】　每日1剂,分2次服。

【功　效】　涤痰开窍,化瘀通络。适用于脑血管性痴呆属痰浊壅盛,蒙蔽脑窍者。

### 方2　转呆丹合指迷汤(《中西医结合神经病学》)

【用　料】　人参、云茯苓、法半夏、胆南星12克,陈皮10克,白术、石菖蒲、象贝母15克,远志8克。

【制　作】　上药水煎2次,将药汁合并。

【用　法】　每日1剂,分2次服。

【功　效】　健脾化痰,开窍醒神。适用于脑血管性痴呆属痰浊壅盛,蒙蔽脑窍者。

### 方3　益肾豁痰汤(《千病诊疗要览》)

【用　料】　熟地黄、肉苁蓉、炙龟甲(先煎)各24克,山茱萸、黄精、郁金各15克,白蒺藜、僵蚕、天麻各12克,黄芪、石菖蒲、制天南星、红花各10克。

【制　作】　上药水煎2次,将药汁合并。

【用　法】　每日1剂,分2次服。

【功　效】　益肾填精,豁痰活血。适用于脑血管性痴呆属肾虚精亏,痰瘀内阻者。

**方4　还神至圣汤**（《辨证录》）

【用　料】人参、白术、茯神、郁金、川芎、当归、法半夏、天竺黄、远志、天南星、石菖蒲各10克，广木香、炒枳壳、炙甘草各6克，酸枣仁15克，五味子9克。

【制　作】上药水煎2次，将药汁合并。

【用　法】每日1剂，分2次服。

【功　效】益气健脾，化痰宣窍。适用于脑血管性痴呆属脾虚痰阻型。症见头重如裹，精神抑郁，表情呆滞，静且少言，或喃喃独语，不欲见人，嬉笑无常，面色苍白，食少，倦怠无力，舌胖有齿印，苔白腻，脉滑。

**方5　归脾汤合涤痰汤加减**（《中西医结合神经病学》）

【用　料】人参6克，生黄芪20克，炒酸枣仁、远志、石菖蒲、桂圆肉、当归、法半夏、天南星、陈皮、炒白术、茯苓、大枣各10克，生姜3片。

【制　作】上药水煎2次，将药汁合并。

【用　法】每日1剂，分2次服。

【功　效】益气养血、健脾化痰醒脑。适用于脑血管性痴呆属气血不足，痰湿蒙窍型。症见眩晕，头重如裹，嗜睡，精神抑郁，哭笑无常，倦怠无力，食欲不振，心悸，气短，面色苍白，舌淡胖有齿印，舌苔白腻。

### 3. 食疗方

**方 1　猪脑香糯粥**（《脑血管病中医食疗方》）

【用　料】 鲜猪脑 1 只，香糯米 60 克，川芎 15 克，白芷 9 克，冰糖适量。

【制　作】 香糯米加水适量煮成粥，将猪脑挑去血丝，与川芎、白芷共入糯米粥中再煮数沸，入冰糖调匀。

【用　法】 将上方分 5 份，每日 1 份，于每晚睡前 1 小时服。

【功　效】 化痰、醒脑、益智。适用于脑血管性痴呆属痰浊阻窍。

**方 2　茯苓软炸圆子**（《脑血管病中医食疗方》）

【用　料】 茯苓粉 75 克，猪里脊肉 150 克，鸡蛋（取清）3 个，葱末、姜末、味精、香油各 0.5 克，食盐 25 克，豆油 50 克。

【制　作】 猪里脊肉剁成馅，放入葱末、姜末、味精、食盐、香油搅拌均匀，做成肉丸子 12 个，放在盘里，上屉蒸熟取出；蛋清打成泡糊，加茯苓粉搅匀。将勺里放豆油，烧至三成热时，把肉丸子蘸蛋糊逐个下勺炸熟，呈白色捞出，码在盘内即成。另带椒盐碟上桌。

【用　法】 每餐 2～3 个肉丸子，沾椒盐佐餐食用，或作早茶用。

【功 效】 补脑强身，健脾和胃，利水渗湿，宁心安神。适用于脑血管性痴呆属痰浊阻窍型。症见眩晕、健忘、心悸，以及痰饮、水肿、小便不利、泄泻等。

**方3 远志枣仁粥**（《实用中医营养学》）

【用 料】 远志10克，炒酸枣仁10克，粳米100克。

【制 作】 先将远志、炒酸枣仁水煎，取汁去渣，再入淘净的粳米，如常法煮成粥，调味即可。

【用 法】 每日1剂，每晚睡前半小时当夜宵食用。

【功 效】 宁心安神，祛痰开窍。适用于脑血管性痴呆属痰浊阻窍型。症见心神不安，惊悸失眠，痴呆，神志恍惚，惊痫等。

### （五）瘀血阻滞，脑失荣养型

症状：口唇紫暗，肢体麻木，善忘，口干欲饮，语言颠倒，或久病逐渐加重，舌质暗紫或有瘀点瘀斑，苔薄白，脉弦细或涩。

治法：活血祛瘀，通络醒脑。

代表方：通窍活血汤加减。

方药：川芎、桃仁、红花、远志、柴胡各10克，赤芍、当归、牛膝、石菖蒲各15克，丹参、鸡血藤各30克。每日1剂，水煎2次，合并药汁，分2次服。小便失控者，加益智仁；共济失调者，加黄精、全蝎；视物不清者，加菊花、枸杞子。

## 1. 偏方

### 方1 首乌山楂茶(《脑病的中医论治》)

【用　料】 何首乌、山楂各10克,茶叶3克。

【制　作】 沸水泡当茶饮。

【用　法】 长期饮用。

【功　效】 补肾活血,祛瘀通络,软化血管。适用于脑血管性痴呆属肾虚血滞,脑失荣养者。

### 方2 当归芍药散(《脑病的中医论治》)

【用　料】 当归、川芎各3份,白芍6份,白术、茯苓各4份,泽泻5份。

【制　作】 上药研为细面。

【用　法】 每次服3克,每日3次。

【功　效】 养血活血,健脾利湿,健脑益智。适用于脑血管性痴呆属瘀血阻滞,脑失荣养者。

### 方3 丹芎饮(《实用单方验方大全》)

【用　料】 丹参、川芎、枸杞子、石菖蒲各15克。

【制　作】 上药水煎2次,将药汁合并。

【用　法】 每日1剂,分2次服。

【功　效】 活血化瘀,健脑益智。适用于脑血管性痴呆属瘀血阻滞,脑失荣养者。

## 2. 验方

### 方1 佛手益气活血汤(《实用神经精神科手册》)

【用 料】 黄芪30克,佛手、当归、川芎、赤芍各10～15克,水蛭6～9克,甘草5克,黄精20克,枸杞子10克,白芷9克。

【制 作】 上药水煎2次,将药汁合并。

【用 法】 每日1剂,分2次服。

【功 效】 益气活血,通络醒脑。适用于脑血管性痴呆属气虚血瘀,脑失荣养者。

### 方2 通窍活血汤(《脑病的中医论治》)

【用 料】 桃仁、红花、川芎各10克,赤芍15克,麝香(代,冲)1克,老葱7枚,鲜姜3片,大枣4枚。

【制 作】 上药水煎2次,将药汁合并。

【用 法】 每日1剂,分2次冲黄酒1盅服下。

【功 效】 活血化瘀,开窍醒脑。适用于脑血管性痴呆属瘀血阻滞,脑失荣养。

### 方3 桃仁复苏汤(《现代中医内科学》)

【用 料】 桃仁、大黄(后下)、玄明粉(冲)、桂枝、石菖蒲、远志各10克,龙骨(先煎)、牡蛎(先煎)各30克,茯神15克,甘草6克,蜈蚣2条。

【制 作】 上药水煎2次,将药汁合并。

【用 法】 每日1剂,分2次服。

【功 效】 通腑逐瘀,开窍醒神。适用于脑血管性痴呆属瘀热腑实者。

### 3. 食疗方

**方1 健脑汤**(《脑病的中医论治》)

【用 料】 黄花菜、黑木耳各50克,鸡肉100克,香菇4个,鲜姜3片。

【制 作】 用水泡软黄花菜;黑木耳泡发后洗净,切碎,备用。将鸡肉切片,加水800毫升,煮沸去沫,加姜、黄花菜、黑木耳和洗净的香菇同用慢火炖煮,熟后加食盐和胡椒面少许调味。

【用 法】 佐餐食用。

【功 效】 健脑补虚,活血化瘀。适用于脑血管性痴呆属瘀血阻滞,脑失荣养者,并对预防脑血栓和心肌梗死有裨益,对手足麻木也有一定疗效。

**方2 玫瑰花烤羊心**(《中华临床药膳食疗学》)

【用 料】 鲜玫瑰花50克(或干玫瑰花15克),羊心500克,食盐50克。

【制 作】 将鲜玫瑰花放入小铝锅中,加水及食盐煮10分钟,待冷备用。羊心洗净,切块,串在烤签上,蘸玫瑰食盐水反复在火上烤炙，羊心烤熟即成。

【用　法】 趁热食用。

【功　效】 补心安神，益气养血，行气解郁，活血散瘀。适用于脑血管病性痴呆属心血亏虚者，症见惊悸失眠、郁闷不乐，舌淡苔薄白。

### 方3　雪花泥鳅羹（《脑病的中医论治》）

【用　料】 活泥鳅200克，葵花子油50克，葱节、姜片、食盐、味精、胡椒粉、湿淀粉、鸡蛋清、鸡油各适量。

【制　作】 将活泥鳅剖杀，洗净，放入汤盆中，入葱节、姜片，盖上瓷盘，蒸20分钟，至泥鳅肉质柔软时取出，弃葱、姜，用筷子逐个将泥鳅肉拨在碗中。炒锅置大火上，放清汤、泥鳅肉、蒸泥鳅的原汤，加食盐、葵花子油、味精烧沸，用湿淀粉勾薄芡，浇上鸡蛋清，炒勺推散，放入葱段，撒上胡椒粉，盛入汤碗中，淋上鸡油即成。

【用　法】 可经常食用。

【功　效】 祛脂通络，降低胆固醇。适用于脑血管性痴呆属血络阻滞，脑失荣养者。并可防治高血压、动脉硬化症。

### 方4　海蛇补髓汤（《补药与补品》）

【用　料】 牛（或狗）脊髓1条，海参30克，海蛇1条，大枣30克，生姜3片，花椒、食盐、味精各适量。

【制　作】 脊髓洗净，海参水发后去肠杂泥沙洗净，海蛇取肉，大枣洗净去核。将脊髓、海参、海蛇肉、大枣加水适量及花椒、生姜同煮，小火炖熟后加食盐、味精即可食用。

【用　法】 每日1剂，可食10天。

【功　效】 健脑益智，养血通络。适用于脑血管性痴呆属血虚脉滞，脑失荣养。对贫血、脾肾不足之健忘、心悸、头晕、耳鸣也有效。